*Sich ans Leben zu klammern, als könne es ewig dau-
ern, scheint illusorisch, aber die „besten Jahre", um
die es uns ja geht, so lange wie möglich lebenswert
gestalten, dass ist durchaus erreichbar.*

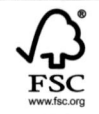

Wolfram Schröder

Gesund & fit im besten Alter

(40+)

Vergiss die Angst vor Krankheit –

durch Lust auf Gesundheit

Der Autor lehrte und forschte an der Deutschen Hochschule für Körperkultur. Er ist Mitautor von Fachbüchern zur Trainingslehre und zum Freizeit- und Erholungssport sowie Verfasser von Publikationen zum Fitnesstraining. Als Allrounder des Freizeit- und Erholungssports sowie als Fitness-Trainer war er in der deutschen wie in der internationalen Fitness-Szene aktiv.

Alle für Personen mittleren bis vorgerückten Alters gegebenen Hinweise beruhen auf der jahrzehntelangen Berufserfahrung des Autors sowie auf akribischen Recherchen des aktuellen Wissensstandes.
Im reiferen Alter blicken wir auf sehr unterschiedliche Lebenswege zurück, es liegt deshalb in Ihrer Verantwortung, wie Sie die empfohlenen Hinweise anwenden, um gesund und fit bis ins hohe Alter zu bleiben.

Mein besonderer Dank gilt Prof. Dr. Dietmar Döring und dem Marathonläufer Heinrich Knölle, die als nimmermüde Fitness-Sportler meinen Arbeitseifer beim Schreiben des vorliegenden Ratgebers beflügelten und wie das Model Svetlana bei den Fotoaufnahmen mitwirkten.
Mein Dank gilt auch „MARE Wellness & Sport", Schleswig-Holsteins Treff für Fitness, Wellness und Gesundheit, in dem die Fotos entstanden.

Bibliografische Information der Deutschen Nationalbibliothek:
Die Deutsche Nationalbibliothek verzeichnet diese Publikation in der Deutschen Nationalbibliografie; detaillierte bibliografische Daten sind im Internet über http://dnb.de abrufbar.
3. Auflage
© 2016 Wolfram Schröder
Herstellung und Verlag: BoD - Books on Demand, Norderstedt
ISBN: 978-3-8370-2292-6

Inhalt

Geleitwort..14

Vorwort..15

Motivation...17

Körperlich und geistig fit bis ins hohe Alter?...............17

Nicht nur Jüngere sind trainierbar..............................18

Typische Altersverläufe..19

Ohne Fleiß kein Preis..20

Biologisches zum kalendarischen Alter........................21

Anpassungsfähigkeit unseres Organismus........................26

Unsere außergewöhnliche Lebenserwartung....................26

Muskulatur..29

Muskulatur & Altersprozess.......................................29

Herz-Kreislaufsystem..30

Herzleistung..31

Körperkreislauf..35

Pfortaderkreislauf..36

Gefäßsystem..36

Arteriosklerose..37

Blutdruck...39

Fließeigenschaft des Blutes.......................................42

Flüssigkeitsmilieu und Dehydratation...........................43

Wärmeregulation, Elektrolyt- und Wasserhaushalt..........45

Hitzestress..46

Hinweise für ambitionierte Ausdauersportler................47

Stoffwechsel 49

Unser Stoffwechsel – ein Urzeitmodell! 49

Wie funktioniert unser Stoffwechsel? 49

Energiebilanz 51

Übergewicht, Adipositas 52

Fettanteil – normal oder riskant? 53

Jo-Jo-Effekt 56

Fettverbrennung beim Sport 58

Atemsystem 60

Ozonbelastung (Sommersmog) 63

Immunsystem 64

Freie Radikale 68

Passiver Bewegungsapparat 69

Knochen 69

Gelenke 72

Wirbelsäule 74

Bandscheiben 76

Nervensystem 79

Das Gehirn im Altersverlauf 79

Körperliche Aktivität belebt die geistige Frische 85

Dem Gehirn auf die Sprünge helfen! 88

Gehirndurchblutung 90

Wirkung des Fitnesstrainings auf die Psyche 91

Auch im hohen Alter das Leben gestalten! 93

Alzheimer-Demenz vorbeugen 94

Nerv-Muskelsystem 96

    Arbeitsweisen und Energiestoffwechsel der Muskulatur 97

    Merkmale der Muskelfasertypen 104

    Muskelkater 106

    Muskelkrampf (Spasmus) 108

Homöostase – Funktionsbreite – Anpassung 108

    Homöostase 109

    Trainingsprinzipien 112

    Funktionsbreite 112

    Anpassung 112

    Belastungsgestaltung 116

    Belastungsfaktoren im Fitnesstraining 116

Individuelle Trainingsziele 117

    Trainierte, Wiedereinsteiger oder Neueinsteiger? 117

    Welche Sportart oder Körperübung soll es sein? 118

    Kraft – Ausdauer – Beweglichkeit – Koordination 120

Ausdauertraining in eigener Regie 121

    Grundlagenausdauer 122

    Effekte des Ausdauertrainings 122

    Spazierengehen, Wandern 126

    Walken 127

    Was spricht für das Walken? 127

    Zur Technik 128

    Belastungsgestaltung 129

    Wogging 131

Golf..131

Nordic Walking...132

    Was spricht für das Nordic Walking?.....................133

    Nordic-Walking-Technik.......................................134

    Nordic-Walking-Ausrüstung..................................136

Schneeschuhlaufen (Nordic Snowshoeing)...............137

Bergwandern (Treppensteigen)..................................138

Joggeln („bummelndes Laufen").................................140

Laufen (Joggen)..140

    Was spricht für das Laufen (Joggen)?....................143

    Erste Schritte..147

    Laufpause …..160

    Funktionskleidung...161

Radeln (Radfahren)...167

    Was spricht für das Radeln?..................................168

    Wie viel ist gesund?..169

    Tipps für Fahrstil und Sitzposition.........................170

    Zweckmäßige Bekleidung......................................172

    „Hungerast"...172

Skilanglauf...173

    Klassische Technik..173

    Skating-Technik..176

Schwimmen und Aquagymnastik...............................177

    Besonderheiten des Mediums „Wasser"...................177

    Schwimmstile...178

Brustschwimmen 178

Rückenschwimmen...179

Kraulen 179

Rücken-Gleit-Zug (Altdeutsch-Rücken) 180

Aquagymnastik (Wassergymnastik)......................180

Tennis, Federball, Tischtennis, Boccia, Kegeln u.a. 181

Rollskilaufen, Inlineskaten, Nordic Blading, Skike 182

Rollskilaufen..182

Skike 183

Inlineskaten..183

Nordic Blading 184

Ausdauer-Kraft-Übungen mit „Kleingeräten"...........184

Der Multipander 185

Belastungskriterien im Ausdauertraining 187

Empfindungsskala (Kriterium Atemintensität)......................187

Steuerung der Belastungsintensität mittels Pulskontrolle.......189

Belastung nach Herzfrequenz-Zonen 193

Ermittlung der maximalen Herzfrequenz 194

Tagesaktuelle Herzfrequenz-Zonen mit der OwnZone® 197

Ermittlung der OwnZone®...................................197

Kraft- und Ausdauertraining im Studio.....................208

Interview mit Prof. Dr. Dietmar Döring, 80 Jahre...................208

Unsere Muskeln sind bis ins hohe Alter trainierbar! 209

Warum im Fitnessstudio trainieren?........................212

Einführungsgespräch 213

Trainingseinweisung..214

Typische Kraftübungen für das Fitnesstraining.......................215

   (1a) Brustpresse im Sitz..217

   (1b) Schrägbankdrücken an der Maschine bzw. Hantelschwinge
....217

   (1c) Butterfly 218

   (1d) Bankdrücken mit Kurzhanteln 218

   (1e) Überzüge 219

   (2a) Rudern im Sitz 219

   (2b) Rudern am Seilzug..220

   (2c) „Butterfly" für den Rücken 220

   (2d) Einarmiges Rudern im Beugestütz.................................220

   (3a) Schulterheben (ohne Abb.)...221

   (3b) Armseitheben (ohne Abb.)...221

   (3c) Armheben vor dem Körper 221

   (3d) Reißen vor dem Körper..222

   (4a) Lat-Ziehen an der Maschine...222

   (4b) Lat-Ziehen vertikal am Seilzug.....................................223

   (4c) Dips bzw. Barrenstütz...223

   (4d) Armsenken vor dem Körper..224

   (5a) Beinstrecken an der Maschine 224

   (Antagonist zu 5a) Beinbeugen an der Maschine..................225

   (5b) Beinstrecken an der Beinpresse 225

   (5c) Bein-, Hüft- und Fußstrecken an der Wadenmaschine....226

   (5d) Kniebeuge mit der Hantel auf der Schulter (ohne Abb.) 226

(6a) Rumpf- und Hüftbeugen am Bauchmuskeltrainer 227

(6b) Rumpf- und Hüftbeugen in weiteren Varianten..............227

(6c) Rumpf- „Verdrehen" in der Rückenlage (ohne Abb.).....229

(7a) Rumpf- und Hüftstrecken am Rückentrainer 229

(7b) Rumpfheben aus der Bauchlage.................................230

(7c) Diagonalstreckung in der Bankstellung 230

(7d) Rumpf- und Hüftstrecken am Gerät...............................231

(8a) Armstrecken an der Maschine.....................................231

(8b) Armstrecken am Seilzug..232

(8c) Armstrecken mit Kurzhantel (ohne Abb.)......................232

(9a) Armbeugen an der Maschine 232

(9b) Armbeugen am Seilzug..233

(9c) Armbeugen mit Kurzhanteln..233

(10) Beinabspreizen an der Maschine.................................233

(11) Beinanziehen an der Maschine 234

(12) Seilzug-/Zugturmübungen 234

Freihantel-Übungen 235

Methoden und organisatorische Verfahren............................236

Belastungsintensität in Prozent zur Maximalkraft.................236

Belastungsintensität mit Maximalwiederholungen (MW)......236

Intermuskuläre Koordination...239

Spezielles Einarbeiten...240

Methode: Ausdauerkraft...240

Methode: moderate Kraftausdauer 242

Methode: optimale Kraftausdauer 243

Methode: Maximalkraftausdauer 244

Regeneration der Phosphat- und Glykogenspeicher 245

Maximalkrafttraining 246

Intramuskuläre Kontraktion 250

Statisches Krafttraining 251

Trainingshäufigkeit 253

Gegensätzliche Anpassungen 254

Auswahl und Anwendung der Übungen 255

Muskuläre Dysbalancen 255

Kräftigung der Rumpf- und Rückenmuskulatur 257

Beispielübungen zur Kräftigung der „Haltemuskulatur" 257

Krafttraining und passiver Bewegungsapparat 258

Übungsauswahl - Übungszusammenstellung 259

Reihenfolge der Muskelbelastung 260

Vermeiden von Verletzungen im Krafttraining 260

Ausdauertraining im Fitnessstudio 262

Fahrradergometer 264

Handkurbel-Ergometer 265

Stepper 265

Laufband (Abb. Seite 143) 265

Ellipsen/Crosstrainer 266

Skitrainer 267

Rudergerät 267

Kombination: Kraft- und Ausdauertraining 268

Kursangebote 269

Body-Balance 270

Low-Impact-Aerobic 270

Bodyforming (Bodystyling) 270

Indoorcycling (Spinning)...271

Wirbelsäulengymnastik 271

„Rückenschule" 272

Pilates 272

Sauna: Regeneration, Abhärten 273

Beweglichkeit & Bewegungskoordination............................274

Beweglichkeit...274

Bewegungskoordination 275

Übertraining..277

Einheit von Belastung und Wiederherstellung 277

Optimaler Trainings-Stress...278

Monotonie-Effekt 279

Quellennachweis...281

Weitere Buchtitel des Autors...283

»Die Olympischen Spiele in der Antike«..............................283

»Als Geheimnisträger im Visier der Stasi« 284

»So verstehen sich Mensch und Hund«.................................284

Missverständnisse zwischen andersartigen Partnern 284

Statement 286

Geleitwort

Sportmagazin PUSTREIBER: „Obwohl sich der Autor auf die Zielgruppe der über 40-jährigen konzentriert, ist sein Titel auch für jüngere Leser von Interesse. Er erläutert anschaulich, wie das Herz-Kreislauf-System, der Stoffwechsel und der gesamte Muskelapparat auf Trainingsreize reagieren. Man muss es dem Autor zu Gute halten, dass er sich trotz hoher Fachkenntnis nicht in medizinischen Ausschweifungen verliert. Gerade im theoretischen Teil vergisst der Autor kaum ein Detail und geht verständlich auf Aspekte wie Energiestoffwechsel, Gefäßsystem, Wärmeregulation, Fettverbrennung und Übertraining ein. Im praktischen Teil des Buches, stellt der Verfasser verschiedenste Trainingsmethoden aus dem Bereich des Kraft- und Ausdauertrainings vor. Behandelt werden sowohl Übungen für zu Hause, als auch im Fitnesscenter. Ein guter Abschluss des Buches ist das Kapitel über geistige Fitness und den Einfluss körperlicher Betätigung auf das Gehirn.

Fazit: „Gesund & fit im besten Alter" ist ein hervorragendes Sportbuch, dass es schafft, kompakt und doch ausführlich zu erläutern, was Sport und Bewegung im Körper auslösen und wie wir dadurch Gesundheit und Schaffenskraft bis ins hohe Alter erhalten können. Die gut dosierte Balance zwischen (notwendigen) wissenschaftlichen Erklärungen und leicht verständlichen Empfehlungen machen das Buch zu einer „leicht verdaubaren" und zeitlosen Lektüre, von der Jeder etwas lernen kann (und sollte)"

Vorwort

Nach dem Hoch junger Jahre verspüren wir ab Mitte 40 den stetigen Verlust körperlicher Leistungsfähigkeit. – Laut „Bauplan" nur für eine Lebensdauer von 30 bis 40 Jahren konzipiert, schummeln wir uns – dank hervorragender medizinischer Versorgung – bis zu einem weit höheren Lebensalter durch; erfreuen uns nach jedem medizinischen Eingriff einer wiedergewonnenen Lebensfähigkeit, bis das nächste Missgeschick uns ereilt.

Indes könnten Sie „mit Lust auf Gesundheit" noch 20 Jahre Ihr biologisches Alter bei 40zig belassen und, wenn Sie uns nacheifern, mit 80zig noch unternehmungslustig und lebensfroh sein. Einem lebenswerten Zustand, den wir Ihnen mit einem Aktivprogramm empfehlen, das die Gesundheit bewahrt und die Leistungsfähigkeit fördert.

Manchen medizinischen Eingriff nebst Einbau teurer Ersatzteile (Herzschrittmacher, künstliche Hüftgelenke u.a.) könnten Sie vergessen, wenn Sie sich Ihre Leistungsfähigkeit ganzheitlich erhalten.

Denn alle Organsysteme wollen – wie ursprünglich vorgesehen – gemeinsam auf einem altersgemäßen Level funktionieren und nicht Stück für Stück repariert oder ausgewechselt werden. Eine Generalreparatur kann Ihnen selbst die teuerste Medizin nicht bieten!

Erfahren Sie anhand typischer Organfunktionen, was Sie Ihrem Körper weiterhin zumuten können und was passiert, falls Sie ihm etwas mehr abverlangen, als er üblicherweise gewohnt ist. – Eine willkommene „Beginner"-Möglichkeit erwächst bereits aus dem täglichen Spaziergang, sobald dieser zum sportlichen Walken ausartet und mit wohldosierter Schrittgeschwindigkeit den Blutdruck in Grenzen hält, Herz, Kreislauf und Atmung aktiviert sowie den Geist belebt.

Sie wollen mehr? – Wie wäre es mit Nordic Walking, Joggeln, Laufen, Radeln, Schwimmen und weiteren, ihrem Leistungsvermögen angepassten Aktivitäten, die nachweislich den Blutdruck senken, Herz und Kreislauf verjüngen, die Atmung optimieren und den Geist erfrischen? – Nicht zu vergessen die speziellen Übungsmöglichkeiten, mit denen Sie gezielt Ihre Muskeln stärken sowie Knochen und Gelenke stabilisieren, um den Knochenschwund (Osteoporose) wie den Haltungsverfall zu vermeiden.

Aus der Vielzahl der von uns ausgewählten Übungsmöglichkeiten, sei es zu Aktivitäten in Wald und Flur, zu Hause oder im Fitness-Studio, finden Sie garantiert die Ihnen angepasste „Einstiegs"-Möglichkeit, mit der Sie sich gesund und fit halten sowie die „Selbstheilungskräfte" Ihres Körpers unterstützen. – Denn nicht nur im mittleren und fortschreitenden Alter benötigt jener, das ist genetisch bedingt, Ihre aktive Hilfe, um sein „inneres Gleichgewicht" im Sinne langanhaltender Gesundheit zu bewahren.

Indem Sie mehr Eigeninitiative und ein Gespür für den eigenen Körper entwickeln, bewältigen Sie die Angst vor Krankheit durch die „Lust auf Gesundheit" und mit dem „Gewusst wie!" verschaffen Sie sich jene Erfolgserlebnisse, die sich durch körperliches und geistiges Training erreichen lassen, geben vermeidbaren Krankheiten keine Chance.

Ihnen dabei behilflich zu sein, ist unser Anliegen.

Motivation

Körperlich und geistig fit bis ins hohe Alter?

Wir werden immer älter, die mittlere Lebenserwartung des Menschen betrug in der Steinzeit nur 20 Jahre, stieg bis zu Beginn des vorigen Jahrhunderts auf 46 Jahre und auf über 65 Jahre zur Jahrhundertmitte. Nach einer Prognose des Statistischen Bundesamtes steigt die Zahl der über 65-Jährigen in Deutschland von heute 18 Millionen in den nächsten 30 Jahren auf 24 Millionen.

Optimistisch betrachtet, könnten wir bereits heute 80 Jahre alt werden und, was für unser Bemühen um Gesundheit und Vitalität bedeutsamer ist, uns dabei um zehn Jahre jünger fühlen. Dass dem so ist, sollten wir mit der nötigen Motivation und dem „Gewusst wie!" beeinflussen, indem wir dem Verlust unserer Leistungsfähigkeit, der jährlich etwa 2 % beträgt und spätestens ab dem 45. Lebensjahr beginnt, aktiv entgegenwirken. – Denn falls wir diesem Prozess nicht mit vorbeugenden Maßnahmen begegnen, offenbart sich unser Leistungsverlust bis zum 70. Lebensjahr in einem Schwinden körperlicher und geistiger Vitalität um etwa 50 Prozent! Aus einem vormals selbständig Handelnden wird allmählich ein Behinderter, der mehr und mehr auf fremde Hilfe angewiesen ist. „Eine Steigerung körperlicher Aktivität um nur 25 % würde diese Schwelle bis zum 78. Lebensjahr verschieben. Eine Reduktion des Verlustes der Muskelstärke um 40 % würde die Zeit bis zum Erreichen der kritischen Schwelle bis zum 85. Lebensjahr ausdehnen." (HOLLMANN)

In unserem Bemühen, gesund und leistungsfähig zu bleiben, sollten wir uns nicht vom Erbe „schlechter" Gene beeinflussen lassen. Gene bestimmen nach Prof. Dobelhammer vom Max-Plank-Institut für Demografie unsere Lebenserwartung nur zu 25 Prozent, die restlichen 75 Prozent haben wir durch unsere Lebensführung selbst in der Hand. Sogar im Alter besteht noch eine reale Chance, Folgeschäden, die sich aus verschleißender Arbeitsbelastung und einem ungesunden Lebensstil ergaben, durch eine Neubesinnung der Lebensführung abzuschwächen, möglicherweise sogar weitestgehend zu beseitigen.

„Gene befinden sich in jeder Zelle des Körpers und geben die Anweisungen für die Herstellung von Eiweißmolekülen, die den Stoffwechsel regulieren oder für den Bau von Strukturen eingesetzt werden. Die Gene können ihre Informationen nicht ohne weiteres freigeben. Sie brauchen spezielle Bedingungen, um ‚*exprimiert*' (‚ausgedrückt') zu werden; man nennt diesen Prozess ‚*Genexpression*'.

Das heißt, dass Umwelt und Aktivität einen großen Einfluss auf die Gene ausüben können. – Wenn ein Gen vorhanden ist, welches das Risiko für eine bestimmte Krankheit erhöht, wird es sich weniger gut durchsetzen können, wenn die übrigen Bedingungen für das Entstehen dieser Krankheit eher ungünstig sind. Wenn z.B. eine Person das Gen besitzt, welches das Risiko für Lungenkrebs erhöht, aber nie raucht, bleibt die Wahrscheinlichkeit, dass sie tatsächlich an Lungenkrebs erkrankt, gering." (HERSCHKOWITZ)

Resignieren Sie also nicht, auch dann nicht, wenn Sie sich erst jetzt reuevoll eingestehen, dass Sie ihrem Körper dieses oder jenes Gesundheitsrisiko durch Rauchen, übermäßigen Alkoholgenuss, üppiges Essen o.a. aufgebürdet haben; möglicherweise glichen Sie diese Gesundheitsrisiken dank glücklicher Umstände (z.B. eine aktive Lebensweise, ein zufriedenstellendes Berufsleben, Wohnen in stressfreier Umgebung, günstige Gene o.a.) weitgehend wieder aus. Die Vorsorgeuntersuchung bei Ihrem Hausarzt ermöglicht Ihnen eine erste Bilanz.

Nicht nur Jüngere sind trainierbar

Alle bisherigen Erkenntnisse schließen aus, dass *allein* das Altern unsere Muskelmasse geringer, die Haut welker, das Bindegewebe schwächer, die Knochen brüchiger, die Gelenke unbeweglicher, das Immunsystem störanfälliger und den Geist träger werden lässt! Ursache einer zunehmenden Hinfälligkeit ist in der Regel der unzureichende Gebrauch lebenswichtiger Körperfunktionen: *Der Körper baut ab, was nicht gebraucht wird!*

Wie die physische Leistungsfähigkeit sogar im hohen Alter trainiert werden kann, ermittelten Mediziner und Sportwissenschaftler der Tufts University in Boston. Sie ließen 70jährige, die seit Jahrzehnten sportlich inaktiv waren, auf Kardiogeräten ihre Ausdauer und ihre Kraft an Hanteln trainieren. Dabei interessierten die äußeren Altersmerkmale überhaupt nicht, sondern nur der Einfluss den das Alterstraining auf Leistungsmerkmale hat, die für die Lebensqualität der 70jährigen entscheidend sind: Wie die Muskelmasse, die Muskelkraft, die Umsatzrate des Stoffwechsels, der Körperfettanteil, die Kapazität der Sauerstoffaufnahme, die Blutzuckertoleranz, die Zusammensetzung der Blutfette, der Blutdruck, die Knochendichte sowie das Vermögen, die Körpertemperatur zu regulieren.

Die Befunde dieses Alterstrainings drückten überzeugend aus: *„Wir altern nicht chronologisch, sondern biologisch. Wenn man die Körperfunktionen erhält, kann man den biologischen Alterungsprozess überwinden"*, erklärte Prof. Rosenberg, der Leiter dieser Studie.

Typische Altersverläufe

In der Altersforschung (Gerontologie) unterteilt man das Altern in die Perioden des *„jungen Alters"* (60 bis 80 Jahre, in dem noch sehr viele Menschen leistungsfähig und unternehmungslustig sind), des *„hohen Alters"* (80 bis 100 Jahre) sowie des *„sehr hohen Alters"* (über 100 Jahre) und berücksichtigt damit die *verlängerte Lebenserwartung*, welche älteren Menschen vergönnt ist, die über gute körperliche und geistige Reserven verfügen und sich bemühen, diese solange wie möglich zu erhalten!

Aus heutiger Sicht können wir grundsätzlich *zwei typische Altersverläufe* unterscheiden:

Das *passive Altern*, dem wir uns keinesfalls tatenlos hingeben dürfen, weil es langsam aber sicher in die totale Unselbständigkeit führt.

Das *gestaltete Altern*, dessen wir uns befleißigen sollten, indem wir die uns verbliebenen körperlichen und geistigen Fähigkeiten erhalten bzw. durch maßvolle körperliche und vielgestaltige geistige Aktivitäten auffrischen. – Das gibt uns die reale Chance, *vermeidbare Krankheiten* (wie z.B. Herzinfarkt, Schlaganfall, Diabetes Typ II, Arthrose, Rückenbeschwerden, Osteoporose und Alzheimer-Demenz) überhaupt nicht oder erst sehr spät zu erleiden, wodurch unser Dasein als „junge Alte" über das „hohe Alter" möglichst bis ins „sehr hohe Alter" lebenswert bleibt.

Ohne Fleiß kein Preis

Die Zeit dürfte vorbei sein, in der sich Prof. Fries von der Stanford University Kalifornien dem Gespött seiner Kollegen preisgab, weil er das Ziel einer gesundheits- und leistungserhaltenden Lebensweise im fortgeschrittenen Alter darin sah, die noch verbleibenden Jahre lebenswerter zu gestalten. „Es müsste gelingen, das Alter, in dem Krankheiten ausbrechen, zeitlich nach hinten zu verschieben und wenn dieser Effekt größer wäre als die allgemeine Steigerung der Lebenserwartung, dann würde das bedeuten: Die hinzugewonnene Lebenszeit besteht aus Jahren voller Gesundheit. Die Krankheitsphase vor dem Tod ist vergleichsweise kurz und findet in einem immer höheren Lebensalter statt, die Morbidität (Erkrankungshäufigkeit) wird verdichtet und zeitlich nach hinten verschoben. (…)

Fries und Kollegen haben das eindrucksvoll nachgewiesen: Sie untersuchten 370 Mitglieder eines Laufvereins und 249 träge Menschen. Zu Beginn waren die Teilnehmer im Durchschnitt 59 Jahre alt. Nach 13 Jahren erkundigte sich Fries, wie es den Leuten in der Zwischenzeit ergangen sei. Das Ergebnis: Gesundheitliche Beeinträchtigungen waren bei den Läufern statistisch gesehen 12,8 Jahre später aufgetreten als bei den Faulpelzen." (BLECH)

Biologisches zum kalendarischen Alter

„Jeder ist so alt, wie er sich fühlt!?" – Gefühle sind subjektiv, können trügen; erst objektiv hinterfragt, vermitteln sie realistische Denkanstöße! Der emotionale Aufruhr jener Jahre, der so manchen in eine Midlife-Crisis stürzte, liegt hinter uns; inzwischen lächeln wir über Torheiten, die sich aus dem Streben nach „forever Young" ergaben. Gönnen dem Aberwitz, für immer jung zu bleiben, weder Geld noch Zeit, müssen uns in dieser Manier nicht mehr der Lächerlichkeit preisgeben.

Unser kalendarisches Alter ist festgeschrieben, erfasst jene Zeit, die wir bisher erlebten; untrügliche Altersmerkmale ermöglichen den Vergleich mit Gleichaltrigen, erlauben eine Schätzung, die bei einiger Menschenkenntnis ziemlich treffsicher sein kann.

Warum sollten wir es leugnen, es sind vor allem *äußerliche Merkmale*, die unser Alter verraten:

✓ Trösten wir uns, sogar Männer im 3. Lebensjahrzehnt leiden bereits unter Haarverlust, Frauen sind in der Regel besser dran.

✓ Graue Schläfen, immer wieder in Film und Literatur als Zeichen von Seriosität stilisiert, bravourös übertrumpfen wir dies im kompletten Grau.

✓ Kämpften wir in jüngeren Jahren gegen jede Falte, fügen wir uns inzwischen der unvermeidlichen Hautalterung, selbst die sich allmählich einstellenden Altersflecken lassen uns kalt.

✓ Die nachlassende Leistungsfähigkeit unserer Sinnesorgane verlangt nach Seh- oder Hörhilfen.

Dessen ungeachtet sollten wir uns fragen, ob Alterserkrankungen unvermeidlich zu den Schattenseiten eines langen Lebens zählen?

Zu nennen wären:

✓ Der Bewegungsapparat, dessen poröse Knochen (Osteoporose) und schmerzende Gelenke (Arthritis oder Arthrose) zusammen mit einer geschwächten Muskulatur unsere Beweglichkeit einschränken. – *Dem begegnen wir erfolgreich mit einem ausgewogenen Bewegungstraining, das unsere Muskulatur kräftigt, dem Abbau der Knochensubstanz entgegenwirkt und die Gelenke intakt hält.* → „Kap. „Individuelle Trainingsziele"

✓ Herz-Kreislauf-Erkrankungen, die in der Statistik als Todesursache ganz vorne stehen – *Ein Gesundheitsrisiko, das wir durch ausdauerbetonte Bewegungsformen spürbar verringern bzw. durch Rehabilitationsmaßnahmen unter ärztlicher Aufsicht einschränken können.* → Kap. „Ausdauertraining"

✓ Die „Zuckerkrankheit" (Diabetes Typ II) mit ihren lebensbedrohlichen Auswirkungen: Herzinfarkt, Schlaganfall, Durchblutungsstörungen, Nierenversagen, Erektionsstörungen und Veränderung der Netzhaut bis hin zum Erblinden. – *Kalorienzehrende Bewegungsformen sowie eine gesunde Ernährung wären hier die beste Prophylaxe!* → Kap. „Stoffwechsel"

✓ Alterungsbedingt oder/und durch unzureichenden Gebrauch („Was Du nicht gebrauchst, geht verloren!") kann es zu Funktionseinschränkungen im Gehirn kommen (Absterben von Nervenzellen und deren Verbindungen, Durchblutungsstörungen, Alzheimer-Demenz). – *Eine Prophylaxe durch entsprechendes Training von Körper und Geist ist möglich!* → Kap. „Körperliche Aktivität belebt die geistige Frische"

✓ Krebs zählt zu den zweithäufigsten Todesursachen: Statistisch nimmt mit dem Alter die Häufigkeit der Krebserkrankungen deutlich zu. – *Bekannt ist aber auch, dass eine gesunde Lebensweise (gesunde Ernährung, ausreichend Bewegung) sowie ein „trainiertes" Immunsystem, das Darmkrebs-, Prostatakrebs- u. Brustkrebsrisiko erheblich und wahrscheinlich das Risiko an weiteren Krebsvarianten zu erkranken ebenfalls senken kann!* → Kap. „Immunsystem"

Den Unterschied zwischen dem biologischen zum kalendarischen Alter kennzeichnen keine eindeutigen Kriterien. Die zuvor genannten, mehr kosmetischen Altersmerkmale mögen, was die Hautalterung und den Haarverlust anbelangt, bei biologisch Jüngeren möglicherweise etwas günstiger ausfallen; bedeutsamer für unser biologisches Alter ist jedoch, eine im Verhältnis zum kalendarischen Altersklischee höhere physische und psychische Leistungsfähigkeit.

Das „So jung zu sein, wie man sich fühlt", dürften keine körperlichen Schwächen trüben: Hängende Schultern, kraftlose Bewegungen zeugen von vernachlässigter Muskulatur; Atemlosigkeit bei minimaler Anstrengung von mangelhaft entwickelter Ausdauer; Unlust von verlorenem Selbstwertgefühl; Schwinden geistiger Frische von rückläufigen Ansprüchen an das Gehirn.

Also, wenn man Sie für jünger hält, als es Ihrem kalendarischen Alter entspricht, dann signalisieren Sie im Auftreten und in der Erscheinung, dass Sie gesünder und leistungsfähiger sind, als es der kalendarische Altersdurchschnitt erwarten lässt.

Zudem ist Ihr biologisches Alter anhand von Herz- und Kreislaufkriterien (Leistungsfähigkeit des Herzens, Blutdruck, des peripheren Zustands von Arterien und Venen), den konditionellen Voraussetzungen (Kraft, Ausdauer, Beweglichkeit, Koordinationsfähigkeit) so-wie der intellektuellen „Frische" mit bewährten Testverfahren mess- und in Form von Biomarker (Laborparameter) vergleichbar.

Nutzen Sie also die prophylaktischen Möglichkeiten des Gesundheitswesens, das uns alle zwei Jahre einen Gesundheitscheck ermöglicht. Ihr Hausarzt gibt Ihnen anhand solcher Biomarker, wie den Blutdruck, die Leistungsfähigkeit des Herz-Kreislaufsystems sowie dem Blutbild, gesicherte Hinweise zur weiteren Lebensführung.

Aus dem Blutbild, das die Zahl der roten und weißen Blutkörperchen, den Gehalt an Triglyceriden, Cholesterin, Harnsäure, Mineralien, Spurenelementen und Aminosäuren offenbart, lassen sich Hinweise zur Ernährung und zur Beseitigung von Stoffwechselstörungen ableiten.

Die Einschätzung der Funktionsfähigkeit von Muskeln und Gelenken ermöglicht Empfehlungen zur gezielten Belastung im Kraft- und Ausdauertraining.

Als aussagekräftiges Kriterium für die Leistungsfähigkeit von Herz, Kreislauf, Atmung und Stoffwechsel dient die *maximale Sauerstoffaufnahme pro Minute*. Gemeint ist die Sauerstoffmenge, die innerhalb einer Minute bei einer allgemeinen dynamischen Ausdauerbelastung aufgenommen werden kann.

Ein Arzt mit der Zusatzausbildung „Sportmedizin" kann Sie nach einem Check Ihrer sportlichen Leistungsfähigkeit noch spezieller beraten, er untersucht: Die Leistungs- und Funktionsfähigkeit des Herz-Kreislaufsystems und die Lungenfunktion unter Belastung auf dem Laufband, Ergometer o.a. – Dies kann, falls Sie sich für ein leistungsbetontes Ausdauertraining entschieden haben, bis zur Ermittlung der *aeroben/anaeroben Schwelle* gehen, der oberen Grenze für ein optimales Ausdauerfitnesstraining.

Für Ihren Gesundheitszustand ist beispielsweise die organische Leistungsfähigkeit ein aussagekräftiges Kriterium, sie wird als maximale Sauerstoffaufnahmefähigkeit pro Minute oder der aerob/an-aeroben Schwelle mittels Atemminutenvolumen bzw. Laktatdiagnostik in einem Test mit ansteigender Belastung ermittelt. Statistisch bedeutsame Zusammenhänge zwischen den Testgrößen erlauben Aussagen zu Ihrer Fitness und Prognosen zu Ihrer Lebenserwartung: Je höher Ihr Leistungswert, umso höher Ihr Fitnesslevel sowie Ihre dadurch bedingte Lebenserwartung! → Kap. „Belastungsintensität im Ausdauerfitnesstraining: Spiroergometrie & Laktattest"

Könnte uns ein unserem Lebensalter angepasstes körperliches und geistiges Wohlbefinden das bedeuten, was heutzutage als Fitness bezeichnet wird?
Vergessen sind alle Vorurteile, die den Anfängen der Fitnessbewegung anhafteten, deren Entwicklung wir mehr oder weniger interessiert verfolgen konnten: Vorbei sind die Zeiten, in denen Jogger bei Tageslicht für verrückt und im Dunkel der Nacht für kriminell gehalten wurden. Man unsere mehr oder weniger gekonnten Laufschritte mit: Eins - Zwei! , Eins - Zwei! kommentierte; es etliche Jahre später immer noch „Besserwisser" gab, die den Nordic Walkern „Ski heil!"

wünschten. Gar nicht zu reden von jenen, denen bereits in den Anfängen der Fitnessbewegung nachgesagt wurde, sie trainieren ihre Muskeln nur, um ein Defizit an Intelligenz zu überspielen.

Heute lachen all die *„Verrückten"*, *„Kriminellen"*, *„Trocken-Skiläufer"* und *„Minderintelligenten"* über die damalige Ignoranz, denn inzwischen ist es „in" sich gesundheitsfördernden Aktivitäten hinzugeben, seinen Körper mit bewährten Formen des Fitnesstrainings zu belasten sowie sich beim Wellness wohlig zu entspannen.

„Fitness"? – Was beinhaltet dieses zum Inbegriff für Lebenstauglichkeit hochstilisierte Modewort aus „Übersee"? Steht es ausschließlich für gute körperliche Gesamtverfassung, gut in Form sein, wie es insbesondere die jüngere Generation anstrebt? Oder verbindet sich mit diesem Modewort auch das, was uns Älteren noch unter dem Begriff „Kondition" vertrauter ist? – Jener körperlichen Voraussetzung, die uns in jungen Jahren notwendige Grundlage für hohe sportliche Leistungsfähigkeit war und im fortgeschrittenen Alter zur willkommenen Voraussetzung für körperliche und geistige Frische, Inbegriff für Gesundheit und Wohlbefinden wurde.

Wie auch immer, ob wir unsere gesundheitsfördernden Aktivitäten als „Fitnesstraining" oder „Konditionstraining" bezeichnen, beides läuft ohnehin auf bewährte Erkenntnisse sportlichen Trainings hinaus.

Wobei es relativ unkompliziert zu sein scheint, jüngeren Personen, deren Zielvorstellung sich insbesondere auf augenfällige körperliche Vervollkommnung bezieht, Hinweise für ein effektives Fitnesstraining zu vermitteln. Anders bei uns Älteren, die wir auf ein jahrzehntelanges Vorleben zurückblicken, das seine Spuren hinterließ, unseren körperlichen und geistigen Zustand sehr individuell prägte.

Es ist darum nicht verwunderlich, wenn wir ungern nach allgemeinen Hinweisen oder Methoden trainieren, die unseren altersbedingten, von gesundheitlichen Vorgeschichten beeinflussten körperlichen Zustand zu wenig berücksichtigen. Stattdessen sind wir auf einen vorsichtigen Umgang mit den uns verbliebenen körperlichen Voraussetzungen bedacht! Denn übertriebene, falsch angewandte Trainingsbelastungen, die wir in jungen Jahren noch schadlos kompensierten, könnten sich in unserem Alter verheerend auswirken!

Doch damit nicht genug, schließlich sind wir lebenserfahren und wissbegierig, es entspricht unserer Altersweisheit, dass wir gewohnt sind, in größeren Zusammenhängen zu denken. Es interessiert uns eben, was die uns empfohlenen Trainingshinweise in unserem Körper bewirken! – Je mehr und besser wir unseren Körper und das Zusammenspiel seiner Organfunktionen verstehen, uns bewusst für den Erhalt seiner Gesundheit und Leistungsfähigkeit engagieren, umso motivierender wird das Ergebnis unseres Tuns sein.

Am Beispiel wichtiger Organsysteme sei in den folgenden Kapiteln das für uns Erreichbare veranschaulicht.

Anpassungsfähigkeit unseres Organismus

Unsere außergewöhnliche Lebenserwartung

Als unser vermeintliche Vorfahr sich nicht mehr von Baum zu Baum schwang, weil ein nachhaltiger Klimawechsel seine Umwelt total veränderte, er die heimischen Urwaldbäume verlassen und sich auf das Leben in offenen Savannen einstellen musste; *da „lehrte" ihn Miss Evolution, sich auf die Hinterbeine zu stellen.*

Als nun aufrecht laufendes „Mängelwesen" passte sich unser Vorfahr der ihm feindlichen Umwelt an. Im Wettstreit mit Nahrungskonkurrenten hieß es, willkommene Beute früher auszumachen und schneller bei ihr zu sein. Nach der Devise: „Wer als Erster kommt, frisst zuerst!", sammelte er lebenswichtige Erfahrungen, glich sein körperliches Handicap mit intellektuellen Fähigkeiten aus, wurde zur *„Krone der Schöpfung",* als die wir uns heute, bescheiden wie wir nun mal sind, gerne bezeichnen.

Bereits bei den ersten Menschen mögen die Älteren eine besondere Rolle gespielt haben; als zeitgemäße „Datenträger" speicherten sie lebenswichtige Erfahrungen und gaben diese an die Nachgeborenen weiter. Eine verantwortungsvolle Aufgabe, mit der sie sich ihre geistige und körperliche Frische erhielten und infolgedessen durch eine höhere Lebenserwartung belohnt wurden.

Es ist also durchaus vorstellbar, dass die sich herausbildende Intelligenz zu *einer* der Ursachen für unsere Langlebigkeit wurde, weil der Erfahrungsschatz älterer Menschen so wertvoll für das Überleben der Gemeinschaft war und ist.

Nicht von ungefähr sind wir heutzutage bis weit über die „Reproduktionsphase" hinaus tätig. – Welch „glücklicher" Umstand, denn ursprünglich bestimmte die Fähigkeit zur Fortpflanzung die Lebenserwartung unseres tierischen Urvaters: Nach der Reproduktionsphase endete sein Dasein, hatte er doch seine wichtigste Aufgabe, nämlich die Erhaltung der Art, erfüllt.

Als willkommene Ausnahme überleben wir diese Phase um zig Jahre. Zudem schafften wir uns lebenserleichternde Voraussetzungen, um die hinzugewonnenen Jahre im „besten Alter" genießen zu können. Der Haken an der Geschichte: *„Ohne Fleiß kein Preis!"*, denn *nicht umsonst stattete uns „Miss Evolution" mit der Fähigkeit zum Denken aus!*

Kilometerweit laufen, um essbare Früchte zu sammeln, mit großem Krafteinsatz wilde Tiere erlegen oder in brenzlichen Situationen hastig die Flucht ergreifen – diesem Überlebenskampf unserer frühen Vorfahren müssen wir nicht mehr gewachsen sein. Was jene uns hinterließen, sind körperliche Voraussetzungen, die wir für den Erhalt unserer Gesundheit und Leistungsfähigkeit einsetzen können und sollten.

Denn in einem sind sich alle Evolutionsbiologen, Paläontologen und Genforscher des 21. Jahrhunderts einig: Das Erbgut des heutigen Menschen hinkt der Moderne weit hinterher. Es ist noch lange nicht in der Neuzeit angekommen, weil die Gesamtheit unserer Gene („unseres Genoms") *seit rund 40 000 Jahren unverändert existiert.*

Besonders in den letzten hundert Jahren veränderten sich die Arbeits- und Lebensbedingungen so rasant, dass sich unser Erbgut dem nicht anpassen konnte.

Weil es sich beim Erbgut um die zentrale *Steuerinstanz* für alle lebenswichtigen und lebenserhaltenden Funktionen in unseren 65 Billionen Zellen handelt, scheint es für unsere Gesunderhaltung unerlässlich, die umweltbedingten Anpassungen unserer steinzeitlichen Vorfahren durch annähernd gleiche Anforderungen[1] in unserem „bequemen" Heute zu erhalten.

Speziell die bei unseren Vorfahren dominierende körperliche Aktivität vernachlässigen wir sträflich, die sich aus diesem Manko ergebenden „Krankheitsbilder" bezeichnen wir schlicht und einfach als „Zivilisationskrankheiten". – Übersehen dabei gänzlich, dass die Gesamtheit unserer Organe und Organsysteme ihren täglichen Bewegungsimpuls benötigen, um mit Gesundheit und Leistungsfähigkeit belohnt zu werden. Denn das alte biologische Gesetz „Erhalte oder verlier es!" kommt uneingeschränkt im gesamten Organismus zur Anwendung. Das gilt für das *Nerv-Muskelsystem*, den *passiven Bewegungsapparat*, das *Atemsystem*, das *Herz-Kreislaufsystem*, das *Immunsystem* und den *Energie- und Baustoffwechsel* gleichermaßen.

Selbst die Dynamik unseres *Hirnstoffwechsels* sowie der Erhalt unserer *psychomentalen Belastbarkeit* sind auf ein tägliches Quantum an Bewegung angewiesen. Wie wir heute wissen, gibt es kein Medikament, keine Diät, keine Denksport-Aufgabe und auch keine psychotherapeutische Maßnahme, welche die *Hirndurchblutung* nur annähernd so steigert, wie es körperliche Aktivität unter Einsatz möglichst großer Anteile der Skelettmuskulatur vermag. → Kap. „Körperliche Aktivität belebt die geistige Frische"

---

[1] Das heißt nicht, wir sollten den Überlebenskampf unserer Vorfahren kopieren, denn als Ausgleich für diesen stehen uns sinnvollere Verhaltensmuster sowie erprobte Trainingsmethoden zur Verfügung.

Muskulatur

Nicht von ungefähr fasziniert die Skelettmuskulatur als unser gewichtmäßig größtes Organ, das bei Frauen ca. 23% und beim Mann bis zu 40% der Gesamtkörpermasse ausmacht. In diesem für das gesamte „Körpergeschehen" so bedeutsamen Organ spielen sich bereits unter Ruhebedingungen etwa 40%, bei körperlichen Höchstleistungen sogar über 90% des gesamten Stoffwechsels ab! Die sich daraus ergebenden Ansprüchen an die erhöhte Leistungsfähigkeit weiterer gesundheitsrelevanter Organe bewirken auch deren Leistungssteigerung. → Kap. „Homöostase"

Muskulatur & Altersprozess

Unsere Muskulatur ist normalerweise nur so kräftig, wie ihr Gebrauch es verlangt! Bereits eine Woche totaler Bettruhe genügt, um ein Achtel an Kraft zu verlieren, steif und unelastisch zu werden. Nicht ohne Grund trainieren Astronauten während des Aufenthalts im All ihre Muskulatur, wohl wissend, wie belebend sich die Muskelaktivität auf die Funktionsfähigkeit des gesamten Organismus auswirkt.

Je älter wir werden, desto weniger beanspruchen wir unsere Muskulatur. Falls wir nichts gegen diesen zunehmenden Aktivitätsmangel unternehmen, haben wir im Alter von 60 Jahren 15 bis 35 % weniger Muskelmasse als im Alter von 20 Jahren. Irwin H. Rosenberg bezeichnete diesen mit dem Alter zunehmenden Muskelabbau als „Sarkopenie" („sarx" steht für Fleisch und „penia" für Mangel), ein „Muskelschwund" der für die funktionelle Einschränkung älterer Menschen, insbesondere für ihre reduzierte Muskelkraft spricht. Das äußert sich im verlangsamten Gehtempo, erhöhtem Sturzrisiko, verringerter Greifkraft, nachlassender Knochenstärke bis zu Rücken- und Gelenkbeschwerden.

Der bereits mit dem 40. Lebensjahr beginnende und ab dem 50. Lebensjahr vermehrt stattfindende Muskelabbau könnte auch durch eine unzureichende Ernährung sowie einer eventuellen Medikamenteneinnahme verursacht sein. Aber zweifellos ist der zunehmende Bewegungsmangel die Hauptursache für die Sarkopenie: Ersetzt wird der schwindende Muskelanteil durch Wasser oder Fettgewebe!

Als unbestritten gilt, dass der Verlust an aktiver Muskelmasse die Alterung unseres Organismus beschleunigt. Denn vornehmlich über die Arbeit unserer Muskulatur beanspruchen wir das Herz-Kreislaufsystem, den Stoffwechsel, das Atemsystem, das Immunsystem, den passiven Bewegungsapparat bis hin zum Nervensystem, die allesamt, wenn sie nicht genügend gefordert werden, ebenfalls ihre Funktionstüchtigkeit vermindern und dadurch ihren leistungs- und gesundheitsfördernder Einfluss auf unser Befinden verlieren.

Nicht zu vergessen sei der Einfluss aktiver Muskelmasse auf ein gesundes Schlafbedürfnis sowie der Möglichkeit: „Sogar während des Schlafs abzunehmen".

So gesehen, spielt die Muskulatur eine Schlüsselrolle beim Erhalt unseres körperlichen und geistigen Wohlbefindens!

Die später im Zusammenhang mit den Anforderungen im Kraft- und Ausdauertraining detailliert beschriebenen *Arbeitsweisen der Muskulatur* → Kap. „Nerv-Muskelsystem" und die sich daraus ergebenden *Varianten des Energiestoffwechsels* beeinflussen gezielt die in den folgenden Kapiteln beschriebenen Organsysteme. Dies bei unseren gesundheitsfördernden Aktivitäten zu berücksichtigen, gibt uns die Möglichkeit, konsequent unsere individuelle Vorstellung von einem altersgemäßen Wohlbefinden zu verwirklichen!

Herz-Kreislaufsystem

Der „Motor" unseres Blutkreislaufs ist das Herz, ein etwa faustgroßer Hohlmuskel, dessen linke und rechte Hälfte jeweils aus einem Vorhof und einer Herzkammer besteht, die bei jedem Herzschlag das Blut durch den Körper- bzw. den Lungenkreislauf pumpen. Der damit in Gang gesetzte Blutkreislauf sichert das Überleben des Organismus, indem er den Stoffwechsel jeder Körperzelle versorgt und die chemischen und physiologischen Eigenschaften der Körperflüssigkeiten erhält:

✓ Zum einen gelangen das sauerstoffreiche Blut aus der Lunge zu den Zellen und das mit Kohlendioxid beladene Blut wieder in den Lungenkreislauf. → Kap. " *Atmung*"

✓ Zum anderen werden aus der Verdauung gewonnene Nährstoffe wie Fette, Zucker und Eiweiße aus dem Verdauungstrakt in die einzelnen Gewebe transportiert, um dort verbraucht, weiterverarbeitet oder gespeichert zu werden. – Die dabei entstandenen Stoffwechsel- oder Abfallprodukte werden in anderes Gewebe oder zu den Ausscheidungsorganen transportiert.

✓ Zudem verteilt das Blut auch Botenstoffe, wie z.B. Hormone, Abwehrzellen des Immunsystems und Teile des Blutgerinnungssystems innerhalb des Körpers.

✓ Zu nennen wäre auch der Wärmeaustausch, durch den die bei der Muskelarbeit, den chemischen Vorgängen im Verdauungstrakt und der Leber sowie bei weiteren Stoffwechselvorgängen sich entwickelnde Wärme verteilt oder über die Hautoberfläche abgeleitet wird.

Herzleistung

Als Herzleistung bezeichnet man das Blutvolumen, das in einer Zeiteinheit vom Herzen gefördert wird, also vorwiegend „*Volumenarbeit*". Einen geringeren Anteil hat die Herzleistung bei der Überwindung des Gefäßwiderstandes und ist „*Druckarbeit*" (isometrische Herzleistung). Bei rund 100 000 Kontraktionen am Tag bewegt das Herz unter Berücksichtigung unterschiedlicher Minutenvolumina (in Ruhe und bei tagesüblichen Aktivitäten) rund 10 000 Liter, d.h. etwa zehn Tonnen Blut durch ein System von Blutadern. Welche Leistung unser Herz bereits in Ruhe vollbringt, verdeutlicht Prof. Tittel an folgendem Beispiel: „Mit 70 Systolen pro Minute fördert es etwa 5 Liter

Blut (wobei sich das Volumen bei jedem Herzschlag auf 70 cm³ beläuft), in einer Stunde demnach 300 Liter Blut oder an einem Tage 7200 Liter Blut, eine Menge, mit der 15 Badewannen bis zum Rande gefüllt werden könnten. Berücksichtigt man dabei, dass diese 7,2 Kubikmeter Blut unter einem Druck von 120 bis 150 Torr (1 Torr = 1 mmHg) gefördert werden, dann muss man sich jede der 15 Badewannen, in die das Blut in Ruhe gepumpt wird, etwa 2 m hoch über dem Herzen stehend vorstellen." Eine Leistung, die beim gesunden Erwachsenen durch körperliche Belastung um ein Mehrfaches gesteigert werden kann, das heißt von etwa 5 Liter/Minute in Ruhe auf ca. 25 Liter/Minute bei intensiver körperlicher Aktivität! – Dabei erhöht sich die Herzfrequenz um den Faktor 2,5 und das Schlagvolumen verdoppelt sich.

Was zu beachten wäre: Abhängig von unserer bisherigen Lebensweise, der beruflichen Beanspruchung und dem Einfluss unserer Erbanlagen sind auch am Herz mehr oder weniger ausgeprägte Alterungsprozesse festzustellen:

✓ Während sich die Muskelmasse des Herzens verringert, erhöht sich fast immer der Gehalt an funktionsuntüchtigem Bindegewebe sowie an Fettgewebe.

✓ Arteriosklerotisch veränderte Herzkranzgefäße schränken die Durchblutung des Herzmuskels und damit seine Versorgung mit Energiestoffen und Sauerstoff ein.

✓ Wenn zudem noch die Herzklappen funktionell beeinträchtigt sind, müssen wir mit einem verringerten Herzschlagvolumen rechnen.

Die gute Nachricht: Selbst im höheren Lebensalter können wir die Leistungsfähigkeit unseres Herzens noch steigern: Weil das Herz ein Muskel ist, lässt es sich auch wie ein Muskel trainieren. Durch regelmäßiges Ausdauertraining erweitern sich nicht nur die Höhlen des Herzens („Hubraumvergrößerung"), auch die Herzmuskulatur wird im

Sinne eines „Sportherzens" kräftiger! Die Durchblutung der Herz-kranzgefäße verbessert sich; u.a. vermeiden wir durch systematisches Ausdauertraining deren arteriosklerotische Verengung.

Zwischenbemerkung: Als *Sportherz* bezeichnet man in der Sport-medizin ein durch *systematisches* Ausdauertraining vergrößertes Herz. Seine erhöhte Leistungsfähigkeit durch vermehrte Muskelmasse (Hypertrophie des Herzmuskels) ist physiologisch unbedenklich, be-deutet nach derzeitigem Wissensstand kein Gesundheitsrisiko für den Sportler.

Ein weiterer positiver Effekt regelmäßigen Ausdauertrainings ergibt sich aus einem ruhigeren Puls, der dem Herzmuskel mehr Zeit lässt, sich zwischen den Schlagzyklen zu erholen. Ermöglicht wird dies durch die eben genannte „Hubraumvergrößerung", die bei gleichem Herzrhythmus den Körper mit mehr Blut versorgt. Vergleichbar mit einem Verbrennungsmotor großen Hubraums, der bei gleicher Leis-tung ökonomischer, weil verschleißfreier arbeitet, als ein hub-raum-kleinerer Motor.

Das „kleinhubige" Herz des Untrainierten schlägt in Ruhe 70- bis 80-mal in der Minute, während das „großhubige" Sportherz unter glei-chen Bedingungen mit 50 bis 60 Schlägen auskommt. Bei einem Puls von 75 Schlägen pro Minute dauert jeder Schlagzyklus 0,8 Sekunden; dabei entfallen ca. 0,1 sec auf die Systole der Vorhöfe während die Kontraktion der Kammern ca. 0,3 sec in Anspruch nimmt. Die nun folgende Entspannungsphase von – in unserem Beispiel ca. 0,4 sec (die Hälfte des Schlagzyklus) – ist für die Erholung des unaufhörlich tätigen Herzmuskels sehr wichtig. – Logischerweise verlängert sich diese herzschonende Erholungspause beim ruhiger arbeitenden *Sport-herz* um weitere zehntel Sekunden!

Ermutigend für uns, sogar im Alter lässt sich der Ruhepuls noch durch maßvolles Training senken! Ein niedriger Ruhepuls kann (*muss aber nicht!*) Zeichen eines kräftigen Herzens mit großem Schlagvolu-men bei guter Durchblutung sein. – Vorsichtshalber sei darauf hinge-wiesen, dass unser Maximalpuls, von dem der Belastungspuls beim

Ausdauertraining abgeleitet wird, bedeutend niedriger anzusetzen ist, als der eines Jüngeren. Denn die maximale Herzfrequenz eines 30jährigen beträgt ca. 190 plus/minus 10 pro Minute, die eines 70jährigen nur noch 150 plus/minus 15 pro Minute! → Kap. „Aerobe Pulsfrequenzzone nach der Altersformel"!

„Bei untrainierten älteren Menschen erfolgt auch ein Rückgang des Herzschlagvolumens, d.h. derjenigen Blutmenge, welche pro Herzschlag vom Herzen ausgeworfen werden kann. In experimentellen Untersuchungen konnten wir jedoch nachweisen, dass es sich hier nicht um einen durch das Altern bedingten Vorgang handelt, sondern durch einen durch Bewegungsmangel gesteuerten. Körperliches Training ließ schon nach kurzer Zeit bei den älteren Personen dieselbe Größenordnung des Schlagvolumens erreichen, wie sie in Bezug auf die jeweilige Herzgröße bei jüngeren Menschen üblich ist." (HOLLMANN)

Speziell auf Herzpatienten bezogen, bestätigte eine Studie Leipziger Kardiologen an 100 Probanden (deren Herzkranzgefäße bereits zu 75% verengt waren!) die wohltuende Wirkung moderaten Ausdauertrainings[2] anstelle einer Behandlung mit der üblichen Apparatemedizin. Bei 50 Probanden wurden die Engstellen durch Ballondilatation geweitet und mit eingeführten Stents offengehalten, während den anderen Probanden lediglich ein täglich 20minütiges Fahrrad-Ergometer-Training mit bis zu 70% ihrer Belastungsgrenze verschrieben wurde.

Die Bilanz nach einem Jahr: Von den Radlern waren 88 Prozent ohne klinische Ereignisse (etwa Herzkatheter-Untersuchung wegen erneuter Beschwerden oder gar Myokardinfarkt) geblieben – bei den Stents-Patienten traf das nur auf 70 Prozent zu. Etlichen von ihnen mussten

---

[2] In diesem Zusammenhang sei auf die *Arteriogenese*, dem Entstehen eines natürlichen Bypasses nach einem Gefäßverschluss (Stenose) hingewiesen, bei der sehr kleine Blutgefäße (Arteriolen) zu sehr viel größeren Blutgefäßen (Arterien) wachsen (proliferieren).

noch mehr Stents eingesetzt werden und überdies lagen sie viel häufiger mit Schmerzen in der Brust im Krankenhaus. (sinngemäß nach BLECH)

Körperkreislauf

Der Körperkreislauf beginnt mit der großen Körper-Schlagader (Aorta), durch die sauerstoffreiches *arterielles* Blut aus der linken Herzkammer kontinuierlich über immer kleiner werdende Arterien und Arteriolen zu den Kapillaren in jeden „Winkel" unseres Körpers gelangt. Durch die hauchdünnen Wände der Kapillaren können Sauerstoff sowie weitere lebenswichtige Substanzen aus dem Blut ins Gewebe übertreten und die Körperzellen versorgen.

Andererseits werden Stoffwechselschlacken (insbesondere Kohlendioxyd) und Sekrete an den Blutstrom abgegeben. – Das nunmehr für die Ernährung der Körperzellen unbrauchbar gewordene *venöse* Blut wird der rechten Herzhälfte zugeleitet, nachdem es die Kapillaren passierte und von den Venen (die sich ihrerseits zu immer größeren Gefäßen vereinigen) gesammelt in die obere bzw. untere Hohlvene fließt, um wiederum zum Herzen zu gelangen, wodurch der Körperkreislauf seinen Abschluss findet.

Von der rechten Herzkammer gelangt kohlensäurereiches *venöses* Blut im Lungenkreislauf zu den Lungenbläschen (Alveolen), die von zahlreichen Kapillaren umgarnt sind. Durch die zarten Wände der Alveolen wird Kohlendioxyd aus dem Blut abgegeben und stattdessen Sauerstoff aufgenommen. Das jetzt *arterielle* Blut gelangt wieder in die linke Herzhälfte. Damit ist der Lungenkreislauf beendet, der Umlauf des Blutes durch die beiden hintereinander geschalteten Kreisläufe kann erneut beginnen. Jeweils ein Umlauf des Blutes, so schätzt man, dauert etwa 30 bis 40 Sekunden.

Der Energiebedarf des Herzmuskels ist sehr hoch, zu seiner Selbstversorgung wird fünf bis zehn Prozent der ausgeworfenen Blutmenge verwandt. Täglich strömen etwa 520 Liter durch die Herzkranzgefäße,

die sich ähnlich dem Körperkreislauf bis zu kleinsten Kapillaren ver-
ästeln, von denen jeweils eine Kapillare eine Herzmuskelfaser versorgt.

Pfortaderkreislauf

Eine wichtige Funktion im Stoffwechsel erfüllt der Pfortaderkreislauf. Durch diesen „Nebenzweig" schickt der Körperkreislaufe etwa
10% des Blutes, das angereichert mit Nahrungsbestandteilen aus Magen und Darm sowie Abbauprodukten der Milz und Hormonen der
Bauchspeicheldrüse zur Leber gelangt. – Die Pfortader vereinigt sich
mit der *Leberarterie*, um mit ihr an der Leberpforte in die Leber zu
gelangen. Auf diesem Weg wird die Leber zu etwa 25% mit sauerstoffreichem Blut der Leberarterie und zu etwa 75% mit dem Blut der
Pfortader versorgt. Verzweigt zu wiederum unzähligen Kapillaren,
den *Lebersinusoiden*, ermöglicht dies die Einflussnahme der Leber auf
den Glukose-, Fett- und Eiweißstoffwechsel. Erst jetzt, nach Durch-
fließen der Leberläppchen, vereinigen sich die Kapillaren zu den Le-
bervenen, die nun direkt in die untere Hohlvene münden, durch die
das venöse Blut in den rechten Herzvorhof gelangt.

Als Beispiel sei der Einfluss der Leber auf den Glukosestoffwechsel
genannt: Die vom Darmblut aufgenommene Glukose („Einfachzu-
cker") wird kontrolliert an den Körper weitergegeben, ein zeitweiliger
Überschuss aber als Glykogen („Vielfachzucker") gespeichert. Bei erhöhtem Energiebedarf oder bei Hunger wird dieser Speicherstoff wieder zu Glukose abgebaut. Dabei beeinflusst die Leber (gesteuert durch
Hormone wie Insulin und dessen Gegenspieler, das Glukagon) den
Blutzuckerspiegel und kann ihn, unabhängig von der Nahrungszufuhr,
konstant halten.

→ Kap. „Wie funktioniert der Stoffwechsel"

Gefäßsystem

Das Gefäßsystem umfasst die für das Kreislaufsystem benannten
Blutgefäße, die besonders bei Bewegungsmangel, falscher Ernährung,

Nikotinkonsum sowie unbewältigtem Stress zu lebensbedrohlichen Veränderungen neigen.

Was zu beachten wäre: Im Laufe des Lebens verringert sich die Funktionstüchtigkeit unseres Gefäßsystems: Ablagerungen an den Gefäßwänden machen es undurchlässiger und die Schlagadern verlieren an Elastizität. Wird den *arteriosklerotischen* Veränderungen nicht Einhalt geboten, kommt es zu Durchblutungsstörungen, in deren Folge unterversorgtes Gewebe abstirbt; das führt schlimmstenfalls zum Organversagen – z.B. Herzinfarkt oder Schlaganfall.

Übrigens: Selbst die „altersbedingten" Schwächen unserer Sinne (Sehen, Hören, Riechen, Schmecken, Tasten) sowie Erektionsstörungen beim Manne könnten weitgehend verhindert werden, wenn eine ausreichende Durchblutung der entsprechenden Organe gewährleistet ist!

Arteriosklerose

Arteriosklerose tritt für gewöhnlich in der zweiten Lebenshälfte auf und ist besonders in den hochzivilisierten Ländern eine der Haupttodesursachen. Risikofaktoren sind: Diabetes Typ II, erhöhte *Blutfett- und Cholesterinwerte* sowie *Bluthochdruck*. Begünstigt wird die auch als „Arterienverkalkung" bezeichnete Arteriosklerose zudem durch Nikotin- „Genuss", *Bewegungsmangel*, unbewältigten psychischen und physischen *Stress*, Veränderung in der Blutgerinnung bis hin zu Infektionen. Sind die Arterien des Gehirns betroffen, kann dies Persönlichkeitsveränderungen sowie Demenz und schließlich Gehirnerweichung (Paralyse) zur Folge haben.

Die Entwicklung der Arteriosklerose ist ein außerordentlich vielschichtiger Prozess, der im engen Zusammenhang steht: Mit der Fließeigenschaft des Blutes, dem Erbgut und den Lebensumständen.

Infolge mikrofeiner Entzündungsprozesse im Gefäßsystem kann es zur Ansammlung fettreicher Zellen in der Innenauskleidung (Intima, Media) der Arterien kommen. Dies führt zur Arteriosklerose, wenn sich daraus so genannte Schaumzellen bilden, in denen sich immer mehr LDL-Cholesterin an den Gefäßwänden ablagert. Parallel dazu verringert sich die Funktionsfähigkeit der Gefäßmuskulatur (glattes, vegetativ gesteuertes Muskelgewebe), deren Aufgabe darin besteht, durch Weit- oder Engstellung der Arterien und Arteriolen die Blutzirkulation in dem von ihnen versorgten Gewebe zu regulieren. Weitere Ablagerungen von Stoffwechselendprodukten in den Arterien begünstigen solche entzündungsähnlichen Vorgänge. All das mindert die Elastizität der Blutgefäßwand, bei gleichzeitiger Verengung des Blut-Passageraumes (*Erhöhung des Blutdrucks*) sowie der Bildung von Plaques. Letztere engen als hügelartige Hindernisse an der Gefäß-Innenwand den Blutfluss weiter ein und können bei außergewöhnlicher Beanspruchung der Gefäßwand einreißen, was zu Blutungen und dadurch zur Bildung von Blutgerinnsel führt, die als „Pfropfen" die Arterie verstopfen, wodurch das von ihnen versorgte Gewebe nicht mehr durchblutet wird, abstirbt und es zum Infarkt (*Herzinfarkt, Schlaganfall*) kommen kann.

Durch den eben beschriebenen Vorgang des Plaque-Risses entstehen etwa 80% der Herzinfarkte, der Rest ist auf eine sich allmählich verengende Gefäßweite zurückzuführen. – Unter Ruhebedingungen macht sich eine zu 60 bis 70% verschlossene Gefäßweite noch nicht bemerkbar, begrenzt aber deutlich die Ausdauer-Leistungsfähigkeit (z.B. Atemlosigkeit beim Treppensteigen), ist die Gefäßweite mehr als 80% eingeschränkt, offenbart sich dies bereits bei geringen körperlichen Aktivitäten und bei 90%tiger Verengung wird dies bereits in Körperruhe empfunden.

Die gute Nachricht: Die Entwicklung arteriosklerotischer Plaques bzw. die vermehrte Bildung von Schaumzellen ist unter gegebenen Umständen *reversibel* (umkehrbar). Dieser Effekt wurde bei einer Reihe von Patienten (u.a. bei 70zigjährigen Männern) beobachtet, die mit einem regelmäßigen Ausdauertraining begannen. Dabei wurde die „Fettverbrennung" aktiviert und der Cholesterinspiegel sank signifikant; das Verhältnis vom „schlechten" LDL verschob sich deutlich zu Gunsten des „guten" HDL. – Welches man als „gutes" HDL bezeichnet, weil es bis zu 4 der an der Gefäßwand angeklebten LDL-Partikel aus den peripheren Geweben zurück zur Leber transportiert, von der es mit der Galle ausgeschieden wird.

Blutdruck

Umgangssprachlich verstehen wir unter *Blutdruck* den Druck des Blutes in den Arterien des Körperkreislaufes. Im Durchschnitt liegen seine Messwerte bei der *Systole* (Auswurfphase des Herzens) zwischen 100 und 130 mmHg und bei der *Diastole* (Füllphase des Herzens) zwischen 60 und 85 mmHg. – Der Unterschied zwischen systolischem und diastolischem Wert wird als *Blutdruckamplitude* bezeichnet.

Unserem Gefäßsystem, das – wie bereits beschrieben – über den Blutstrom alle Organe und Körperzellen zu einem funktionellen Ganzen verbindet, indem es Nährstoffe, Sauerstoff u.a. zuführt und gleichzeitig Stoffwechselabbauproduckte abtransportiert, stehen für diese Aufgabe nur etwa fünfeinhalb Liter Blut zur Verfügung. Dieses „Quäntchen" Blut würde im umfangreichen Geflecht aus Arterien, Kapillaren und Venen versickern, hätte unser Gefäßsystem nicht die Fähigkeit, lokale Unterschiede in der Intensität der Durchblutung herbeizuführen, ohne dabei den Blutdruck wesentlich zu verändern. (*Für das bedarfsgerechte Funktionieren von Herztätigkeit und Gefäßmuskulatur sorgen mehrere komplizierte Mechanismen, die den Blutstrom nach Bedarf drosseln oder verstärken.*)

Zum Beispiel unterscheidet man Arterien vom elastischen und vom muskulären Typ. Dem elastischen Gewebe gehören die größeren Arterien an, die die Pulswelle nach dem Prinzip elastischer „Ausgleichsgefäße" auffangen und das Blut als kontinuierlich fließenden Strom bis in die kleineren Arteriolen weiterleiten. Letztere regulieren mit ihren muskulären Wänden (glattes Muskelgewebe) als „Kontrollventile" den Blutstrom, weil sie über die Fähigkeit verfügen, sich aktiv zu erweitern, wenn das von ihnen versorgte Organ arbeitet und darum mehr Blut benötigt, oder sich zu verengen, um das Blut für andere Organe freizustellen.

Ein wichtiger Botenstoff zur Regelung des Blutflusses ist Stickstoffmonoxid (NO). Die Endothelzellen[3] der Arteriolen geben bei Bedarf
Stickstoffmonoxid an deren Gefäßmuskulatur ab. Daraufhin „er-
schlafft" diese und die Arteriolen weiten sich; es kommt zu einem gesteigerten Blutfluss in dem von ihnen versorgten Gewebe.

Aus dieser Sicht unterteilt sich der Körperkreislauf in funktionell gesteuerte „lokale Kreisläufe", die je nach Bedarf mehr oder weniger intensiv versorgt werden können. So wird z.B. nach der Nahrungsaufnahme der Verdauungsapparat vorrangig versorgt, andere Organsysteme dementsprechend gedrosselt; dies ist ein triftiger Grund, unmittelbar vor dem Training keine größere Mahlzeit einzunehmen!

Was zu beachten wäre: Altersbedingt (nicht zuletzt beschleunigt
durch unzureichenden Gebrauch) verringert sich die Flexibilität der
Arterien. Das betrifft vor allem die Aorta, deren besondere Funktion
darin besteht, den kräftigen Blutausstoß der linken Herzkammer abzuschwächen und in einen zunehmend kontinuierlichen Blutstrom zu
überführen. Je nach Elastizität dehnt sich die Aorta in ihrem ersten
Abschnitt, wobei sie zeitweilig etwa die Hälfte des Schlagvolumens
aufnimmt, bevor – während der Erschlaffungsperiode der Herz-Kam-
mer-Muskulatur – die gedehnten elastischen Elemente der Aortawand
weiter auf die Blutsäule drücken und damit auch in dieser Phase einen
bestmöglichen Blutdruck gewährleisten, der das Blut weitertranspor-
tiert: *Das schubweise vom Herzen ausgeworfene Blut wird in einen
zunehmend kontinuierlichen Blutstrom überführt.*
Eine elastische Aorta entlastet also wesentlich die Arbeit des Herzens, das bei jeder Systole prinzipiell nur eine „Zusatzbeschleuni-
gung" zu leisten hat, um das kontinuierliche Fließen des Blutes zu gewährleisten. Deshalb wird ein Elastizitätsverlust der Gefäßwände, wie

---

[3] Als „Beschichtung" der Gefäßwände reguliert das Endothel nicht nur den
Spannungszustand (Tonus) der Gefäßmuskulatur, sondern beeinflusst auch
die Fließfähigkeit des Blutes (u.a. Blutstillung im Sinne lokaler Wundhei-
lung), aktiviert bei Entzündungen die Immunabwehr und ist an der Sprossung
neuer Blutgefäße beteiligt.

wir ihn unter anderem im höheren Alter bei der Arteriosklerose beobachten können, stets mit einer zunehmenden Herzarbeit und Herz-
belastung verbunden sein.

In diesem Zusammenhang sei auf den Einfluss von *unbewältigtem*
psychischen Stress hingewiesen, in dessen Folge sich der Gefäßwiderstand nicht so verringert, wie es normalerweise nach physischer Belastung geschieht. – Der „unnötigerweise" über längere Zeit erhöhte
Gefäßwiderstand und die damit verbundene stressbedingte Herzbelas-
tung kann das Entstehen degenerativer Herz-Kreis-Lauf Erkrankungen begünstigen! → Kap. „Runner's High" (Endorphine, Stressabbau)

Eine „starre, unelastische" Aorta beeinträchtigt also die Funktionstüchtigkeit des Gefäßsystems, arteriosklerotisch verengte Arterien
„bremsen" zusätzlich den Blutfluss und verkümmerte Regelmechanismen der Arteriolen erschweren die funktionsangepasste „Zuteilung"
der jeweils benötigten Blutmenge. Wenn langjährige körperliche Inaktivität dann noch dazu führte, dass sich in wenig beanspruchtem
Körpergewebe die Verzweigungsvielfalt der Kapillaren zurückgebildet hat („Wipfeldürre des Kapillarsystems"), dann sind Durchblutungsstörungen sowie ein zu hoher Blutdruck vorprogrammiert.

Die gute Nachricht: Durch körperliche Aktivität, insbesondere Ausdauertraining, lässt sich der Blutdruck senken; das macht in Ruhe zwar
nur 5 bis 10 mmHg aus, bei körperlicher Aktivität ist dieser Effekt
jedoch deutlich höher!

Außerdem kann sich die Anzahl der Kapillaren durch gezieltes Ausdauertraining auf das 30- bis 50fache steigern; infolgedessen verbessert sich die Durchblutung der versorgten Organe um das 15- bis 20fa-
che.

In einer Studie der Universität Leipzig konnte an Menschen mit
Herzmuskelschwäche nachgewiesen werden, dass arteriosklerotische
Gefäßwandveränderungen rückbildungsfähig sind, wenn die „*Selbstheilungskräfte*" des Organismus durch gezieltes körperliches Training aktiviert werden. Körperliche Anstrengungen verlangen nach einem verstärkten Blutfluss, der – wie vordem beschrieben – über die

Bildung von Stickstoffmonoxid (NO) die entsprechenden Gefäße weitet und somit eine bessere Durchblutung ermöglicht.

Fazit dieser Studie: „*Durch Sport kann man die beginnende Verkalkung der Gefäße umkehren!*"

Zudem normalisiert körperliche Aktivität nicht nur die biochemischen Kreisläufe, sondern lässt in Organen und Geweben neue Zellen heranwachsen! Die Leipziger Wissenschaftler ließen Männer mit „Raucherbein" (im Anfangsstadium) täglich auf einem Laufband trainieren. Obwohl viele von ihnen bereits nach 50 bis 200 Metern aufgeben mussten, konnte nach vier Wochen festgestellt werden, dass sich die Zahl zirkulierender *Stammzellen* verdreifacht hatte.

Bewegung könnte eine „*körpereigene Stammzellentherapie*" sein, die beschädigte Gefäße von innen repariert bzw. zur Bildung neuer Gefäße führt. (sinngemäß nach BLECH)

Fließeigenschaft des Blutes

Im Zusammenhang mit dem Blutdruck sei auch die Fließeigenschaft des Blutes erwähnt, die nachhaltig durch den Flüssigkeitshaushalt des Körpers beeinflusst wird. Der Blutdruck, der in der Aorta und den großen Arterien noch ca. 100 mmHg beträgt, fällt – infolge der Gefäßverzweigung – in den Arteriolen auf ca. 40 mmHg und beträgt in den Kapillaren nur noch ca. 25 mmHg. Dem entspricht auch die Fließgeschwindigkeit des Blutes, das in den Arterien noch mit ca. 500 mm pro Sekunde aber in den Kapillaren nur noch mit ca. 0,5 mm pro Sekunde strömt.

Erst dieses langsame Fließen in den Kapillaren ermöglicht dem Blut den bestmöglichen Austausch von Nähr- und Abfallstoffen mit den Geweben. Vor allem die länger dauernden Muskelaktivitäten (*aerobe Muskelarbeit*) verlangen einen gesteigerten Durchfluss der mit Sauerstoff beladenen roter Blutkörperchen (Erythrozyten). Diese Blutkörperchen sind wesentlich größer als die lichte Weite der meisten Kapillaren, darum müssen sie sich extrem verformen, um „eine nach der anderen" die Kapillaren zu passieren. In diesem Zusammenhang ist die Viskosität (der flüssige Zustand) des Blutes von erheblicher Bedeutung, besonders dann, wenn wir uns im Ausdauertraining bei hoher Herz-Kreislauf-Belastung „schaffen".

Weil wir beim Training ins Schwitzen kommen, also mehr oder weniger Körperflüssigkeit verlieren, seien nachstehend einige Bemerkungen zum Erhalt eines optimalen Flüssigkeitsmilieus eingefügt.

Flüssigkeitsmilieu und Dehydratation

Zu etwa zwei Drittel unseres Körpergewichts bestehen wir aus Wasser: Unser Gehirn zu 75%, die Leber zu 71%, die Muskulatur zu 70% und die Haut zu 58%, selbst im Skelett und Fettgewebe sind noch über 20% Wasser. Wasser ist dabei Baustoff und Lösungsmittel, dient der physikalischen Erregungsleitung, ist an chemischen Reaktionen beteiligt und hilft die Körpertemperatur konstant zu halten. Ein erwachsener 70 kg schwerer Mann besteht aus rund 42 Liter Wasser, von denen er unter normalen Umständen täglich 1,5 Liter durch Urinieren, Schwitzen und die Feuchte der Atemluft verliert.

Körperliche Anstrengungen sowie der Aufenthalt in heißer Umgebung können seinen Wasserverlust bis auf 1,5 Liter pro Stunde erhöhen, dies vor allem durch Schwitzen, um die Körpertemperatur zu regulieren: Der Schweiß verdunstet und die dabei entstehende „Verdunstungskälte" gelangt über das unter der Haut zirkulierende Blut in den Körperkreislauf.

Unsere Nieren tragen wesentlich zur Konstanz dieses Flüssigkeitsmilieus bei. Pausenlos waschen sie unser Blut, jeden Tropfen nahezu sechzig Mal innerhalb 24 Stunden. Mit ihren über eine Million Mini-Kläranlagen, den Nephronen, entziehen sie dem Blut den Primärharn (etwa 180 Liter pro Tag). Lebenswichtige Stoffe wie z.B. Natrium, Kalium und Phosphat sowie der größte Teil des Wassers (bis zu 99%) werden dabei aus dem Primärharn herausgefiltert und abermals an den Blutkreislauf zurückgegeben, wodurch das Flüssigkeitsmilieu des Organismus in seinen funktionellen Grenzen bleibt.

Besteht beispielsweise die Gefahr, durch schweißtreibende Tätigkeit zu viel Körperflüssigkeit zu verlieren, dann veranlasst die Hirnanhangsdrüse die Nieren, mehr Wasser aus dem Primärharn an den Blutkreislauf zurückzugeben. Die nun kleinere Menge Urin enthält dann eine höhere Konzentration auszuscheidender „Entsorgungsprodukte", zu erkennen an der intensiveren Färbung des Urins von sattem Gelb bis Rostrot, letzteres signalisiert einen ungewöhnlich hohen Flüssigkeitsverlust. Maßvolles Trinken – als Ausgleich für diesen Flüssigkeitsverlust – kann den Nieren zu einer für sie normalen Urinkonsistenz verhelfen, das senkt die Konzentration an „Entsorgungsprodukten" und hilft uns, Nierensteinbildung oder Entzündungen zu vermeiden: *Im Normalfall ist der Urin hell bis klar.*

Durstforscher messen die Abweichung vom Normalen in Prozenten: Verliert z.B. ein 70 kg schwerer Mann 1,5 Liter, ob als Wasserverlust eines Tages oder einer Stunde schweißtreibender Tätigkeit, macht das rund 2 Prozent seines Körpergewichts aus: Notfalls könnte sein Organismus zeitweilig ein Flüssigkeitsdefizit von bis zu 5 Prozent ohne ernsthaftere Folgen verkraften.

Allerdings steigt bei einem Flüssigkeitsdefizit von 2 Prozent bereits die Körpertemperatur, bei 5 Prozent (die wir uns keinesfalls zumuten sollten!) sinkt die Leistungsfähigkeit drastisch, *der Sauerstofftransport ist gestört und der Blutdruck sowie die Herzfrequenz gefährlich erhöht.*

Üblicherweise ermuntert unser Durstgefühl, das sich bereits bei einem Defizit von 0,8 Prozent (ca. ein halber Liter Flüssigkeitsverlust) meldet, rechtzeitig zum Trinken. Auf dieses Anzeichen unseres Organismus, der normalerweise einen Spielraum von etwa 0,22 Prozent Flüssigkeitsdifferenz pro Körpergewicht toleriert, sollten wir achten, vorbeugend lieber etwas mehr Flüssigkeit aufnehmen und es unseren Nieren überlassen, mit dem Zuviel die Abfälle des Stoffwechsels zu entsorgen!

In diesem Zusammenhang sei auf einen gefährlichen Flüssigkeitsverlust hingewiesen, der als *Dehydratation* nicht nur für Ausdauersportler zum gefürchteten Begriff für die „Austrocknung" des Organismus wurde. Im fortgeschrittenen Alter sollten wir ohnehin eine Dehydratation vermeiden, weil Flüssigkeitsmangel die Viskosität des Blutes und damit seine Fließeigenschaft verringert, wodurch der Blutkreislauf mit gesundheitsgefährdenden Folgen beeinträchtigt wird.

Als Richtlinie gilt: Bei den von uns bevorzugten moderaten Trainingsbelastungen, verlieren wir pro Stunde 0,5 bis 1 Liter Schweiß, bei Temperaturen unter 15°C etwas weniger, über 15°C umso mehr.

Übrigens: Wer es bisher gewöhnt war, besonders unter den Achseln, in der Leistengegend oder an Händen und Füßen zu schwitzen, der aktiviert bei intensiveren Belastungen auch jene Schweißdrüsen, die sonst nur verhalten „transpirieren". Im „Notfall" intensiv schwitzen zu können, sollte nicht als Zeichen körperlicher Schwäche, sondern als Ausdruck guter Fitness verstanden werden, denn – daran sei nochmals erinnert – verdunstender Schweiß kühlt den erhitzten Körper!

Die Annahme, man könne lediglich durch Schwitzen (z.B. in der Sauna oder bei hohen Außentemperaturen) abnehmen, ist natürlich falsch; nur Schwitzen als Folge aktiver körperlicher Betätigung weist auf einen erhöhten Energieverbrauch hin!

Wärmeregulation, Elektrolyt- und Wasserhaushalt

Besonders im Ausdauersport ist zu beachten, dass Schweißverlust, der mehr als 2-4% des Körpergewichts ausmacht und Wärmestau das Leistungsvermögen beeinträchtigt.

Beim *Wärmestau* kommt es zu einer Blutumverteilung aus der belasteten Skelettmuskulatur in die Haut (Ableitung der Wärme des Körperinneren). Das führt dazu, dass das Herzminutenvolumen bis zu 15% beansprucht wird, dementsprechend verringert sich die Sauerstoffversorgung der zurzeit aktiven Skelettmuskulatur!

„*Wasserverluste* von mehr als 2% des Körpergewichts beeinflussen zudem das Blutvolumen: Es kommt – wie bereits beschrieben – durch „Bluteindickung" zu Kreislaufproblemen, wodurch die Arbeit des Herzens erschwert wird!

Der *Elektrolytverlust* (Kalium, Kalzium, Magnesium) beeinträchtigt die Kontraktionsfähigkeit der Skelettmuskulatur. – Keinesfalls vergessen sei der beim Schwitzen übliche Salzverlust: Pro Liter Schweiß verlieren wir etwa ein Gramm Salz (Natriumchlorid)!

Bei gutem Trainingszustand verfügen wir über eine gewisse Funktionsbreite in Hinblick auf die Wärmeregulation und dem Ausgleich des Wasserverlusts. Diese *Toleranzbreite* sollten wir im Rahmen des Möglichen trainieren, damit sie uns im normalen Alltag, beispielsweise in Hitzeperioden, vor zu hoher Kreislaufbelastung sowie einem „Hitzschlag" bewahrt.

Hitzestress

An heißen Tagen ist Vorsicht geboten, jede intensive Bewegung erzeugt Wärme; wir sollten auf Kühlung achten und für Flüssigkeitsnachschub sorgen:

✓ Bereits Stunden vor dem Training füllen wir – unterteilt in kleineren Portionen – unser Flüssigkeitsdepot auf: Bewährt haben sich Fruchtsäfte, Mineralwasser, Gemüsesäfte, Früchtetee; zu meiden wären Kaffee oder Alkohol!

✓ Bei längerem Training (über eine Stunde) sorgt ab und zu ein kleinerer Schluck (Mineralwasser, Fruchtsaftschorle o.a.) für Nachschub.

✓ Überhitzung vermeiden wir, wenn wir möglichst im Schatten (Wald, Parkanlagen bzw. klimatisierten Räumen) trainieren oder die kühleren Tageszeiten für unsere schweißtreibenden Aktivitäten bevorzugen (früher Morgen, später Abend).

✓ Luftige, helle Kleidung, Schirmmütze und Sonnenbrille schützen uns vor übermäßiger Belastung durch UV-Strahlen.

✓ Weil der Wärmeabtransport (Kreislauf, Schwitzen) spürbar mehr Energie erfordert, also zusätzlich den Puls beschleunigt, gilt es die Belastungsintensität zu drosseln!

Hinweise für ambitionierte Ausdauersportler

Wer als *ambitionierter Ausdauersportler* sein Training *sehr intensiv* betreibt, sollte nicht nur bei länger währender Belastung unter schweißtreibenden Bedingungen (Hitze, hohe Luftfeuchtigkeit, Höhentraining) sondern auch unter Kältebedingungen für einen regelmäßigen Flüssigkeitsnachschub sorgen.

Kälte stumpft das natürliche Durstgefühl ab, wir verspüren bei Niedrigtemperaturen weniger Durst, obwohl wir – besonders in einer zu warmen Bekleidung – erheblich schwitzen und außerdem einen beträchtlichen Flüssigkeitsverlust, der beim Atmen entsteht, kompensieren müssen: Beim Atmen erwärmt und befeuchtet der erhitzte Körper die eingeatmete kalte und trockene Luft, sodass beim Ausatmen viel Flüssigkeit verloren geht, was wir am deutlich sichtbaren Hauch erkennen; ein ähnlicher Effekt ist übrigens auch beim Höhentraining im Sommer festzustellen!

In regelmäßigen Abständen sollten darum kleinere Mengen einer Flüssigkeit aufgenommen werden, die der Darm relativ schnell resorbieren kann. Pro Stunde können dies 0,6 bis 0,8 Liter sein, wobei zu beachten wäre: Je höher die Belastungsintensität, umso schwieriger wird die Flüssigkeitsaufnahme durch den Darm!

Diesen Flüssigkeitsverlust aber durch ein Zuviel an *purem* Wasser auszugleichen, geriet – so widersinnig das klingen mag – einigen Marathonläufern zum Verhängnis: Nach der Zielankunft erlitten sie eine „Wasserintoxikation[4]", weil sie während des Laufes mehr Wasser tranken, als es ihr Verdauungstrakt, der während der hohen Belastung

---

[4] Auch als „Wasservergiftung" für ein Ungleichgewicht von *Salzen* und *Flüssigkeit* im Körper bezeichnet. Symptome sind: *Schwindel, Übelkeit* und *Erbrechen*.

weniger durchblutete wurde, resorbieren konnte. Unmittelbar nach der Belastung überschwemmte dieses Zuviel an purem Wasser den Blutkreislauf und brachte den Natriumhaushalt völlig aus dem Gleichgewicht.

In der → *Homöostase* unseres Organismus spielt das Verhältnis von Flüssigkeit und gelösten Stoffen eine entscheidende Rolle für den osmotischen Druck und die Funktion der Körperzellen. Darum empfiehlt es sich, während körperlicher Belastung so genannte „Iso"-Getränke zu bevorzugen, die in kleineren Portionen zugeführt, besser vom Darm resorbiert werden und zugleich ausgeschwitzte Elektrolyte[5] ersetzen.

Bei der Resorption von Flüssigkeit aus dem Darm in das Blut ist der osmotische Druck entscheidend:

✓ Hat die Flüssigkeit die gleiche Konzentration wie das Blut, bezeichnet man sie als *isoton*: Ein isotonisches Getränk sollte die gleiche Konzentration an Mineralstoffen (Elektrolyte) wie das menschliche Blut aufweisen,

✓ höher konzentrierte Flüssigkeiten heißen *hyperton* und

✓ schwächer konzentrierte *hypoton*.

Hypotone Getränke können während einer Belastung schnell resorbiert werden, sie entsprechen etwa dem Schweiß, den sie ersetzen sollen.

Isotone oder gar hypertone Getränke vermögen dies nicht, ihre zu hohe Konzentration an gelösten Teilchen entzieht – bei der Resorption durch die Darmwand – dem Blut sogar jene Flüssigkeit, die für die Osmose notwendig ist; darum sind isotone oder hypertone Sportgetränke während stark schweißtreibender Belastung ungeeignet. Erst in der Regenerationsphase können isotone oder hypertone Getränke den Flüssigkeits- sowie den Substratverlust des Schwitzens ersetzen!

---

[5] [5] Die wichtigsten Ionen biologischer Elektrolyte sind: Natrium, Kalium, Calcium, Magnesium, Chlorid, Phosphat und Hydrogencarbonat.

Übrigens: Scheint es nicht zweckmäßig zu sein, noch kurz vor einer sportlichen Belastung stark kohlenhydratreiche Getränke aufzunehmen, in deren Folge eine verstärkte Insulinausschüttung den Blutzuckerspiegel senkt. Denn dieser sinkt ohnehin durch den großen Energieverbrauch der anschließenden Belastung noch weiter ab; im genannten Beispiel sinkt der Blutzuckerspiegel so rapide, dass es zur Unterzuckerung (Hypoglykämie) kommt, die uns momentan „kraftlos" macht.

Stoffwechsel

Unser Stoffwechsel – ein Urzeitmodell!

In der Frühzeit menschlicher Entwicklung beschafften sich unsere Vorfahren Nahrung, indem sie Beutetiere erlegten und essbare Früchte, Samen oder Wurzeln sammelten. Es hing vom Jagdglück der Männer und vom Sammelergebnis der Frauen ab, ob die Familie ihren Nahrungsbedarf decken und bestenfalls noch Überschüssiges als Körperfett speichern konnte, um in Hungerzeiten eine Überlebenschance zu haben. Dieser sporadische Wechsel zwischen ausreichendem, überschüssigem oder mangelhaftem Nahrungsangebot erforderte einen darauf eingestellten Stoffwechsel, der unseren Vorfahren das Überleben sicherte.

Ausgerechnet diese für den Menschen der Frühzeit überlebenswichtige Speicherfunktion macht uns heutzutage zu schaffen!

Wie funktioniert unser Stoffwechsel?

Mehr denn je wissen wir heute, wie unser Stoffwechsel funktioniert: Er wandelt alle durch die Verdauung aufgenommen Nahrungsbausteine in körpereigene Substanzen, führt diese im Sinne des Bau-,

Energie- und Funktionsstoffwechsels den Körperzellen zu oder speichert sie als Reserve. Eine Schlüsselrolle übernimmt dabei das Insulin[6] (Hormon „des Nahrungsüberflusses"), das im Zusammenspiel mit Glukagon[7] (Hormon „des Nahrungsmangels") für einen relativ ausgeglichenen Stoffwechsel sorgt. Ausgeglichen, weil diese Hormone je nach Bedarf von der Bauchspeicheldrüse ausgeschüttet werden.

Erst das Insulin öffnet der Glukose (Kohlenhydrat), den Aminosäuren (Protein) und den Triglyceriden (Fett) den Einlass in die Körperzellen. Steigt z.B. der Blutzuckerspiegel wegen eines Überangebots von Glukose an, wird vermehrt Insulin ausgeschüttet, um eine Hyperglykämie (Überzuckerung) zu vermeiden. – Aber selbst einem Zuviel an Insulin gelingt es nicht, ausschließlich die Muskulatur und die Leber für die vorübergehende Speicherung eines *Überangebots an Glukose* in Form von Glykogen zu „überzeugen"; aufnahmebereiter sind lediglich die Fettzellen, die uns, solange es ihnen möglich ist, vor der Zuckerkrankheit (Diabetes Typ II) bewahren, weil sie die in Fett gewandelte Glukose speichern.

Aber irgendwann, insbesondere bei bereits bestehendem Übergewicht bzw. Adipositas, sind auch die Fettzellen und damit die Kapazität des Insulins überfordert: Es kommt zur *Insulinresistenz*, weil das fein abgestimmte Gleichgewicht von der Energiezufuhr im Verhältnis zum Energieverbrauch oder der Energiebevorratung aus der Balance gerät, indem die Körperzellen immer weniger auf das Insulin reagieren; das führt letztendlich zum Diabetes Typ II.

Um die sich daraus ergebenden Probleme, wie Müdigkeit, Impotenz, Inkontinenz (ständiger Harndrang), nervöse Unruhe, beschleunigte Arterienverkalkung, Sehschwäche u.a. zu vermeiden, sollten wir um

---

[6] Insulin hat als Hormon „des Nahrungsüberflusses" eine Transport- und Steuerfunktion, indem es die Aufnahme des Blutzuckers (Glucose) in die Körperzellen sowie die Glykogen- und Fettspeicherung ermöglicht.

[7] Glukagon ist in seiner Wirkung auf den Glucose-, Protein- und Fettsäurestoffwechsel der „Gegenspieler des Insulins.

eine ausgeglichene Energiebilanz bemüht sein und darüber hinaus, einen zu hohen Blutdruck vermeiden.

Eine ausgewogene Ernährung sowie energiezehrende Aktivitäten wären der Schlüssel zum Erfolg!

Energiebilanz

In der Ernährungslehre versteht man unter Energiebilanz das Verhältnis zwischen Energiezufuhr und Energieverbrauch (*Gesamtumsatz*). – Wird mehr Energie zugeführt als verbraucht, dann ist die Bilanz positiv. Wird dagegen weniger Energie zugeführt als verbraucht, so ist die Bilanz negativ.

Unser täglicher *Gesamtumsatz* ergibt sich aus dem *Leistungsumsatz* plus *Grundumsatz*:

Der *Leistungsumsatz* bezieht sich auf die Energiemenge, die wir bei täglichen Aktivitäten verausgaben. Bei Schwerstarbeit erhöht sich der Energieumsatz etwa auf das 3-fache, beim Ausdauersport sogar bis auf das 15-fache des Grundumsatzes: Beispielsweise kann bereits ein mäßig trainierter Athlet beim Laufen auf einen Energiebedarf von ca. 1 kcal pro 1 kg Körpergewicht bei 1 km zurückgelegter Laufstrecke kommen, das entspricht ca. 600 kcal/h. (Zum Vergleich: Sein Grundumsatz liegt bei ca. 70 kcal/h.)

Der *Grundumsatz* ist diejenige Energiemenge, die unser Körper bei völliger Ruhe benötigt, um seine Organfunktionen sicherzustellen. Bei einer Person von 70 kg Gewicht beträgt der Grundumsatz beim Manne ca.1700 kcal/24 h und bei einer Frau ca.1500 kcal/24 h. Daran beteiligt: Muskulatur und Leber mit etwa 26%, Gehirn mit 18%, Herz mit 9%, Nieren mit 7%.

Die Energiebilanz hat also einen wesentlichen Einfluss auf die Entwicklung des Körpergewichts: Wie bereits erwähnt, speichern wir ein Zuviel an Kalorien als Körperfett, egal ob die Kalorien in Form von

Fett, Kohlenhydrat oder Protein aufgenommen werden. Wollen wir stattdessen eine Gewichtsreduktion erreichen, dann sollten wir uns um eine negative Energiebilanz bemühen. – Denn der Körper greift seine Reserven nur an, wenn der Verbrauch über die Energie hinausgeht, die durch die Ernährung aufgenommene wurde.

Unser Tipp: Außer einer Ernährungsumstellung zur Senkung der *Kalorien-Aufnahme* erweist sich deren *Verbrauch* durch sportliche Aktivitäten als wirksamstes Mittel. Das hat zudem den Vorteil, dass es die unbeabsichtigte Reaktion umgeht, die bei einer verringerten Energiezufuhr den Energieverbrauch mit den negativen Folgen herabsetzt, die beim Jo-Jo-Effekt auftreten → Kap. „Jo-Jo-Effekt"

Übergewicht, Adipositas

Wohl denen, die über ein unverfälschtes oder vernunftgesteuertes Hungergefühl verfügen, das bei einer sich anbahnenden Erkältung nach vitaminreicher Kost giert, infolge anstrengender Muskelbelastung nach gesteigerter Proteinzufuhr verlangt und nach Ausdauerbelastung bzw. konzentrierter intellektueller Tätigkeit den erhöhten Bedarf an Kohlenhydraten meldet oder bei der Nahrungsaufnahme auf das von den Fettzellen ausgeschüttete Hormon *Leptin* mit „Gesättigt sein" reagiert.

Bedauerlicherweise geht uns angesichts eines reichlichen und verführerischen Nahrungsangebots das Gespür für die bedarfsgerechte Zufuhr an „Nahrungsbausteinen" verloren und damit ein wesentliches Moment, mit dem wir die entsprechenden homöostatischen → (*Homöostase*) Funktionsabläufe unseres Organismus gesundheitsfördernd unterstützen könnten. Kein Wunder, dass uns falsche Ernährung krank und übergewichtig macht, denn gemäß dem „Energiesparmechanismus", den wir von unseren prähistorischen Vorfahren übernahmen, können sich unsere Fettzellen bis zum 200fachen ihrer Größe mit Fett füllen; dies mit dem daraus erwachsenden Nachteil, es „ungern" wieder herzugeben.

Übrigens: Beim Übergewichtigen kreist das mit der Nahrung aufge-
nommene Fett bis zu 48 Stunden im Blut, stets auf der Suche nach
„hungrigen" Fettzellen. — *Letztendlich lagert sich nicht benötigtes*
LDL-Cholesterin[8] *zwischen Intima (innere Gefäßwandschicht) und*
Media (mittlere Gefäßwandschicht) der Arterien dauerhaft ab; das Ri-
siko, an Arteriosklerose zu erkranken, ist vorprogrammiert!

→ Kap. „Arteriosklerose"

Nach COOPER benötigten guttrainierte Versuchspersonen nur vier
Stunden, um das Nahrungsfett von 0,71 Liter verspeister Sahne aus
dem Blutstrom auszuscheiden, Untrainierte brauchten dafür rund 10
Stunden. Das spricht für den gut funktionierenden Stoffwechsel eines
Trainierten, der weniger Gefahr läuft, seine Blutgefäße mit „Fettreser-
ven" zu verstopfen!

Fettanteil – normal oder riskant?

Jeder Mensch hat(te) sein individuelles „Sollgewicht", bei manchen
ist das über einen mehr oder weniger langen Zeitraum gleich geblieben, bei anderen nur noch eine *Erinnerung an aktivere Zeiten.* Dieses
„Sollgewicht" bzw. persönliches „Gleich-Gewicht" hat u.a. etwas mit
der Zahl der Fettzellen zu tun, deren Anzahl genetisch bestimmt oder
Folge frühkindlicher Fütterungserlebnisse ist.

Unser normaler Fettanteil sollte im Alter von 20 Jahren bei Männern
18% und bei Frauen 25% betragen. Mit den Jahren steigt der Fettanteil
an, während die Magermasse (vorzugsweise die Muskulatur) abnimmt. Wir merken das zumeist nicht, weil unser Körpergewicht sich
durch diesen Austausch (ab dem 30zigsten Lebensjahr wird jährlich
ca. 1% Muskelmasse durch Fetteinlagerung ersetzt) kaum verändert.

---

[8] *Normalerweise* transportiert LDL das vom Körper gebildete Cholesterin
bedarfsgerecht von der Leber zu den Geweben (Cholesterin ist Bestandteil
von Zellmembranen und wird als Vorstufe von Gallensäure und Steroidhor-
monen benötigt).

Welcher Körperfettanteil ist gesund?			
exzellent	gesund	erhöhtes Risiko	stark erhöhtes Risiko
Alter (Jahre) Frauen	Körperfettanteil (%, Mittelwerte)		
20–39	19,9	22,9	26,0	30,6
40–59	24,9	28,2	31,7	35,3
> 60	27,3	30,9	34,2	38,0
Männer	Körperfettanteil(%, Mittelwerte)		
20–39	13,7	17,1	20,6	24,6
40–59	18,7	22,0	25,2	27,8
> 60	20,3	23,5	26,7	29,8
Das sagt die Medizin:	Hier ist alles bestens!	Normales Gewicht alles o.k.	Sie haben starkes	Sie haben sehr starkes Übergewicht!

Nochmals sei betont: Ein zu hoher Körperfettanteil gilt als Eintrittspforte für Adipositas, ein Zustand, der unbestritten als *Wegbereiter* für Krankheiten wie Diabetes Typ II, Bluthochdruck, Arthrose und Herzleiden identifiziert wurde.

Insbesondere das „innere Fett" (Fett im Bauchraum) beeinflusst nachteilig den Fett- und Kohlenhydratstoffwechsel. Kritisch wird es beim Bauchumfang von über 88 cm bei Frauen sowie über 102 cm bei Männern! Denn das „innere Bauchfett" hat eine andere Zusammensetzung als das Fett an Po, Hüften und Oberschenkeln. Seine Fettzellen sind aktiver als die des Unterhautfettgewebes, da sie sich tendenziell schneller entleeren (Fettsäure-Mobilisierung) und die Blutbahnen mit Fettsäure überschwemmen. – Je größer der Bauchumfang, desto höher der „Quelldruck", der zum verstärkten „Fettüberlauf in die Gefäße" führt. – Sollte sich für dieses Fett kein Abnehmer finden, dann vagabundiert es für längere Zeit in den Blut-bahnen; letzten Endes führt das über einen gestörten Cholesterinstoffwechsel zu Ablagerungen in den Arterien →Kap. „Arteriosklerose"!

In diesem Zusammenhang weist Prof. Uhlenbruck darauf hin, dass im Fettgewebe gespeicherte Umweltgifte krebserregend sein können. Fettgewebe an Bauch, Hüfte etc. aber auch im Gehirn kann fettlösliche Umweltgifte wie Pestizide, Herbizide, Fluorchlorkohlenwasser-stoffe, DDT, Formaldehyd sowie das Holzschutzmittel „Lindan" speichern, die wir mit tierischem Fett oder im Kontakt mit chemischen Lösungs-mitteln aufnehmen. – Je größer der Anteil an Fettgewebe ist, umso mehr Gifte kann es einlagern! Auch aus diesem Grunde sollten wir um schnellstmögliche Beseitigung dieser *Gift-Deponie* bemüht sein, damit sie uns nicht lebenslang begleitet und Schaden anrichtet!

Das Wissen um diese Problematik sollte aber nicht zu extremen, ohne ärztliche Aufsicht durchgeführte Diäten verleiten, bedeuten diese doch oft ein größeres Gesundheitsrisiko als unbehandeltes leichtes Übergewicht!

Einschränkend gilt: Mollige Aktive sind oft besser dran als *schlanke Inaktive*, weil nicht allein ein „vertretbares" Übergewicht, sondern vor allem der Bewegungsmangel zum entscheidenden Risikofaktor für die Gesundheit wird. – Nicht nur Jürgen Steinacker von der Sektion Sport- und Rehabilitationsmedizin in Ulm vertritt die Ansicht, Diabetes Typ II sei wahrscheinlich zu 90% eine Bewegungsmangel-Krankheit, der durch körperliches Training begegnet werden kann.

Eine naheliegende Erklärung wäre, dass durch dieses Training der Insulinresistenz[9] begegnet wird, denn offenbar gewinnen die Körper-zellen durch Bewegungstraining ihre Insulin-Aufnahmefähigkeit zu-

---

[9] Unter Insulinresistenz versteht man das verminderte Ansprechen der Kör-perzellen auf das Insulin; das betrifft insbesondere die Muskulatur, die Leber und das Fettgewebe.

rück: Die Zellen erhöhen den Anteil der außenliegenden Insulinrezeptoren, sodass das körpereigene Insulin die Zellmembran wieder passieren kann. *Sehr aktive Mollige* profitieren offenbar von diesem Effekt.

Jo-Jo-Effekt

Diätfetischisten kennen den „Jo-Jo-Effekt", diese unerwünscht schnelle Gewichtszunahme nach dem Ende einer Diät. Bei wiederholten Diäten erleben sie, wie sich ihr Gewicht ähnlich einem Jo-Jo auf und ab bewegt, mit dem Ergebnis, am Ende „gewichtiger" zu sein, als zu Beginn der Diättortour.

Sie rechnen zum einen nicht mit dem „evolutionsbedingten Reagieren" ihres Körpers, der bei radikaler Kalorien-Unterversorgung auf „Sparflamme" schaltet, um sein Überleben bzw. sein individuelles „Gleich-Gewicht" zu sichern.

Zum anderen wird anstelle von Fett auch Muskelgewebe (täglich etwa 50 bis 70 Gramm) abgebaut. – Weil es sich dabei um Gewebe handelt, das unaufhörlich (auch in Ruhe) Energie verbraucht, sinkt bei einer Reduktion von Muskelgewebe[10] der Grundumsatz um bis zu 50%!

Beide Effekte, die Umstellung des Stoffwechsels auf „Sparflamme" und das „reduzierte Muskelgewebe", sind die Ursache für eine schnelle Gewichtszunahme, wenn am Ende der Diät die gewohnte Ernährungsweise wieder aufgenommen wird. Denn die willkürliche Diät hat die normale Funktion des Stoffwechsels, nämlich *das relative Gleichgewicht zwischen Körpergewicht und Nahrungsaufnahme einzuhalten*, gestört. Der Körper „erinnert" sich an Zeiten diätbedingter Nahrungseinschränkung und versucht dem zukünftig zu begegnen, indem er noch mehr Reserven als zuvor anlegt, sobald ihm dies möglich ist.

---

[10] Brisant ist, dass dabei auch der Herzmuskel betroffen sein kann!

Fazit: Ungewollt hat sich die Funktion des Stoffwechsels mit der Tendenz zur weiteren Speicherung von Depotfett verändert!

In einer Studie erhielt eine Vergleichsgruppe von Freiwilligen zeitweise nur die Hälfte der Nahrungsmittel, die der Kontrollgruppe zugebilligt wurden. Erst nach einigen Monaten bekam die Vergleichsgruppe die gleiche Nahrungsmenge wie die Kontrollgruppe. Wie zu erwarten, wurde das „abgehungerte" Gewicht nicht nur relativ schnell wieder aufgeholt, sondern sogar übertroffen!

Wie bereits angedeutet, lässt sich über körperliche Aktivität, insbesondere durch Sport, der tägliche Kalorienbedarf steigern, d.h. auf natürliche Weise überflüssiges Gewicht reduzieren. Dies besonders effektiv, wenn während eines 30- bis 90min. Ausdauertrainings der Energieumsatz bis auf das 15fache des Grundumsatzes steigt und in der „Nachbrennphase" noch über Stunden weiter erhöht bleibt; zudem unterstützt vom trainingsbedingten Muskelzuwachs, der den *Grundumsatz* sogar dauerhaft anhebt.

Wer abnehmen will, bemühe sich zudem um eine negative Energiebilanz. Dies nicht rasant durch Hungern oder Fasten, sondern stattdessen bei minimierter Nahrungszufuhr. Mit täglich nur etwa 500 kcal *weniger* lässt sich *nachhaltiger* abnehmen! Wir hindern die Fettzellen daran, sich nach schnellem Entleeren wieder rasch zu füllen (Jo-Jo-Effekt); außerdem vertrauen wir auf die *Körperintelligenz*, die unsere „*biologische Funktionstoleranz*" auf sich allmählich leerende Fettzellen „einstellt".

Übrigens: Das „bequemere" Fettabsaugen hat nur einen kosmetischen Effekt, wobei das besonders gefährliche „innere Bauchfett" als „weiter tickende Zeitbombe" unangetastet bleibt.

Fettverbrennung beim Sport

Die gute Nachricht: Körperlich und geistig Aktive verbrauchen einen Großteil der zugeführten Energie sowohl in der Aktiv- als auch in der Regenerationsphase. Besonders Ausdauertraining in Verbindung mit einer kalorienreduzierten, ballaststoffreichen Vollwert-Nahrung führt zur Reduktion überflüssiger Fettdepots.

„Unter Fettverbrennung versteht man die Energie-Bereitstellung durch Oxidation von Fettsäuren im Körper. Diese werden zuvor durch Aufspaltung von Fett gewonnen.

Das Fett kann dabei sowohl aus der Nahrung als auch aus dem *körpereigenen Fettgewebe* stammen. Der Brennwert von reinem Fett entspricht 9 kcal/g. – *Fettgewebe* besteht nicht zu 100% aus Fett und erreicht einen Brennwert von etwa 7 kcal/g. Um ein Kilogramm Fettgewebe auf- oder abzubauen ist also eine Differenz zum Kalorienbedarf von 7000 kcal nötig.

Die Fettverbrennung ist dabei ein kontinuierlicher Vorgang, der im Körper ständig abläuft. Ihr Ausmaß hängt von dem Grad an körperlicher Betätigung und damit vom Energiebedarf ab.

Studien zufolge verringert eine kohlenhydratreiche Ernährung durch den höheren *Insulinausstoß* die Fettoxidation um bis zu 35 Prozent. Das kann noch sechs bis acht Stunden nach einer Mahlzeit der Fall sein." (JEUKENDRUP)

Einschränkend sei bemerkt, dass bei bevorzugter Aufnahme von „schwerverdaulichen", d.h. stärkehaltigen Nahrungsmitteln (Getreideprodukte, Kartoffel, Obst und Gemüse) der die Fettoxidation behindernde „*Insulinausstoß*" spärlicher bleibt.

Energieverbrauch beim Fitnesstraining (Näherungswert in kcal/h in Abhängigkeit von Körpergewicht und Belastungs-Intensität)

Körperübung	Tempo (km/h)	Körpergewicht(kg)				
		50	60	70	80	90
Spazieren	3	138	171	198	220	255
Wandern	5	300	360	420	474	540
Walking	6	222	270	318	360	408
Nordic Walking	6	350	425	501	565	641
Jogging	9	438	531	624	702	795
Dauerlauf	12	642	771	906	1024	1155
Radfahren	20	220	265	312	351	400
Schwimmen		300 bis 500				
Krafttraining		300 bis 600				
Aqua-Gymnastic		200 bis 400				
Low-Impact-Aerobic		300 bis 400				

(modifiziert nach Mader, Steffny, Hatje, Hottenrott u.a. Quellen)

Resümee: Vor allem moderates Ausdauertraining[11] steigert den Energieumsatz der Skelettmuskulatur auf das 30- bis 50-fache im Verhältnis zum alltäglichen Basisumsatz. Zugleich erhöht sich der Anteil

---

[11] Der Akzent liegt auf Varianten des Ausdauertrainings, welche die Muskulatur mit *Enzymen des Fettstoffwechsels*, einer *erhöhten Mitochondriendichte* sowie einer *verbesserten Durchblutung* ausstatten.

der Fettverbrennung, das Verhältnis von HDL zu LDL verbessert sich und die Tendenz zur Gefäßverengung (Arteriosklerose) nimmt ab.

Atemsystem

Unsere Lunge befindet sich im Brustkorb, der außen von den Rippen umschlossen und nach unten vom kuppelförmigen Zwerchfell begrenzt ist. Die nach vorn unten geneigten Rippen werden beim Einatmen von der äußeren Zwischenrippenmuskulatur angehoben, der Brustkorb (*Brustatmung*) weitet sich. Eine weitere Vergrößerung des Brustkorbvolumens ergibt sich durch die nach unten gerichtete Kontraktion des Zwerchfells (*Bauchatmung*). Beim Einatmen wird die Lunge durch den äußeren Luftdruck eng an die Brustkorbwand gedrückt, weitet und füllt sich mit sauerstoffreicher Luft. Nun kann der Gasaustausch der etwa 300 Millionen Lungenbläschen (Alveolen) mit den Lungenkapillaren erfolgen. Der mit der Atemluft zugeführte Sauerstoff diffundiert durch die dünne Membran der Lungenbläschen (Alveolen) in das Blut, das in Kapillaren an der Außenwand der Lungenbläschen vorbeifließt. – Gebunden an das Hämoglobin der roten Blutkörperchen, wird das jetzt sauerstoffreiche, hellrote Blut zu den Geweben und Zellen weitergeleitet und das kohlendi-oxidhaltige, dunkelrote Blut aus den Zellen und Geweben wieder der Lunge zugeführt.

Entspannen sich die Muskeln, die den Brustkorb erweitert haben, dann verkleinert sich der Brustraum; die durch den Gasaustausch kohlendioxidhaltigere Luft wird aus der Lunge gepresst. Beim bewusst tieferen Ausatmen kann die innere Zwischenrippenmuskulatur den Brustkorb aktiv verkleinern, hilfreich unterstützt von der Bauchmuskulatur, die kontrahierend den Bauchraum einengt und damit das entspannte Zwerchfell noch tiefer in den Brustraum drückt!

Bei einem normalen Atemzug werden von uns ca. 500 Kubikzentimeter (0,5 l) Luft ein- und ausgeatmet. Erst bei tieferem Atmen erschließen wir weitere ca. 3300 Kubikzentimeter (Ein- und Ausatmungsreservevolumen). Durch das zuvor beschriebene bewusst kräftige Ausatmen können wir nochmals ca. 1000 Kubikzentimeter (Ausatmungs-Reservevolumen) in den Atemzug einbeziehen und kommen insgesamt auf unsere Vitalkapazität; diese kann bei Ausdauersportlern ca. 4000 bis 6000 Kubikzentimeter betragen.

Übrigens: Nicht inbegriffen sind ca. 1200 Kubikzentimeter Restvolumen, das bei jedem Atemzug in der Luftröhre samt ihren Verzweigungen verbleibt. Tiefe Atemzüge (anstelle kurzatmigen Hechelns) tragen jedoch dazu bei, diese Restluftmenge intensiver aufzufrischen!

Bei der Bauchatmung kontrahiert das Zwerchfell und vergrößert den Brustraum auf Kosten des Bauchraums (Einatmung). Wenn sich das Zwerchfell wieder entspannt, verkleinert sich der Brustraum (Ausatmung). Die Bauchatmung wird unbewusst beim Sitzen oder Schlafen bevorzugt; sie verbraucht weniger Energie als die Brustatmung, senkt den Blutdruck, fördert den venösen Rückstrom des Blutes und wirkt durch die Massage der Eingeweide verdauungsfördernd.

Gesteuert wird die Atemtiefe und -geschwindigkeit von unserem Atemzentrum, dessen Sinneszellen die Kohlendioxidkonzentration im Blutplasma analysieren. Bei zu hohem Kohlendioxidgehalt regt das Atemzentrum die Atemmuskulatur zu stärkerer Aktivität an; vermindert wird deren Aktivität bei niedrigeren Kohlendioxidkonzentrationen.

Was zu beachten wäre: Altersbedingt nimmt die Elastizität und das Volumen des Brustkorbs ab, die Rippenbögen, die sich z.B. bei einem 36jährigen schon um 26 Grad neigten, senkten sich bei einem 72jährigen bereits um 35 Grad.

Messbar ist das Atemvolumen (*äußere Atmung*) am Spirometer: Von ca. 5000 Kubikzentimeter im jugendlichen Höchstleistungsalter bleiben uns bestenfalls noch ca. 3000 oder weniger!

Verzögern können wir diese Volumeneinbuße durch aktives Dehnen des Brustkorbs sowie bewusst tiefes Ein- und Ausatmen über eine gekräftigte Atemmuskulatur. Wenn erforderlich, sollten wir unsere Leibesfülle reduzieren, weil diese das Absenken des Zwerchfells in den Bauchraum erschwert und damit das Ausmaß der „Bauchatmung" einschränkt.

Bewegungsmangel bewirkt, dass die *innere Atmung* (das betrifft die Austauschfähigkeit und Austauschkapazität von Sauerstoff zu Kohlendioxid) immer mehr an Leistungsfähigkeit verliert! Denn eine kaum beanspruchte Muskulatur benötigt weniger Sauerstoff. Infolgedessen werden Bronchialwege und Lungenbläschen weniger „durchlüftet", liegen als ehemals funktionelle Austauschkapazität brach; außerdem wird die Lunge weniger durchblutet, wodurch der Gasaustausch in den Alveolen abnimmt.

Die gute Nachricht: Altersgemäßes Ausdauertraining (wie Wandern, Walken, Nordic Walken, Joggen, Radfahren, Skilanglauf und Schwimmen) sowie brustkorbweitende Kraft- und Gymnastikübungen bewirken jenen leistungssteigernden Impuls, der eine altersbedingte Einschränkung der Atemkapazität verzögert, bestenfalls sogar umkehrt:

✓ Die Lunge erneuert ihre Fähigkeit, mehr Luft aufzunehmen, weil der Brustkorb elastischer, das Zwerchfell und die Atemmuskulatur des Brustkorbs kräftiger, folglich die Vitalkapazität größer wird (*äußere Atmung*).

✓ Die Lungenbläschen werden besser belüftet, der Gasaustausch (Sauerstoff zu Kohlendioxyd) ist intensiver, weil die Zahl der roten Blutkörperchen zunimmt, um die tätigen Muskeln über das Herz-Kreislaufsystem mit mehr Sauerstoff zu versorgen. (*innere Atmung*).

Im Alter von 20 bis 30 Jahren verfügt ein Untrainierter über eine Sauerstoffaufnahmekapazität von etwa 3 l/min, die sich im Schnitt jährlich um 1 Prozent verringert: „Nicht jedoch bei gut trainierten Alterssportlern: So konnte bei 70-jährigen Radsportlern eine Kapazität von 3 l/min festgestellt werden – so viel wie bei untrainierten 30-Jährigen." (HATJE, EBMEYER)

Wer es genau wissen will: Die individuell *höchstmögliche Sauerstoffaufnahme* (VO$_2$max) ist messbar und gibt an, wie viel Milliliter Sauerstoff unser Körper im Zustand der Ausbelastung pro Minute verwertet (mlO$_2$/min); dies lässt Rückschlüsse auf unsere Ausdauerleistungsfähigkeit zu, die durch folgende Organfunktionen bestimmt wird:

✓ Zufuhr des Sauerstoffs aus der Luft über die *Atmungsorgane*

✓ Transport des Sauerstoffs im Blut über das *Herz-Kreislaufsystem*

✓ Nutzung des Sauerstoffs in den Zellen der tätigen *Muskulatur*

Die für den Test erforderliche Ausbelastung des Organismus erfolgt zumeist auf dem Laufband oder Fahrradergometer; zur Bestimmung der VO$_2$max wird dabei der Sauerstoffgehalt der ein- und ausgeatmeten Luft gemessen. → Kap. „Spiroergometrie"

Ozonbelastung (Sommersmog)

Besonders an sonnigen, heißen und windstillen Sommertage kommt es in den Mittagsstunden zur hohen *Ozonbelastung* von über 180 Mikrogramm pro Kubikmeter[12] Luft. Atmung und Leistungsfähigkeit sind dadurch stark beeinträchtigt, weil das Reizgas tief in die Atemwege eindringt und Entzündungen hervorrufen kann. Entsprechend der Ozonkonzentration und der Belastungsdauer sind gesundheitsbeeinträchtigende Folgen (wie Husten, Augenreizung, Kopfschmerzen und Lungenfunktionsstörungen) zu befürchten. Deshalb sollten wir an

---

[12] 180 Mikrogramm Ozon pro Kubikmeter Luft ist ab Juni 2010 der Grenzwert, bei dem die Bevölkerung über hohe Ozonbelastung informiert wird.

solchen Tagen unser Ausdauertraining möglichst *morgens* oder *abends* bei verminderter Trainingsbelastung absolvieren!

Immunsystem

Das Immunsystem ist ein komplexes Netzwerk aus verschiedenen Organen, Geweben, Zelltypen und Molekülen, mit dem wir uns gegen Krankheiten, Infektionen, der Ausbreitung von Krebserregern, „freien Radikalen", LDL-Cholesterin und dem „Biomüll" des Körpers zur Wehr setzen. Die Abwehr beruht u.a. auf der Funktion der weißen Blutkörperchen: Fresszellen (Makrophagen, Granulozyten) wandern ins Gewebe ein und machen fremde Stoffe und Zellen unschädlich, T-Lymphozyten töten fremde Zellen ab und B-Lymphozyten bilden im Blut kreisende Antikörper. Daneben gibt es zahlreiche Wechselwirkungen zwischen diesen Zellarten, die miteinander und mit anderen Körperzellen kommunizieren.

Was zu beachten wäre: Mit fortschreitendem Lebensalter nimmt die Wirksamkeit des Immunsystems ab. Das liegt unter anderem daran, dass sich die Bildung von B- und T-Lymphozyten[13] im Alter verringert. Außerdem sind die Abwehrzellen im Alter weniger aktiv, was zu einer weiteren Schwächung der Immunabwehr führt, einhergehend mit erhöhtem Infekt- und Krebsrisiko.

Die gute Nachricht: Wie alle bisher genannten Körperfunktionen ist auch das Immunsystem im Alter trainierbar, so kann z.B. die Anzahl der „Natürlichen Killerzellen" (NK -Zellen) im Alter zunehmen.

Natürliche Killerzellen gehören zur ersten Immunantwort bei der Abwehr von *Infektionen* und *Krebs*, weil sie infizierte Zellen vernichten können, ohne vorher mit dem Krankheitserreger selbst in Kontakt

---

[13] Mit Beginn der Geschlechtsreife verkleinert sich allmählich die Wachstumsdrüse (Thymus). Ein Prozess, der etwa zwischen dem 40. Und 50. Lebensjahr abgeschlossen ist. Das heißt, dass danach keine Reifung von T-Lymphozyten mehr möglich ist und wir auf den mehr oder weniger großen Bestand der in jungen Jahren gebildeten T-Lymphozyten angewiesen sind.

gewesen zu sein. An einem „Merkmal", dem (MHC-I-Komplex), das auf nahezu allen gesunden Körperzellen vorkommt, erkennen sie deren „körpereigene Identität"; ist die Identität der Körperzelle jedoch „verfälscht", weil sie durch Viren infiziert wurde oder sich in Umwandlung zu einer Tumorzelle befindet, dann werden die „Natürlichen Killerzellen" im Sinne der Immunreaktion aktiv.

Nachweisbar ist, dass „Natürliche Killerzellen" durch moderates sportliches Training verstärkt gebildet und aktiviert werden: Training belebt die uns aus Urzeiten überkommenen *Abwehrbereitschaft, bei Gefahr wegzulaufen oder uns zu verteidigen.* Infolgedessen kommt es in der aktivierten Muskulatur zum Gewebestress, der über Botenstoffe (Adrenalin, Cortisol u.a.) das Immunsystem in Bereitschaft versetzt und die Immunabwehr für den Körper sichert.

Nach Prof. Uhlenbruck wird die Bildung hochkompetenter Immunzellen (NK-Zellen) mit ihren mannigfaltigen Abwehrfunktionen zu einem willkommenen „Nebenprodukt" des sportlichen Trainings. Vornehmlich durch Ausdauertraining erreichen wir eine qualitative Verbesserung der Immunantwort auf Gewebestress mit *weniger* aber *hochkompetenten* Immunzellen. Diese zeichnen sich durch eine erhöhte Zahl von Bindungsstellen an der Zelloberfläche aus, mit denen sie Viren und Krankheitserreger, aber auch Tumorzellen effektiver binden und vernichten können, als dies einem Untrainierten möglich ist.

Ein Untrainierter reagiert auf eine Ausdauerbelastung (z.B. 45 min Laufen bzw. Walken) mit einer akut mobilisierten „Masse", d.h. einer um 100 bis 200% erhöhten Zahl an „Natürlichen Killerzellen", die jedoch – weil untrainiert – auf ihre Abwehrfunktion unzureichend vorbereitet sind.

Absolviert jedoch ein trainierter Ausdauersportler die gleiche Trainingseinheit, dann hat sich die Zahl seiner „Natürlichen Killerzellen" zwar nur um 50 bis 100% erhöht, aber die Bindungsstellen für Viren,

Krankheitserreger und Krebszellen an ihrer Oberfläche, d.h. die Qualität der „Natürlichen Killerzellen" ist – aufgrund seines Trainingszustandes – um das 4- bis 5fache größer. Ähnlich verhalten sich die Fresszellen (Makrophagen) sowie T- und B-Lymphozyten, die durch Sport ebenfalls aktiviert und stimuliert werden. Dadurch hat die Funktionstüchtigkeit unseres Immunsystems um 50% zugenommen!

Des Weiteren sei vermerkt, dass das Immunsystem Sporttreibender auch im Alter nur selten „verrückt" spielt, weil es sich deutlich weniger aggressiv gegen veränderte körpereigene Strukturen richtet (Autoimmunerkrankung): *Autoimmunerkrankung* steht in der Medizin als Oberbegriff für Krankheiten, deren Ursache eine überschießende Reaktion des Immunsystems gegen körpereigenes Gewebe ist. - Irrtümlicherweise erkennt das Immunsystem körpereigenes Gewebe als zu bekämpfenden Fremdkörper. Dadurch kommt es zu schweren Entzündungsreaktionen, die zu Schäden an den betroffenen Organen führen.

„Regelmäßiger moderater Ausdauersport senkt durch Stimulierung des Immunsystems das Risiko, an bestimmten Krebsarten zu erkranken erheblich und wird daher auch erfolgreich in der Krebsnachsorge eingesetzt. Dieser positive Effekt wird vor allem durch die Mobilisierung und Aktivierung von natürlichen Killerzellen hervorgerufen, die besonders wachsam auf entstehende Krebszellen reagieren.

Regelmäßiger Ausdauersport (3 mal 1 Stunde oder 4 mal 45 min pro Woche Laufen, Walken, Radfahren, Schwimmen o.a.) kann das Darmkrebsrisiko um die Hälfte, das Brustkrebsrisiko um 60% senken. Ähnliches gilt für das Risiko, an Prostatakrebs zu erkranken."
(UHLENBRUCK)

Der Akzent des die Immunabwehr stimulierenden sportlichen Trainings liegt auf moderat, denn ein zu intensives Training, das überhastete „Anrennen" gegen biologische Voraussetzungen, führt zu negativem Gewebestress und schwächt u.a. durch erhöhte Ausschüttung von Cortisol zeitweilig die Aktivität des Immunsystems. → Kap. „Übertraining" und „Ausdauertraining"

Der Stärkung des Immunsystems dienen außerdem:

✓ Weitere aktive Maßnahmen, wie das Abhärten, z.B. Sauna, Eisbäder, Kneipp-Kuren sowie der Aufenthalt im Freien zu jeder Jahreszeit.

✓ Eine ausgewogene Ernährung, die alle für den Organismus notwendigen Stoffe enthält, wozu neben Proteinen, Kohlenhydraten und Fetten auch Mineralstoffe (besonders Eisen und Zink), Vitamine (besonders A, C und E) und bioaktive Pflanzenstoffe sowie weitere Spurenelemente zählen.

✓ Die Einhaltung regenerationsfördernder Maßnahmen: Beispielsweise „Cool-down" nach intensiver körperlicher Aktivität, ausreichender Schlaf und Vermeiden von chronischem Stress. → Kap. „Übertraining" – In diesem Zusammenhang sei auf das „Open-Windows-Phänomen" hingewiesen: Unmittelbar nach einer *intensiven* sportlichen Belastung sind wir anfälliger für Infektionskrankheiten (grippale Infekte, Infektion der Harnwege und Durchfälle): Während unser Immunsystem bei der Belastung auf Hochtouren läuft (*und dadurch auch in seiner Funktionalität „trainiert" wird!*), fällt es unmittelbar nach dieser Belastungsphase abrupt bis unter sein Ausgangsniveau – Krankheitserregern wird kurzzeitig ein „Fenster zum Körper" geöffnet.

✓ Ausreichender Schlaf kann die Regeneration fördern. Außerdem sollte lang andauernder (chronischer) Stress vermieden bzw. aktiv abgebaut werden. → Kap. „Runner's High"

✓ Die aktive Impfung z.B. gegen Grippe, um die Immunkompetenz (Bildung von Antikörper und „Gedächtniszellen", die die Abwehrbereitschaft ermöglichen) zu sichern.

✓ Das Meiden von Drogen, Nikotin, übermäßigem Alkoholgenuss, Mangelernährung und der Aufnahme von Umweltgiften.

Nicht zu vergessen, eine optimistisch, lebensbejahende Grundeinstellung!

Freie Radikale

Neben äußeren Faktoren, wie Strahlungen, UV-Licht, Infektionen o.a. Umwelteinflüssen kann der aerobe Stoffwechsel, d.h. der Stoffwechsel in Verbindung mit Sauerstoff, das Entstehen der „freien Radikale"[14] begünstigen. – Letzteres brachte u.a. die Ausdauersportarten in Verruf, weil der mit ihnen verbundene hohe Sauerstoffverbrauch zu erhöhtem Gewebestress führt, d.h. vermehrt „freie Radikale" entstehen lässt. Diese, so vermutete man bei der Begründung der sogenannten „Abnutzungstheorie"[15], könnten im Organismus schädigende Reaktionen auslösen. – Als „bewährtes" Mittel gegen das schnellere Altern infolge der „freien Radikale" wurden sogenannte „Antioxidantien" wie Vitamin C, A und E empfohlen, deren Wirksamkeit als *alleiniges* „Gegenmittel" mittlerweile sehr umstritten ist.

Nach Prof. Ristow wird der körpereigene Abwehrprozess gegen „Freie Radikale" sogar durch die Einnahme von „Antioxidantien" behindert. Denn inzwischen wissen wir, dass unser Organismus durchaus in der Lage ist, sich der „schädigenden" Einflüsse der „freien Radikale" zu erwehren. Ausgerechnet das moderate Ausdauertraining lässt die biochemischen Gegner der „freien Radikale" erstarken. Es aktiviert Enzyme und Hormone, die die Natur speziell gegen die „freien Radikale" entwickelt hat.

Ergo: Umso höher unsere aerobe Ausdauerfähigkeit, desto mehr schützende Enzyme und Hormone enthalten Blut und Muskelzellen, umso wirksamer sind die Immunreaktionen unseres Körpers.

Beispiel: Nach einer Studie an der Universität Leipzig erhöhte sich bei Probanden mit Herzmuskelschwäche nach 6 Monaten täglichen

---

[14] Nach der Theorie der „freien Radikale" entstehen diese als Folge fehlerhafter oxidativer Stoffwechselprozesse.

[15] Die „Abnutzungstheorie" versucht den körperlichen Funktionsverlust beim „passiven" Altern u.a. anhand einer übermäßigen Bildung „freier Radikale" zu erklären.

Trainings (Radfahren und Walken auf Kardiogeräten) die Aktivität so-
genannter Radikalenfängerenzyme. Diese Enzyme vernichten „freie
Radikale", die den Herzmuskel schädigen.

*Schlussfolgerung: Durch moderates Ausdauertraining kann ein
Herzpatient seine Krankheit direkt auf molekularer Ebene bekämpfen.*

Passiver Bewegungsapparat

Längere Inaktivität mindert die Knochenstabilität und die Funktionstüchtigkeit der Gelenke: Es kommt zum Knochenschwund (Osteoporose), die Gelenkkapsel schrumpft und die Produktion der Gelenkschmiere ist eingeschränkt. Letztere, die Synovialflüssigkeit, mindert
die Reibung zwischen den Gelenkflächen und ernährt den Gelenkknorpel, damit dieser gut versorgt der Gelenkreibung widersteht und
zudem wie ein „Stoßdämpfer" wirkt.

Knochen

Als lebendes Gewebe erfahren die Knochen im Verlaufe des Lebens
erstaunliche Umgestaltungen, um ihre vielfältigen Aufgaben wahrnehmen zu können. Nach dem Prinzip, „Funktionelle Stabilität durch
Leichtbau", erfüllen sie ihre Schutz-, Stütz- und Hebelfunktion im
Rahmen des Bewegungsapparates. Außerdem dienen sie dem Körper
als Kalzium- und Phosphatspeicher und sind an der Blutbildung[16] beteiligt.

Das Knochengewebe besteht aus Knochenzellen, der Interzellu-
larsubstanz (Knochengrundsubstanz und kollagenen Fibrillen) sowie
verschiedenen Salzen, die für Festigkeit und Härte des Knochens sorgen. Wichtigste Salze sind unter anderem Kalziumphosphat, Magne-
siumphosphat und Kalziumkarbonat. Hat ein Knochen auf Grund von

---

[16] Gemeint ist die Hämatopoese: Bildung von Erythrozyten (rote Blutkörperchen), Thrombozyten (Blutplättchen, die u.a. der Blutgerinnung dienen) und
Leukozyten (Abwehr von Krankheitserregern sowie körperfremden Strukturen) aus blutzellbildenden Stammzellen im roten Knochenmark.

Vitaminmangel oder hormonellen Störungen eine zu geringe Kalkbildung, dann wird er biegsam (Rachitis). Nicht allein die Salze sorgen für die Festigkeit des Knochens, sondern auch die organischen Bestandteile, also die kollagenen Fibrillen. Sind davon zu wenig vorhanden, wird der Knochen brüchig, seine Elastizität lässt nach. Die Ernährung der Knochen übernimmt die Knochenhaut, die mit Blut- und Lymphgefäßen sowie mit Nervenfasern ausgestattet ist.

Was zu beachten wäre: „Wenn Sie älter als 40 Jahre sind, sollten Sie auf jeden Fall auf ausreichend Bewegung und körperliches Training achten: Denn ein bis eineinhalb Prozent Kalzium gehen nun jährlich durch einen natürlichen Abbauprozess verloren. Steigt dieser Prozess auf drei bis vier Prozent, entwickelt sich eine richtige Entkalkung, die Osteoporose, die Knochen brechen dann leicht. – Fraglich ist auf jeden Fall, ob allein Kalzium und Vitamin D den gewünschten Erfolg bringen." (MÜLLER-WOHLFAHRT)

Von der Osteoporose sind insbesondere Frauen in bzw. nach den Wechseljahren betroffen; ausgelöst wird diese Krankheit u.a. durch den Rückgang der schützenden Östrogene.

Normalerweise besteht bei den regelmäßigen Umbauprozessen in den Knochen ein funktionelles Gleichgewicht zwischen den aufbauenden im Verhältnis zu den abbauenden Prozessen. – Dieses Gleichgewicht ist bei der Osteoporose gestört, es kommt besonders in der Wirbelsäule, dem Becken, dem Brustkorb und im Oberschenkelhals zum Knochenschwund (fortschreitender Verlust im feinen Netzwerk der Knochenbälkchen, die im Inneren des Knochens seine Festigkeit bewirken). Erst wenn 30 bis 40% der Knochensubstanz verloren gingen, lässt sich die Osteoporose auf dem Röntgenbild erkennen; nur durch Knochendichtemessung in regelmäßigen zeitlichen Abständen ist eine Früherkennung möglich.

Individuell wahrnehmbare Anzeichen der Osteoporose sind z.B. leichte Rückenbeschwerden, die in unregelmäßigen Abständen immer wieder auftreten und zunehmend stärker werden. Es entsteht der typische „Osteoporose-Buckel" (Hyperkyphose: Verkrümmung der Wirbelsäule nach hinten) mit Verstärkung der Lenden- und Halslordose (Verkrümmung der Wirbelsäule nach vorne). Die Fähigkeit, den Oberkörper seitwärts zu neigen, ist eingeschränkt; insgesamt verlieren wir an Körpergröße.

Im schlimmsten Falle kann es zu schwer heilbaren Knochenbrüchen, Schenkelhalsbrüchen und Wirbelsäulenschäden (z.B. osteoporotischer Wirbelbruch) kommen. *Beschleunigt bzw. verursacht wird die Krankheit nicht zuletzt durch Inaktivität!*

Nach einer skandinavischen Studie an ca. 10 000 über 65jährigen Frauen, die sich über einen Zeitraum von 5 Jahren wöchentlich zwei Stunden mit Kraft- und Koordinationstraining belasteten, hatten 36% vom ihnen weniger Hüftfrakturen als jene Seniorinnen, die nichts gegen den Knochenschwund unternahmen.

Denn bei einer Ruhigstellung des Bewegungsapparates verlieren wir innerhalb von 8 Wochen ca. 30% Muskelkraft und 4,5% der Knochenmasse. Weitere Studien in den USA und Skandinavien bestätigten, dass 3 Stunden körperliches Training pro Woche zu einem Wiederanstieg der Knochenmasse von 3 bis 4% pro Jahr führen kann.

Die gute Nachricht: Körperliche Aktivitäten, die den Knochen-Gelenkapparat *im rhythmischen Wechsel belasten und entlasten*, erhalten bis ins hohe Alter seine Fähigkeit, sich funktionell und strukturell anzupassen:

✓ Dafür weniger geeignet sind Schwimmen, Aquagymnastik und ähnliche Bewegungsformen, die vornehmlich zu empfehlen sind, wenn es darum geht, einen krankhaft geschädigten Knochen-Gelenkapparat schonend zu belasten oder sogar mehr oder weniger zu entlasten.

✓ Zweckmäßiger sind Wandern (speziell Bergwandern), Walken und vor allem Laufen (Joggen), Treppensteigen, Gymnastik, Pilates, Low-Impact-Aerobic und weitere Bewegungsformen, die einen kontinuierlichen Belastungs- und Entlastungswechsel besonders für die Wirbelsäule und die unteren Extremitäten bewirken.

✓ Weiterführend oder als Ausgleich für weniger knochenstabilisierende körperliche Aktivitäten wären zusätzliche Anpassungsreize durch gezieltes[17] *Krafttraining*, das den passiven Bewegungsapparat mit stärkeren Zug- und Druckspannungen konfrontiert.

Übrigens: Täglich mindestens 20 Minuten Aufenthalt im Freien sichert in der Haut die Synthese des für die Knochenbildung wichtigen Vitamins D, außerdem ist eine bedarfsgerechte Aufnahme von Kalzium und Magnesium ratsam. Zu empfehlen ist der Verzehr von Seefisch, Hülsenfrüchten, Milchprodukten, frischen Kräutern und kalziumreichen Mineralwassers. Meiden sollten wir „Kalzium-Räuber" wie Wurst, Fleisch, Süßigkeiten, Limonade, Koffein, Alkohol und zu viel Kochsalz.

Gelenke

Gelenke sind die beweglichen Verbindungen von Knochen zu Knochen, ihre Berührungsfläche ist gemäß der Gelenkfunktion geformt und mit Knorpel überzogen. Das Ganze wird von einer Gelenkkapsel umgeben, die ausgekleidet mit einer Schleimhaut unter anderem die Synovialflüssigkeit („Gelenkschmiere") produziert.

„Wer rastet, der rostet!", das trifft insbesondere für die Gelenke zu. Gemeint ist weniger die „Gliedersteife" nach Ruhephasen (Aufstehen am Morgen, längerem Sitzen o.a.), die nach einigen aktivierenden Bewegungen verschwindet, sondern der über längere Zeit unzureichende Gebrauch der Gelenke. Betroffen ist besonders der Gelenkknorpel, der

---

[17] Sinnvoll eingesetztes Krafttraining ermöglicht eine systematische Knochenstabilisierung z.B. für die Wirbelsäule (Wirbelkörper), die Extremitäten (Oberschenkel, Oberarme, Handwurzelknochen) sowie für weitere vom Arzt diagnostizierte „Schwachstellen" Ihres Skeletts.

nur bei Bewegungsreizen (Wechsel von Belastung und Entlastung) die für seine Ernährung wichtige Synovialflüssigkeit aufnehmen kann, die seine Gleitschicht mit „Schmiere" und sein Inneres mit Flüssigkeit versorgt und damit seine Gleitfähigkeit und Elastizität gewährleistet.

„Werden Gelenk und Kapsel bewegt, gelangen Sauerstoff und Nährsubstanzen in das Innere der Kapsel und in die Gelenkflüssigkeit. Der ständige Wechsel von Anspannung und Entspannung des Gefäßsystems hält den Nährstofftransport in Gang. Auch hierfür ist also körperliche Aktivität überaus wichtig. Kommt es dagegen (…) zu längerer Untätigkeit, verlieren die Gewebe des Gelenks stark an Vitalität. Nach nur vier Wochen sind sie nur noch mit einem Fünftel ihrer früheren Stärke belastbar. Schrumpft die Kapsel, schränkt das die Beweglichkeit des Gelenks weiter ein." (MÜLLER-WOHL-FAHRT)

Beim Fitnesstraining wäre zu beachten: Erst nach einem gründlichen Warm-up bzw. speziellem Einarbeiten, mit dem wir die Gelenke vorsichtig aktivieren, können wir uns ohne größeres Risiko optimal belasten.

Beispielsweise befinden wir uns in guter Gesellschaft mit versierten Läufern, wenn wir beim Joggen nicht sofort flott loslaufen, sondern uns zu Beginn des Laufes 5 - 10 Minuten gönnen, innerhalb der wir uns gemächlich „einjoggeln", ehe wir über einen betont lockeren „Zuckeltrab" das eigentliche Lauftempo erreichen. → Kap. „Warm-up" bzw. „Spezielles Einarbeiten"

Nicht nur für das Krafttraining gilt: Jedes Gelenk bleibt nur so belastbar und funktionstüchtig wie die Muskulatur, die es umgibt. Beispielsweise ist das physiologisch ausgeglichene Verhältnis von Beugern und Streckern, die auf ein Gelenk einwirken, für den Erhalt und die Funktionsfähigkeit des jeweiligen Gelenkes bzw. der Wirbelsäule von großer Bedeutung, denn *muskuläre Dysbalancen* sowie einseitige Beanspruchung fördern den Gelenkverschleiß. → Kap. „Muskuläre Dysbalancen"

Wie wir im Kap. „Krafttraining" erfahren, ist eine vielseitige und harmonische Kräftigung der Muskulatur die beste Voraussetzung für die Funktions- und Leistungsfähigkeit der Gelenke und darüber hinaus für den gesamten Bewegungsapparat.

Gefürchtet ist die *Arthrose*: Im Anfangsstadium äußert sich diese in der Rückbildung des Knorpels, einer fortschreitenden Degeneration des Gelenks sowie einer kleiner werdenden Gleitfläche. Letztendlich verschleißen die Gelenkknochen. Wir spüren dies als quälenden Gelenkschmerz und als lokale Empfindlichkeit der Knochen. Die Beweglichkeit des Gelenks ist stark eingeschränkt.

Arthritis ist eine entzündliche Gelenkserkrankung; im Sinne einer Autoimmunerkrankung (→ Kap. „Immunsystem") befallen Antikörper den Knorpel und lösen Entzündungen und Gelenkschmerzen aus.

Im Gegensatz zu anderen Organsystemen können Gelenke nach Abschluss der Wachstumsphase strukturell nicht mehr verändert, aber zumindest funktionell erhalten werden; darum sei nochmals hervorgehoben:

✓ Regelmäßiges Bewegen aktiviert die Gelenkschmiere und sichert eine ausreichende Knorpeldichte.

✓ Zudem wirken Bänder, Sehnen und Muskeln, die wir durch Training kräftigen, wie eine das Gelenk stabilisierende „Manschette", die Verletzungen und Fehlbelastungen verhindert und eine funktionsgerechte Beweglichkeit ermöglicht.

✓ Nicht zu vergessen sei das physiologisch bestmögliche Gelenks-„Spiel", das wir bei jeder Bewegungsausführung, der Handhabung eines Sportgeräts, der Auswahl von Laufschuhen u.a. beachten sollten. → Hinweise dazu finden Sie bei den von uns beschriebenen *Sportarten* bzw. *Körperübungen*!

Wirbelsäule

Die *Wirbelsäule* hat als feste, in sich jedoch sehr bewegliche Stütze des Rumpfes die Aufgabe, die gesamte Last der oberen Körperhälfte auf den Beckengürtel zu übertragen; dies fällt ihr umso leichter, weil sie durch das Kreuzbein am Aufbau desselben beteiligt ist.

Auf Grund dieser anatomischen Verhältnisse, nach denen die Wirbelsäule allen Bewegungen des Beckens gegenüber den unteren Gliedmaßen folgen muss, befindet sie sich in einem ständigen, labilen Gleichgewicht, das durch kurze und lange, in den Furchen rechts und links der Dornfortsatzlinie gelegene Muskelzüge (*„tiefe Rückenstrecker"*) sowie durch die auf der Vorderseite des Rumpfes liegende *Hals-, Rippen-, Bauch-, und Lendenmuskulatur* aufrechterhalten wird.

Die ganze Wirbelsäule ist also dem Spiel und Gegenspiel der genannten Muskelgruppen unterworfen, welche die Wirbelsäule (vergleichbar einem Mast auf einem Segelboot) am Beckengürtel „vertäuen". Nur mit dem funktionellen Unterschied, dass bei einer auch noch so einfach anmutenden Bewegung des Rumpfes, die ja mit der Verkürzung einiger Muskeln verbunden ist, andere Muskelzüge gelockert bzw. verlängert werden müssen. Es erfolgt demnach eine fortwährende Nachregulierung, um die Wirbelsäule immer wieder in ihre neue Stellung zu bringen und diese gleichzeitig zu sichern.

Bleiben wir bei dem Vergleich der „Muskelzüge" mit den Wanten, die einen Bootsmast fixieren, so liegt der Schluss nahe, dass die Stabilität des Mastes nicht mehr gewährleistet ist, wenn die Wanten an Festigkeit verlieren. Gleiches passiert mit unserer Wirbelsäule, wenn ihre „Halte- und Bewegungsmuskeln" an Funktionsfähigkeit einbüßen! – Weil Muskelschwäche eine typische Ursache für zunehmende Rückenbeschwerden im fortschreitenden Alter ist, gehen wir später, im Rahmen der praktischen Übungsanleitungen, ausführlich auf dieses Problem ein!

Vorerst nur soviel: Unter dem Gesichtspunkt, dass die Bauch-, Hüft- und tiefe Rückenmuskulatur als *„Halte- und zugleich Bewegungsmuskulatur"* die Wirbelsäule in der für uns Menschen charakteristischen Haltung fixiert aber auch Dreh- und Beugebewegungen unterstützt, ist für deren Funktionserhalt eine Kombination aus statischem und dynamischem Muskelkrafttraining angebracht, zumal diese Trainingsvariante eine bereits „altersschwache" Wirbelsäule weniger belastet, dafür aber, das sollte uns der Mühe wert sein, diese *alltagstauglich* fit hält. → Kap. „Krafttraining" bzw. „Pilates"

Bandscheiben

Erwähnenswert sind die *Bandscheiben*, die als elastische Puffer Stöße abfangen sowie die Beweglichkeit der Wirbelsäule ermöglichen. Im Laufe des Alters, beschleunigt durch unzureichende körperliche Aktivität, neigen die Bandscheiben zum Austrocknen. Ihre für die Federung bedeutsame wässrige Grundsubstanz geht allmählich verloren; dass macht die Bandscheiben unelastischer, schränkt sie in ihrer Funktion ein. Die dadurch entstehenden Rückenprobleme dürften bekannt sein. Es geht dabei aber nicht nur um bewegungseinschränkende und schmerzauslösende Symptome, sondern auch, *das sollte uns bewusst sein*, um die anormale Beeinflussung weiterer Organfunktionen. Beispielsweise können periphere Muskellähmungen, Gleichgewichtsstörungen, Stuhl- oder Harninkontinenz, funktionelle Herz- und Atembeschwerden u.a. durch vom Rückenmark abzweigende Spinalnerven[18] verursacht sein, die durch einen Bandscheibenvorfall, einen Wirbelbruch, einen verengten Spinalkanal o.ä. abgeklemmt oder bedrängt werden: Innerhalb der Wirbelsäule verbindet das **Rückenmark** als „*Leitungsapparat*" die höher gelegenen Abschnitte des Zentralnervensystems mit den weiter unten gelegenen „Schaltstellen". Das heißt, in anatomisch vorgegebenen Abschnitten der Wirbelsäule treten *Spinalnerven* aus und innervieren die ihnen zugeordneten Organe.

Zum Beispiel sind das im Bereich des 6. Halswirbels jene Spinalnerven, die die Schulter- und Nackenmuskulatur aktivieren (motorisch)

---

[18] Spinalnerven gehören zum *Peripheren Nervensystem*, sie entspringen dem *Rückenmark* und treten zwischen jeweils zwei Wirbeln aus.

und entsprechende (sensible) Rückmeldungen an das zentrale Nervensystem gewährleisten: Schmerzen oder ein taubes Gefühl in den Oberarmen bzw. sporadische Steife der Nackenmuskulatur könnten darauf hinweisen, dass die in diesem Bereich austretenden Spinalnerven „abgeklemmt" oder „bedrängt" werden.

Ein weiteres Beispiel: Früher oder später müssen wir Älteren uns damit abfinden, dass sich der Wirbelkanal zwischen dem 3. und 4. sowie 4. und 5. Lendenwirbelkörper verengt (Spinalkanalstenose): „*Ein Tribut den wir Miss Evolution zollen, die uns zwar den aufrechten Gang, dies aber mit der dadurch bedingten Überbelastung der Lendenwirbelsäule bescherte.*" – Bei „ziehenden Schmerzen" an der Vorder- und Rückseite der Beine nach kurzen Wegstrecken sollten wir wissen, woran wir sind. Bei vorgebeugtem Oberkörper oder in Sitzhaltung lassen die Schmerzen zumeist nach. Vorbeugend oder als Therapie im Anfangsstadium wäre auch in diesem Falle eine Kräftigung der Wirbelsäulen-Muskulatur sowie (wenn noch möglich) eine beim Gehen oder Stehen *bewusst eingehaltene Korrektur* der „aufrechten Haltung" angebracht.

Im Normalfall sind es eigentlich die uns unbewussten motorischen Bewegungs-Reflexe, die ununterbrochen die aufrechte Haltung unseres Körpers im Raum bewirken, die unser Gleichgewicht bewahren und es durch entsprechende Mit- und Gegenregulationen der Muskulatur ermöglichen, willkürliche Bewegungen sicher auszuführen. Ein solcher angeborene Reflex ist beispielsweise auch der Kniesehnen-Reflex. – Ein Ausbleiben dieses o.a. Reflexe spricht für eine Störung im zugehörigen Rückenmarkssegment!

Wir sprechen in diesem Zusammenhang vom *Peripheren Nervensystem*, das sowohl die Muskulatur steuert (motorische Nervenfasern) als auch entsprechende Rückmeldungen sichert (sensorische Nervenfasern). Aber auch von der Steuerfunktion des *Vegetativen Nervensys-*

tem mit seiner mobilisierenden (Sympathikus) bzw. hemmenden (Parasympathikus) Wirkung auf Körperfunktionen, die unabhängig von unserem Willen ablaufen. → Kap. „Homöostase"
Anlass genug, unserer Wirbelsäule die notwendige Aufmerksamkeit zu schenken!

Den Funktionsverlust der Bandscheiben können wir weitgehend vermeiden, indem wir die zu ihrem Erhalt notwendigen Bewegungsreize sichern. Geeignet wären Walken, Joggen, Gymnastik sowie spezielles Muskelkrafttraining. Denn alles was die Bandscheiben durch „*rhythmische Massage*" im Wechsel belastet und entlastet, bewirkt den regenerierenden Stoffwechsel, der den Austausch von Nährstoffen (Aminosäuren, Glucose und Sauerstoff) und die Entsorgung verbrauchten Baumaterials im Sinne der Osmose[19] in Gang setzt.

„Lange Zeit dachte man, das Innere einer Bandscheibe könne sich nicht regenerieren. Aktuelle Forschungen zeigen das Gegenteil: Richtige Reize durch gezielte Bewegung, gute Durchblutung und Versorgung mit Sauerstoff, Vitamin C und Zink können die Synthese der Fasern und Grundsubstanz wieder ankurbeln." (MÜLLER-WOHLFAHRT)

Insbesondere das Ausbleiben regenerierender Bewegungsabläufe im Tagesverlauf (z.B. bei der Dominanz des passiven Stehens und Sitzens oder dem längeren Verharren in anatomisch/physiologischer Zwangshaltung) hat nachteilige Folgen für die Wirbelsäule und deren Bandscheiben. – Um dennoch die funktionsgerechte und schmerzfreie Haltung der Wirbelsäule über den Tageszeitraum zu erhalten, sollten wir das geflügelte Wort – „*Erhebe Dich Du schwacher Geist und strecke Deine Glieder*" – so oft wie möglich beherzigen.

---

[19] Unter Osmose versteht man das Durchdringen von Teilchen durch eine selektiv (auswählende) permeable (durchlässige) Membran.

Übrigens: Unser täglicher Verlust an Körpergröße von bis zu 3 cm ist normal. Immerhin machen die Bandscheiben etwa 25% der Gesamtlänge unserer Wirbelsäule aus; erst beim entspannten Liegen, also während der Nachtruhe, saugen sie den tagsüber verloren gegangenen Flüssigkeitsanteil wieder auf.

Nervensystem

Unser *Nervensystem* hat die Aufgabe, alle Teile des Körpers zu verbinden, aufeinander abzustimmen und zu einem funktionellen Ganzen zusammenzufügen. Zugleich stellt es ununterbrochen innige Beziehungen zu unserer Umwelt und zur Innenwelt unseres Organismus her, wobei es letzteren veranlasst, bestmöglich auf Veränderungen zu reagieren. Sich funktionell ergänzend „teilen" sich das *zentrale Nervensystem* (Gehirn, Rückenmark), das *periphere Nervensystem* (Nerven, Ganglien) und das *vegetative Nervensystem* (Sympathikus, Parasympathikus) diese Aufgabe.

Wie die körperliche die geistige Fitness beeinflusst, sei insbesondere am Einfluss körperlicher Aktivitäten auf das Funktionieren unseres Gehirns verdeutlicht.

Das Gehirn im Altersverlauf

Wie für alle Körperfunktionen, hat das *Altern* auch für das Gehirn seinen typischen Verlauf, zum Teil beeinflusst durch genetische Anlagen, durch individuelle Lebensumstände oder die Inanspruchnahme seiner Kapazität. Nicht zu vergessen sei der Einfluss körperlicher Altersprozesse (wie z.B. Durchblutungsstörungen [Arteriosklerose], erhöhter Blutdruck, dauerhaft erhöhte Blutfette, Diabetes Typ II) mit ihren Auswirkungen auf die Leistungsfähigkeit des Gehirns.

Abgesehen vom Einfluss der eben genannten organischen Altersprozesse, verkümmern im Laufe der Jahre eine Vielzahl unserer Gehirnzellen mangels Gebrauch oder durch Raubbau (wie z.B. falsche Ernährung, Alkohol-, Nikotin- und Drogenkonsum); wohingegen der rege Gebrauch unserer zig Milliarden[20] Gehirnzellen zu einem enormen Bestand an Wissen, bleibenden Erinnerungen, kreativen Gedanken und geistiger Vitalität führen kann.

In seiner Effizienz übertrifft die Speicher- und Verarbeitungskapazität unseres Gehirns modernste Computer um ein Vielfaches und ist bei richtigem Gebrauch auch wesentlich weniger anfällig für Fehlleistungen als manches Computerprogramm.

Die gute Nachricht: Wenn sich auch im Alter jenseits von 70 Jahren die kognitiven Leistungen (Lernen, Gedächtnis, Reaktionsgeschwindigkeit, Aufmerksamkeit, Denken, Entscheiden und Problemlösen) verlangsamen, bleibt normalerweise das vor langer Zeit erworbene Wissen weiterhin inhaltlich korrekt abrufbar.

Zudem können wir unabhängig vom allmählichen Abbau kognitiver Leistungsfähigkeit selbst im *hohen Alter* über eine Zunahme an Weisheit verfügen, die uns als Urteilsfähigkeit sowie der Fähigkeit, qualifizierte Ratschläge in schwierigen oder unsicheren Situationen des Lebens zu geben, eigen ist: Im Laufe des Lebens lernten wir, besonnener zu urteilen und zu handeln, weil mannigfaltige Erfahrungen und Erlebnisse unser Wissen *und* Fühlen in Einklang brachten. Dies wurde zu einer *neutralen Basis* für das, was wir „Weisheit" nennen.

Zum besseren Verständnis seien nennenswerte „Bestandteile" des Gehirns, deren Funktion und deren Veränderung im Altersprozess beschrieben:

Im Altersgang reduziert sich das Hirnvolumen und -gewicht durch Wasserverlust, der zahlenmäßigen Abnahme von *Nervenzellen, Nervenfasern, Dendriten* und *Synapsen* sowie des Gehalts an *Myelin*.

Nervenzellen (Neuron): Die Nervenzelle ist eine auf *Erregungsleitung* spezialisierte Zelle, die aus *Zellkörper*, *Axon* und *Dendriten* be-

---

[20] Schätzungsweise besteht unser Gehirn aus 100 Milliarden bis zu einer Billion Nervenzellen.

steht. Über *Synapsen* stehen sie mit anderen Nervenzellen, mit Empfängerzellen wie Drüsen- oder Muskelzellen (z.B. neuro-muskulären Endplatten → „Muskelkontraktion") oder Sinneszellen in Verbindung.

Nervenzellen sind in der Lage, Nervenimpulse selektiv (auswählend) weiterzuleiten, und im Verbund befähigt, Informationen zu verarbeiten oder gegebenenfalls zu speichern. Früher nahm man an, dass mit dem Alter eine massive Abnahme der Nervenzellen stattfindet, einhergehend mit einem starken Abbau der „Verästelung" zwischen den verbleibenden Nervenzellen.

Die gute Nachricht: Im Gegensatz zu anderen Körperzellen *bleiben Nervenzellen größtenteils lebenslang erhalten. Nach neueren* Forschungen nimmt die Gesamtzahl der Nervenzellen beim *gesunden Altern* nur um ca.10 Prozent ab. Das ist eine geringe Zahl, verglichen mit der Anzahl der uns noch verbleibenden, weiterhin nutzbaren Zellen. – Wenn 90 Prozent der Nervenzellen noch vorhanden sind, bedeutet das für uns, dass wir damit über eine ausreichende Reserve verfügen, also weiterhin den verbleibenden Bestand an Nervenzellen und ihrer Vernetzung aktiv nutzen können. → *Plastizität*

Nervenfasern (Axon, Nerv): Nervenfasern wachsen von der Nervenzelle aus und transportieren Impulse an die Kontaktstelle anderer (vernetzter) Nervenzellen. Die Nervenleitgeschwindigkeit ist vom Ausmaß der Myelinummantelung abhängig →*Myelin*

Dendriten: Sind Verästelungen, die von der Nervenzelle auswachsen und Signale von anderen Nervenzellen empfangen; genannt seien in diesem Zusammenhang auch die *Spines.* Das sind kleine Ausstülpungen auf den Dendriten von Nervenzellen, die über sich neu bildende Synapsen Kontakt zu anderen Nervenzellen aufnehmen. Sie spielen eine wichtige Rolle bei der Ausbildung synaptischer Plastizität (Lernprozesse, Gedächtnis) → Kap. „Körperlicher Aktivität belebt die geistige Frische" und „Genexpression"

Synapsen: Schätzungsweise bis zu 20 000 Synapsen können an den Dendriten bzw. am Zellkörper einer Nervenzelle andocken. Dabei fungieren die Synapsen als *Kommunikationsstellen* zwischen den Nervenzellen. In diesem „Netzwerk" kann die Erregungsleitung chemisch (mittels Neurotransmitter) *indirekt* stattfinden oder elektrisch auf *direktem* Wege erfolgen. – Die Aktivität der Synapsen innerhalb des „Netzwerkes" ist von zentraler Bedeutung für die Leistung des Nervensystems. Dabei haben *Neurotransmitter* eine bemerkenswerte Eigenschaft[21], sie können Lernprozesse hemmen oder anregen und spielen eine Rolle bei der Aufmerksamkeit und beim Klassifizieren von Reizen als angenehm oder unangenehm. In dieser Funktion beeinflussen sie z.B. unsere Entscheidung, eine Handlung abzuschließen oder zu wiederholen.

Die gute Nachricht: „Auch die Synapsen (…) sind weniger von altersbedingten Abbauprozessen betroffen, als man früher gedacht hat. Forscher haben z.B. festgestellt, dass die Synapsendichte in den vorderen Regionen des Stirnhirns [Denken, Exekutivfunktionen (Arbeitsgedächtnis, Abwägen und Bewerten verschiedener Strategien), Verarbeitung von unbewussten Entscheidungen, Motivation und Interpretation von sozialen Signalen] bei gesunden Menschen im Alter von 65 bis 89 Jahren kaum abnimmt. (…) Im gesunden sehr hohen Alter behält das Gehirn eine gewisse kognitive *Plastizität* und es ist wahrscheinlich, dass noch neue Synapsen gebildet werden können. Allerdings spielen dabei individuelle biologische Unterschiede eine gewichtige Rolle." (HERSCHKOWITZ)

Neurotransmitter: Sind chemische Botenstoffe, die an den Synapsen als „*Übertragungsmittel*" funktionieren und damit der Kommunikation der Nervenzellen untereinander sowie der Kommunikation zwischen Nervenzellen und ihren Endorganen (z.B. neuromuskulären Endplatten) dienen. Sie vermitteln Impulse (*Aktionspotentiale*), die

---

[21] Die Wirkung der Neurotransmitter wird innerhalb der Synapse (Wandlung des *elektrischen Aktionspotenzials* in *chemische Botenstoffe*) moduliert.

die Aktivität der „Empfänger"-Zellen entweder hemmen oder anregen.

Diese Botenstoffe (Neurotransmitter), die so wichtig für die Weiterleitung von Impulsen sind, werden im hohen Alter im geringeren Maße ausgeschüttet. Ein möglicher Grund dafür ist das Absterben von Nervenzellen, die diese Stoffe, z.B. Noradrenalin, Acetylcholin[22] Dopamin[23] und Serotonin, nach Bedarf produzieren. Dopamin ist wichtig für Funktionen wie Aufmerksamkeit, für das Arbeitsgedächt-nis und die Verknüpfung von Wissen und Belohnung und zugleich – wie das Acetylcholin – an der Erregungsleitung im *motorischen System* beteiligt! Ähnliches gilt auch für das Noradrenalin (Neurotransmitter des sympathischen Nervensystems) und das Serotonin (Gewebshormon und Neurotransmitter, das u.a. im Zentralnervensystem, Darmnervensystem, Herz-Kreislaufsystem und im Blut als Botenstoff wirkt); also innerhalb der Erregungsleitung, die ebenfalls die *Aktivphasen* des Körpergeschehens „begleitet". Forschungsergebnisse weisen darauf hin, dass die Zellen, in denen die genannten Botenstoffe benötigt werden, noch bis zum Alter von 101 Jahren vorhanden sind, aber offenbar ihre Fähigkeit mehr und mehr verkümmert, Neurotransmitter herzustellen. Nach dem zuvor Genannten spricht jedoch alles dafür, eben diese Nervenzellen durch moderate *körperliche Aktivitäten* zu stimulieren, damit sie weiterhin besagte Neurotransmitter produzieren! →
Kap. „Körperliche Aktivität belebt die geistige Frische"

Myelin: Ist eine Isolierschicht, die den Nerv umhüllt, sie erhöht die *Nervenleitgeschwindigkeit* der Nervenfasern über Distanzen von 0,1 Millimeter bis zwei Meter um bis zum Hundertfachen und macht sie störungsfrei. Bei reduzierter Myelinschicht werden die Nervenim-

---

[22] Acetylcholin vermittelt z.B. die Erregungsübertragung zwischen Nerv und Muskel an der neuromuskulären Endplatte.
[23] Dopamin spielt ebenfalls bei der Erregungsübertragung in der *Motorik* (Steuervorgänge der Bewegung) eine Rolle.

pulse langsamer weitergeleitet; das hat Einfluss auf unsere Bewegungen und Denkprozesse. Hauptsächlich betrifft der Myelinabbau die kurzen Fasen im Gehirn, die das Kurzzeitgedächtnis betreffen sowie eine Rolle bei der Verarbeitung von Sinnesinformationen spielen. Gemeint sind Sinnesinformationen, mit denen wir unsere Umwelt über Auge, Ohr, Nase, Haut usw. wahrnehmen. – Weniger betroffen vom Myelinabbau sind z.B. die langen Fasern, die verschiedene Hirngebiete miteinander verbinden und damit unser logisches Denken und unsere Sprachfähigkeit weitgehend erhalten.

Die gute Nachricht: Durch verstärkte körperliche und geistige Aktivitäten können wir dem Prozess des Myelinabbaus auch im Alter entgegenwirken.

Gliazellen: Mit etwa 50% an der Gehirnmasse beteiligt, bilden die Gliazellen ein *Stützgerüst* für die Nervenzellen und sorgen für deren gegenseitige elektrische Isolation. Außerdem sind sie an dem Erhalt der *Homöostase* im Gehirn beteiligt, versorgen die Nervenzellen mit Energie und Aufbaustoffen und entfernen Abfallprodukte. Gliazellen beeinflussen aktiv die Schaltkreise der Nervenzellen, indem sie beim Verarbeiten, Speichern und Weiterleiten von Informationen mitwirken.

Die gute Nachricht: Gliazellen bleiben bis ins *sehr hohe Alter* aktiv!

Genexpression: Nach Prof. Herschkowitz ist die Genexpression die Grundlage für die Erinnerungsbildung und für das Lernen. „Stellen Sie sich vor, Sie wollen ein Gedicht auswendig lernen. Während Sie die Wörter lesen, werden Ihre Hirnzellen elektrisch angeregt und chemische Botenstoffe (Neurotransmitter) an den Kontaktstellen (Synapsen) freigesetzt. Dies führt mittels einer Reihe komplexer chemischer Vorgänge in der Zelle dazu, dass ein Gen – oder eine Kombination von Genen – im Zellkern Anweisungen für den Bau von Eiweißmolekülen aussendet. Es werden nun neue, spezielle Eiweiße gebildet, die zum

Beispiel als Gerüst für eine weitere Zellverästelung (Dendrit) gebraucht werden. Die Zelle bekommt einen zusätzlichen ‚Fühler‘, mit dem sie neue Kontakte zu anderen Zellen suchen kann. Wenn Sie das Gedicht von Zeit zu Zeit wiederholen, werden die Schaltkreise fester. Sie haben das Gedicht ‚gelernt‘. Obwohl diese Prozesse im Alter mehr Zeit beanspruchen, findet Genexpression bis ans Lebensende statt."

Plastizität: Im eben genannten Sinne ist die Fähigkeit des lebenslangen Lernens auf die Plastizität unseres Gehirns zurückzuführen. Zudem bezeichnet Plastizität die enorme Anpassungsfähigkeit des Gehirns, das unter ständig wechselnden Bedingungen, aber auch unter dem Einfluss schädigender Ereignisse in der Lage ist, durch Bildung neuer Verknüpfungen zwischen den Nervenzellen oder durch flexible Einbeziehung anderer (unbeschädigter) Hirnregionen neue Funktionen zu übernehmen oder einen drohenden Funktionsverlust eine Zeit lang zu kompensieren.

Körperliche Aktivität belebt die geistige Frische

Wenn wir uns damit abfinden, unser Leben im Schongang zu „genießen" – beginnend mit dem „kraftloseren" Gang, der den vormals beschwingten Schritt ablöste, über die Dominanz des Sitzens und Liegens, das die frühere Mobilität verdrängte – dann vermindern ehemals hochaktive Muskelaktivitäten ihren belebenden Einfluss auf das motorische Steuersystem, den *Motorcortex*: Der *Motorcortex* ist ein Bereich der Großhirnrinde und das funktionelle System, von dem aus willkürliche Bewegungen gesteuert und aus einfachen Bewegungsmustern komplexe Abfolgen zusammengestellt werden.

Im Gehirn „verkümmern" aber nicht nur jene Bereiche, die ursprünglich das optimale Funktionieren der Muskulatur koordinierten, sondern darüber hinaus auch weitere Bereiche, die für kognitive Leistungen (Lernen, Gedächtnis, Reaktionsgeschwindigkeit, Aufmerksamkeit, Denken, Entscheiden und Problemlösen) zuständig sind.

Was bisher keiner wahrhaben wollte, darf inzwischen als sicher angenommen werden: Körperliche Aktivität, jede Inanspruchnahme der Muskulatur vermittelt unserem Nervensystem leistungsfördernde Impulse. Das beschränkt sich nicht nur auf den motorischen „Teil" des Nervensystems, der bei jeder Bewegung ein wahres „Feuerwerk" an Nervenimpulsen zu verarbeiten hat, sondern wirkt sich über die *gedankliche Verarbeitung komplizierter Koordinationsmuster*[24] sowie einer *intensiveren Gehirndurchblutung* auch positiv auf weitere Gehirnleistungen aus.

„Erst seit wenigen Jahren wissen wir von einer früher für unmöglich gehaltenen *Hirnplastizität.* Selbst das Gehirn des Erwachsenen und des älteren Menschen unterliegt praktisch sekündlich strukturellen Veränderungen. Jeder konzentrierte Gedanke, vor allem jede dynamische Bewegung von Muskelgruppen lässt neue *Spines* bilden unter struktureller Veränderung der *Synapsen.* Darüber hinaus wissen wir inzwischen, dass die bei der Geburt mitgegebenen Gehirnzellen nicht das gesamte menschliche Leben bestreiten müssen, sondern dass neue *Nervenzellen* im Gehirn gebildet werden können. *Offenbar ist das stärkste Mittel zum Erhalt von Synapsen und zur Anregung einer Neubildung von Nervenzellen körperliche Aktivität, unterstützt von geistiger Betriebsamkeit.*" (HOLLMANN)

Aus der Sicht unseres Gehirns besteht für einst erlernte Fertigkeiten ein relativ stabiles „Muster" in Gestalt eines neuronalen Netzwerks mit funktionell gebahnten synaptischen Verbindungen, welches wiederum Grundlage für das Erlernen neuer Fertigkeiten sein kann. Demgemäß können wir neue Bewegungsabläufe schneller erlernen, wenn wir bereits über einen großen Schatz an *Bewegungserfahrungen* verfügen.

Als Beispiel sei das Erlernen der Nordic-Walking-Technik genannt:

---

[24] Es sei an dieser Stelle an den Einfluss körperlicher Aktivitäten auf die Bildung von *Neurotransmitter* bis ins hohe Alter erinnert!

✓ Mit der bildlich oder wörtlich vermittelten Bewegungsvorstellung beginnt in den entsprechenden Hirnarealen (Entscheidungszentrum des Vorderhirns sowie in der Emotionszentrale, dem limbischen System) die Bewegungsplanung.

✓ Im prämotorischen Cortex – in ihm sind alle bisher gemachten Bewegungserfahrungen gespeichert (mögliche Muskelkoordinationen, Bewegungsradien im Einklang mit dem passiven Bewegungsapparat, zeitliche Synchronisationsmuster, aufzuwendende Kräfte u.a.) – wird aus diesem Schatz an „Bewegungserfahrungen" eine „vorläufige" Bewegungskoordination entworfen, die (in unserem Beispiel) für das Nordic Walking geeignet sein könnte.

✓ Beim praktischen Üben der Nordic-Walking-Technik kommt es dann im prämotorischen Cortex zu einem speziellen *neuronalen Netzwerk* mit einem charakteristischen Muster von *Aktionspotentialen*[25].

✓ Auf der Ebene der Nervenzellen ist „motorisches" Lernen also nichts anderes, als die aktivitätsabhängige Veränderung von Verschaltungsmustern und Funktionsabläufen. Das mündet nach weiterem Üben in einem relativ stabilen Bewegungsmuster mit einem in Zeit und Kraft kontrollierten Kontraktionsablauf beteiligter Muskelgruppen.

Umso komplizierter die Motorik eines Bewegungsablaufes, desto ausgedehnter ist das für seine Steuerung aktivierte Hirnareal und umso mehr Nervenzellen arbeiten mit; ein wahres „Feuerwerk" an Nervenimpulsen „bringt unser Gehirn auf Trab".

Fazit: Umso nachdrücklicher wir uns um den Erhalt gekonnter Fertigkeiten, wie das Walken, Laufen, Radfahren, Schwimmen o.a. sowie

---

[25] Aktionspotentiale ermöglichen die Erregungsleitung im Nervensystem sowie die Kontraktion der Muskulatur. – Erreicht ein Aktionspotential die Synapse, werden Transmitter „explosionsartig" zur Erregungsweiterleitung abgegeben. Je mehr Aktionspotentiale hintereinander die Synapse erreichen, desto mehr Transmitterstoffe „befeuern" die Erregungsleitung.

um das Erlernen neuer Bewegungsabläufe bemühen, desto segensreicher wirken sich diese körperlichen Aktivitäten auf unsere geistige Fitness aus.

Prof. Hollmann untersuchte an klinisch gesunden männlichen Personen mit einem Altersdurchschnitt von ca. 70 Jahren mittels PET (Positronen-Emissions-Tomographie) Verhaltensweisen des Gehirns und seine Effektivität beim Lernen. Es wurden Wortpaare mit einem hohen bildlichen Gehalt, aber ohne bedeutungsmäßige (semantische) Beziehung abgefragt. Die Ergebnisse verglich er mit denen junger Männer (Durchschnittsalter ca. 25 Jahre).

Das Ergebnis: „Mit zunehmendem Alter mussten größere Gehirnabschnitte zum Erzielen einer identischen geistigen Leistung aktiviert werden. – Handelte es sich aber um ältere Personen, die seit mehr als 25 Jahren Ausdauertraining absolviert hatten, glichen die Befunde weitgehend denen junger Menschen.

Daraufhin führten wir bei untrainierten Personen der genannten Altersstufen ein dreimal wöchentliches Gehtraining über eine Zeitspanne von je 30 bis 60 Minuten durch. Nach 20 Wochen hatten sich die geistig in Anspruch genommenen Gebiete in ihrer Größenordnung so verkleinert, dass sie den Befunden von jungen Menschen entsprachen. Somit zeigt das Gehirn einen durch körperliches Training ausgelösten Ökonomisierungsprozess geistiger Leistungen, in dem eine gegebene Leistung mit einem geringeren strukturellen Gehirneinsatz geleistet werden kann."

Dem Gehirn auf die Sprünge helfen!

Prof. Ursula Staudinger berichtete von einer 12monatigen Längsschnittstudie, bei der über 60jährige nach einem Intelligenztest, einer Untersuchung zum Istzustand ihres Gehirns mittels MRT (Magnetresonanztomographie) sowie der Ermittlung ihrer körperlichen Leistungsfähigkeit (Spiroergometrie) 3 x pro Woche jeweils 40 Min. mit

Nordic Walking in einem optimal pulsgesteuerten Training belastet wurden. – Als Ergebnis konnte festgestellt werden, dass sich bei den Probanden die *Schnelligkeit des Denkens* signifikant verbesserte.

Im Vergleich zu Ergebnissen, die durch das übliche „Gehirnjogging" erreicht werden, funktionierte das Gehirn nach systematischem körperlichen Training wesentlich effizienter: „Dem Gehirn wurde durch körperliches Training auf die Sprünge geholfen!"

Während beim *Gehirnjogging* vorzugsweise ein *Strategiedenken* (z.B. das Lösen von Kreuzworträtseln, mathematischer und semantischer Aufgaben o.ä.) trainiert wird – einer *Fertigkeit*, die über Umwege bzw. vorausschauendes Agieren zwar respektable Leistungen ermöglicht, weil es vermutlich das „Aktivationsniveau" des „Arbeitsgedächtnis" optimiert – bleibt das Gehirn *funktionell* nahezu unverändert.

Ein Beispiel für *Strategiedenken* ergab sich aus dem Vergleich zwischen jüngeren und älteren Stenotypistinnen: Obwohl die älteren Stenotypistinnen in üblichen Intelligenztests ihren jüngeren Kolleginnen unterlagen, besaßen sie bei der Schreibgeschwindigkeit ebenfalls deren Niveau! Erst als das Lesefenster, das den zu schreibenden Text vorgab, kontinuierlich verkleinert wurde, verlangsamte sich die Schreibgeschwindigkeit der Älteren. Offenbar verwandten diese eine Strategie, die u.a. *im vorausschauenden Lesen* bestand, einer *Fertigkeit*, die über einen „gedanklichen Umweg" das schnellere Reagieren der Jüngeren wettmachte.

*Fazit: Beim Vergleich mit dem Gehirnjogging, das zweifelsfrei mehr den „Arbeitsspeicher" optimiert, regt **körperliches Training** die Stammzellenproduktion an, verbesserte den Gehirnstoffwechsel sowie die Durchblutung des Gehirns und erhöht dessen **synaptische Plastizität**! Das belebt z.B. die **Fähigkeit**, sich neuen Situationen besser anzupassen, auf der Grundlage von Erfahrungen kreativ zu sein und optimiert das Gedächtnis.*

Gehirndurchblutung

Obwohl unser Gehirn mit etwa 1,4 kg nur ca. 2 % unseres Körpergewichts ausmacht, werden etwa 20% des Blutes (Herzminutenvolumen) ins Gehirn gepumpt, um dessen pausenlose Tätigkeit, die auch nachts nicht zur Ruhe kommt, zu gewährleisten. Schon ein kurzzeitiger Ausfall der Blutversorgung kann zu Hirnschäden führen, weil das Gehirn nur über eine äußerst geringe Speicherkapazität an Sauerstoff und Energie verfügt → u.a. *Gliazellen.*

Glaubte man einst, die Gehirndurchblutung bliebe – bedingt durch die *Blut-Hirn-Schranke* – unabhängig von körperlichen Aktivitäten konstant, so konnte Prof. Hollmann bereits 1985 feststellen, „dass bei einer Belastung mit 25 oder 100 Watt auf dem Fahrradergometer regional unterschiedlich große, aber hochsignifikante Durchblutungszunahmen im Gehirn auftreten.

Die entsprechend der Aktivität gesteigerte Durchblutung bestimmter Gehirnregionen dient dem Zweck, die an diesen Gehirnstellen vermehrt produzierten biochemischen Substanzen so kompakt und so schnell wie möglich an periphere Zielorte zu transportieren. (…)

Die regionale Mehrdurchblutung durch körperliche Bewegung führt zur Neubildung von Gefäßen im Gehirn, lässt eine Fülle von biochemischen Substanzen vermehrt produzieren, die wiederum Nerven- und Synapsen-Wachstum auslösen. Sie regt zur Neubildung von Nervenzellen in bestimmten Gehirnabschnitten, vor allem im Hippocampus, dem Organisator des Langzeitgedächtnisses, an und steigert das psychische Wohlbefinden. Voraussetzung dafür ist allerdings die Mitwirkung des übrigen Körpers. So müssen Östrogen, Hormone der Nebennierenrinde und der in der Leber gebildete Nervenwachstumsfaktor IGF-1 die Blut-Hirn-Schranken in Richtung Hirn passieren, um die genannten Veränderungen bewirken zu können. Während man also schon früher mit Recht sagte: ‚Der Geist prägt den Körper', kann man heute mit demselben Recht hinzufügen: ‚Und der Körper formt den Geist'."

Wirkung des Fitnesstrainings auf die Psyche

Unsere Stimmungslage beeinflusst vor allem das Gedächtnis, die Aufmerksamkeit und die Konzentration. Verantwortlich im positiven Sinne sind dafür u.a. die beim Sporttreiben ausgeschütteten Botenstoffe: *Dopamin* und *Serotonin* (Serotonin und Dopamin zählen zu den so genannten Glücksbotenstoffen, die z.B. unsere sportliche Leistung belohnen).

Dies sollten auch Menschen beherzigen, die infolge eines zu niedrigen Serotoninspiegels unter Depressionen leiden. → Kap. „Runner's High" (Endorphine, Stressabbau)

Unter dem Motto „Wir joggen für unser seelisches und körperliches Wohlbefinden und nicht, um anderen zu zeigen, dass wir die schnellsten, besten und größten Läufer sind" definierte Prof. Bartmann die verhaltenstherapeutische Wirkung des Joggens, die über den Entschluss zum Training bis zum selbstbewussten Handeln führt. Ein die Psyche positiv beeinflussender Entwicklungsprozess, der vom läuferisch Inaktiven zu einer bewusst joggenden Persönlichkeit führt.

Für uns ermutigend zu erfahren, wie wir der Untätigkeit und dem Gefühl „Des nicht mehr gebraucht Werdens" aktiv durch das Joggen und verallgemeinert, durch weitere Formen des Fitnesstrainings (Walken, Nordic Walking, Radeln, Schwimmen u.a.) begegnen können:

✓ Mit dem Entschluss zu trainieren, übernehmen wir Verantwortung für unsere seelische und körperliche Gesundheit, also Handlungskompetenz. Vormals sportlich inaktiv, akzeptieren wir, selbst etwas für Gesundheit und Wohlbefinden tun zu können. Das führt zu einer Veränderung im Denken. Wir sind nicht mehr Objekt mit dem etwas geschieht, sondern zum aktiv handelnden Subjekt geworden.

✓ Bekräftigt werden wir bei dem Entschluss und der Durchführung des Trainings durch Vorbilder, die zur Nachahmung anregen sowie durch verstärkende Motive, die uns „zwingen", den einmal gefassten Vorsatz zu verwirklichen. Als Beispiel sei eine verbindliche Verabredung zum gemeinsamen Training, die ein „Kneifen" ausschließt, oder die Selbstverpflichtung genannt, die es einzuhalten gilt, nachdem man überall erzählte, dass man jetzt regelmäßig trainiert.

✓ Um nicht Opfer unseres sportlichen Unvermögens zu werden, sollten wir die „Leistungslatte" des Trainings nicht zu hoch legen, damit Versagensängste ausbleiben. Wer beispielsweise noch nicht längere Zeit problemlos joggen kann, sollte es zuerst mit nur wenigen Minuten – unterbrochen von Gehpausen – versuchen. Beim nächsten Versuch bauen wir auf dem bereits Erreichten auf und schaffen etwas mehr. Durch dieses allmähliche „Hochhangeln" zu immer besseren Leistungen überwinden wir nicht nur unsere Versagensangst, sondern gewinnen auch mehr Selbstvertrauen durch erste Erfolgserlebnisse: Unsere Muskeln werden spürbar kräftiger, die Atmung und der Puls deutlich ruhiger, die Gelenke geschmeidiger, überflüssige Fettreserven schmelzen. – All das und vieles andere mehr belohnt unsere Zielstrebigkeit, denn beharrliches Weitermachen führt zu einem körperlichen und geistigen Wohlbefinden, das uns im Sinne des biologischen Alters verjüngt, d.h. gesund und fit altern lässt.

✓ Ja mehr noch, das Überwinden der Versagensangst kann dazu führen, dass wir hierdurch ermutigt, auch anders geartete Schwierigkeiten zu überwinden trachten. Die dadurch erzielten Erfolgserlebnisse werden nicht nur zur Belohnung für geleistete Mühe, sondern stärken – bei objektiver Wahrnehmung – sogar das Selbstvertrauen von Menschen, die gewöhnlich zu Depressionen neigen.

✓ Besonders Joggen, aber auch Walken, Radfahren, Rudern, Skilaufen u.a. Ausdauerbelastungen können, wenn sie nahezu mühelos über eine längere Zeiteinheit absolviert werden, zu einer Selbstvergessenheit führen, die gesundheitsschädlichen Stress abbaut

und das Wohlbefinden stärkt → Kap. „Runner's High" (Endorphine, Stressabbau).

✓ Als weitere positive Begleiterscheinung des Fitnesstrainings entwickeln wir ein neues Körpergefühl. Wir empfinden Muskeln,
Bänder, Gelenke, Pulsschlag und Atmung während und nach der
Belastung deutlicher, sensibilisieren unsere Körperwahrnehmung,
lernen also, in unseren Körper hinein zu horchen, sein Befinden
abzuschätzen. Gestützt auf Kenntnisse über den Ablauf biologischer Vorgänge, vermögen wir abzuwägen, was wir unserem Organismus zutrauen können und was zu seiner Überforderung führt,
gelangen zu noch mehr Handlungskompetenz beim eigenständi-
gen Fitnesstraining. (modifiziert nach Bartmann)

Auch im hohen Alter das Leben gestalten!

Früher war die Ansicht verbreitet, dass, abgesehen von wenigen Personen, die bis ins hohe Alter hervorragende Leistungen erbringen,
viele Menschen jenseits von 80 Jahren ihr Leben in einem überwiegend passiven Zustand verbringen. Praxis und Forschung haben aber
gezeigt, dass geistige und körperliche Aktivität auch im hohen Alter
die Lebensqualität deutlich verbessern. Auch weiß man heute, dass
sowohl eigene Erwartungen in Bezug auf persönliche Fähigkeiten als
auch Rückmeldungen darüber von anderen Menschen eine große
Rolle spielen.

Der Psychologe Kramer von der University of Illinois in Urbana
Champaign untersuchte den „Hirnschwund" an 55 älteren gesunden
Probanden mittels Kernspintomographie und stellte dabei fest, dass
dieser Schwund bei den körperlich aktiveren Probanden deutlich
schwächer ausgeprägt war. Bei ihnen blieben besonders die Gehirn-
areale erhalten, die für die anspruchsvollen Vorgänge des Erkennens
und Wahrnehmens bedeutsam sind.

Um festzustellen, ob moderate Aktivität den Schwund im Gehirn sogar rückgängig machen kann, wurden Probanden (Alter: 60 bis 79

Jahre), *die allesamt gesunde Gehirne hatten*, mit Ausdauertraining 3 x 60 Minuten pro Woche über einen Zeitraum von 12 Monaten aktiviert. Nur bei ihnen – nicht in der Kontrollgruppe, die lediglich wenig kreislaufbelastende Dehnübungen ausführten – belebte das Ausdauertraining besonders die Hirnregionen, die beim „passiven Altern" verstärkt verloren gehen!

„Es geht darum, trotz nachlassender Kräfte und gewisser Einschränkungen ein möglichst optimales Wohlbefinden zu erreichen und die Lebensfreude zu erhalten. Von besonderer Bedeutung sind die Förderung der Mobilität und die Anpassung an verminderte Sinnesleistungen. Die Motorik kann trainiert werden: In einem Programm, in dem 79- und 92-jährige Personen in einem ‚Fitness-Zentrum zu Hause' mit Hanteln, Fußmanschetten, Handtüchern und Luftballons übten, konnte die Zahl von Stürzen und Knochenbrüchen um 21 Prozent und die der Krankenhauseinweisung um 20 Prozent gesenkt werden." (HERSCHKOWITZ)

Alzheimer-Demenz vorbeugen

Robert Abbott untersuchte an der Universität von Virginia (USA) 2500 Männer im Alter zwischen 70 und 93 Jahren über mehrere Jahre. „Diejenigen, die täglich im Durchschnitt weniger als 400 Meter zurücklegten, erkrankten doppelt so häufig an Alzheimer-Demenz als jene, die pro Tag drei Kilometer zu Fuß gingen. Zu einem vergleichbaren Resultat kam eine 2002 veröffentlichte kanadische Untersuchung an über 4000 Personen. (…) Darüber hinaus schützen geistig stimulierende Aktivitäten jeglicher Art, wie etwa Lesen, Brettspiele, Spielen eines Musikinstruments (…) mindestens ebenso effektiv vor Demenz wie körperliche Aktivität. Es gilt also, beides zu praktizieren. Fernsehkonsum stellt dagegen in der Regel eine eher anspruchslose geistige Tätigkeit dar. Eine jüngere Untersuchung aus den USA ergab dementsprechend, dass jede Stunde mehr Fernsehen pro Tag bei Vierzig- bis Neunundfünfzigjährigen das Risiko für eine spätere Alzheimer-Demenz um 30 Prozent erhöhte." (SCHMIDT)

1740 ältere Probanden, allesamt über 65 Jahre alt und nach einem gründlichen Test über jeden Demenzverdacht erhaben, protokollierten ihre wöchentlichen Aktivitäten (Wandern, Walken, Schwimmen, Aerobic, Krafttraining). Nach sechs Jahren untersuchten Mediziner die Probanden und verglichen die Befunde mit deren Aktivitätsprotokollen: Für faule Probanden (weniger als dreimal pro Woche aktiv) ergab sich: Von 1000 Testpersonen waren statistisch gesehen 19,7 an einer Demenz erkrankt. Für die aktiveren Probanden (mindestens dreimal aktiv pro Woche) lag indes die Vergleichszahl nur bei 13. Das entspricht einer relativen Risikoverminderung von 38 Prozent!

„Interessanterweise half ein aktiver Lebensstil jenen älteren Menschen am meisten, die zu Beginn der Studie am gebrechlichsten waren." (…) Der an der Studie beteiligte Wissenschaftler Eric Larson von der University of Washington in Seattle urteilte: „Selbst, wenn man 75 Jahre alt ist und nie zuvor körperlich aktiv war, kann man immer noch von körperlichen Aktivitäten profitieren, wenn man jetzt damit anfängt." (BLECH)

Nach Prof. Hollmann „ist es durchaus denkbar, dass manche im Alter auftretenden depressiven Zustände von ungenügender Stimulationen des Muskelstoffwechsels (…) unterstützt werden. Motorische Antriebslosigkeit und depressive Einstellung können eng miteinander zusammenhängen."

Der amerikanische Psychiater, Wayne Sandler, kombinierte bei einigen seiner Patienten die Therapie mit körperlicher Ertüchtigung, indem er das Gespräch mit dem Patienten führt, während er mit ihm auf einander gegenüber aufgestellten Laufbändern trabte. Er ist davon überzeugt, dass Bewegung die Gehirnchemie bei seinen depressiven oder angstgestörten Patienten mitunter besser ins Gleichgewicht bringt, als Medikamente und empfiehlt ihnen eine 30minütige Bewegungstherapie pro Tag!

Übrigens: Sollten Sie zu jenen gehören, die sich auf vielen Gebieten betätigten, sich ständig um Weiterbildung bemühten, Probleme zielstrebig lösten, Änderungen im Tätigkeits- und Lebensverhältnis akzeptierten, viel gelesen haben, eine umfangreiche Allgemeinbildung erwarben und unerschütterlich danach strebten, sehr alt zu werden, dann zeichnen Sie sich auch im Alter durch ein großes Durchhaltevermögen aus.

Nerv–Muskelsystem

Wir unterscheiden zwischen dem *Herzmuskelgewebe*, dem *glatten Muskelgewebe* der inneren Organe und dem *Skelettmuskelgewebe*.

Vom *Nerv-Muskelsystem* sprechen wir, wenn wir das auf die jeweilige Bewegung abgestimmte Funktionieren der Skelett*muskulatur* verstehen wollen, die über das *motorische Nervensystem* aktiviert und kontrolliert wird. – Die von unserem *Willen* (willkürlich) gesteuerte Muskulatur, also die *Skelettmuskulatur*, ist für das Fitnesstraining von besonderem Interesse.

Die **Skelettmuskulatur** besteht aus einzelnen Muskelfasern (Muskelzellen), Gefäßen, Bindegewebe und Nerven, alles von einem elastischen Bindegewebe umhüllt. Mehrere Muskelfasern sind wiederum innerhalb eines stärkeren Bindegewebes zu einem Faserbündel zusammengefasst.

Die *Kontraktion* der Skelettmuskulatur basiert auf einem chemischen Prozess, der durch Nervenimpulse ausgelöst wird. – Dabei schieben sich die Filamentproteine (Aktin und Myosin) der Muskelfaser ineinander, indem sie sich mit ihren kleinen Fortsätzen durch flinke „Ruderbewegungen" aneinander vorbeibewegen. Die dabei verbrauchte Energie wird durch den → *Energiestoffwechsel*[26] wieder aufgefüllt.

Die *Mitochondrien* sind die „Zellkraftwerke" der Muskelfasern; mit Hilfe spezieller Enzyme gewinnen sie aus den vom Körper aufgenommenen Nährstoffen (Kohlenhydraten und Fetten) sowie Sauerstoff die notwendige Energie für die Muskelkontraktion.

Arbeitsweisen und Energiestoffwechsel der Muskulatur

Die einzige Möglichkeit unseres Körpers, *Bewegungsenergie* zu erzeugen, besteht in der Kontraktion seiner Muskulatur. Die willkürliche Kontraktion der Skelettmuskulatur – ob in kraftvoller, schneller oder ausdauernder Arbeitsweise – setzt einen bestmöglich funktionierenden *Energiestoffwechsel*, eine dem angemessene *Energie-Bereitstellung bzw. Energie-Nachschubreaktion* sowie eine „eingespielte" *zentralnervöse Steuerung* voraus.

Energie-Bereitstellung durch Adenosintriphosphat [27]

Eine zentrale Rolle zur Bereitstellung der für die Muskelkontraktion erforderlichen Energie spielt das Adenosintriphosphat (ATP = Adenosin plus 3 Phosphate), *das durch Abspaltung eines energiereichen Phosphats die für die Muskelkontraktion notwendige Energie freisetzt*, wenn es sich in Adenosindiphosphat (ADP = Adenosin minus ein Phosphat) umwandelt[28].

---

[26] Der Energiestoffwechsel sichert die Bereitstellung von Energie für alle in den Körperzellen ablaufenden energieverbrauchenden Prozesse, bei denen chemische, osmotische oder mechanische Arbeit geleistet wird.

[27] Adenosintriphosphat wird als Energiequelle für grundlegende energieverbrauchende Prozesse aller Lebewesen benötigt: Bei der *Synthese* organischer Moleküle, beim aktiven *Stoffaustausch* der Körperzellen und bei Bewegungen wie z.B. bei der *Muskelkontraktion*.

[28] Bei dieser Spaltung werden etwa 32,3 kJ/mol Energie frei.

Allerdings verfügt der Muskel nur über eine begrenzte Menge ATP, deshalb muss das energiearme ADP durch den *Energiestoffwechsel* wieder zu energiereichem ATP resynthetisiert werden. – Die dafür erforderliche Energie wird über die *Mitochondrien* bereitgestellt, die, wie bereits erwähnt, als „Zellkraftwerke" der Muskulatur sowohl Kohlenhydrate (Glucose) als auch Fette (Fettsäure) mit Hilfe von Sauerstoff „verbrennen", um jene *Energie-Bereitstellung* zu sichern, die dem ADP Energie zuführt, um es wieder zum energiereichen ATP zu resynthetisieren.

Das wiederum erfordert die Mithilfe des → *Herz-Kreislaufsystems* und der → *Atmung*, weil nicht nur Kohlenhydrate und Fette, sondern auch der für die „Verbrennung" erforderliche Sauerstoff herangeschafft und die „Verbrennungsrückstände" wieder abtransportiert werden müssen. – Was sich so einfach anhört, ist wesentlich umfangreicher, weil es weitere Stoffwechselprozesse in Gang setzt, die den gesamten Organismus betreffen, ihm jene Impulse vermittelt, die ihn funktions- also lebenstüchtig halten. – Anhand dessen lassen sich die nachfolgenden Varianten der Muskelarbeit differenzieren!

Hochintensive Muskelarbeit

Bei der hochintensiven Muskelarbeit[29] mobilisiert die beanspruchte Muskulatur relativ unkompliziert ihre „*Sofortenergie*". Das heißt, zusätzlich zum eingelagerten ATP, das sich im Extremfall bis auf 40% seiner Ausgangsmenge spaltet, bietet das ebenfalls im Muskel gespeicherte Kreatinphosphat eine weitere Möglichkeit zur unmittelbaren *Energie-Bereitstellung*, indem es das am Kreatin gebundene Phosphat für die ATP-Resynthese zur Verfügung stellt.

Typisch ist diese Variante der Energie-Bereitstellung für eine sehr intensive, nur 6 bis 10 Sekunden während Muskeltätigkeit. Diese

---

[29] 100-m-Sprint, Werfen, Stoßen, Springen in der Leichtathletik – die Beispiele aus dem Leistungssport dienen nur dem besseren Verständnis!

Energie-Bereitstellung erfolgt „*sofort*", weil sie unabhängig von der *Energie-Nachschubreaktion* außerhalb der Muskulatur funktioniert.

Der Vorrat an „Sofortenergie", dem ATP und Kreatinphosphat im Muskel, ist normalerweise begrenzt; nur durch spezielles Training, das die ATP-Speicher um ca. 40-50% und den Anteil an Kreatinphosphat um 70% erhöht, kann ein gut Trainierter den Energiefluss der „Sofortenergie" bis auf 20 Sekunden ausdehnen.

In zahlreichen *Alltagssituationen* ist uns die „Sofortenergie" sehr hilfreich! Sie ermöglicht eine *schnelle Reaktion*, die uns beim Stolpern über ein Hindernis oder dem Ausrutschen auf glattem Boden vor Verletzungen bewahrt. Ist es trotzdem passiert, „zappeln" wir nicht hilflos wie ein auf dem Rücken liegender Käfer, sondern können uns aus eigener Kraft aufrappeln. Gleiches gilt für den sofortigen Muskeleinsatz, der beim Anheben eines schweren Gegenstandes die Wirbelsäule sowie die beteiligten Gelenke stabilisiert oder uns in gefährlichen Verkehrssituationen zum schnellen, reflektorisch gesteuerten Handeln befähigt.

Außerdem benutzen wir diese Form der Energie-Bereitstellung zu Beginn jeder körperlichen Aktivität als „Startpotenzial", bevor eine weitaus länger wirkende Energie-Nachschubreaktion einsetzt.

Übrigens: ATP hat zudem noch die Funktion eines „Weichmachers", denn ein zu niedriger Gehalt an ATP lässt den Muskel verkrampfen. – „Gliedersteife", die wir, je älter wir werden, besonders nach Ruhephasen spüren, verschwindet, sobald wir uns in Bewegung setzen, also die ATP-Bereitstellung aktivieren!

Intensive Muskelarbeit

Bei der intensiven Muskelarbeit[30] sind Kohlenhydrate die nächstschnellsten, für die ATP-Resynthese verwertbaren Energieträger; sie

---

[30] 400-m-Lauf, 100-m-Schwimmen, 1000-m-Zeitfahren im Radsport

stehen als Glykogen[31] (in der Muskulatur etwa 350 Gramm, in der Leber etwa 80 Gramm) und der im Blut zirkulierenden Glukose[32] ebenfalls rasch zur Verfügung.

Bei intensiver, *länger dauernder* Muskelarbeit, die alle verfügbaren muskelinternen Reserven an ATP und Kreatinphosphat ausschöpft, setzt eine Energie-Nachschubreaktion ein, die als *anaerob-laktazid* bezeichnet wird. Das heißt, weil während intensiver Muskelarbeit nicht genug Sauerstoff zugeführt werden kann, entsteht bei der sauerstofflosen (*anaeroben*) Glykogenverwertung als Nebenprodukt Laktat[33] (*laktazid*), das bei zu hoher Konzentration die Arbeitsfähigkeit der Muskulatur behindert. – Die intensive Muskelarbeit ist auf 40 bis 90 Sekunden beschränkt, weil die Muskulatur infolge erhöhter Laktatkonzentration „übersäuert", d.h. momentan „arbeitsunfähig" ist.

Im Alltag erleben wir diese Energie-Nachschubreaktion beim überhasteten Sprint zur Straßenbahn, dem gelegentlichen, d.h. ungewohnten Treppensteigen, kurzum – immer dann, wenn wir durch eine ungewöhnlich hohe Anstrengung „außer Atem" geraten; nämlich eine Sauerstoffschuld[34] eingehen, die wir in anschließender Ruhepause durch heftiges „Luftschnappen" tilgen.

Nur *ambitionierte Freizeitsportler* sollten im Training die erhöhte Laktatkonzentration bei intensiven Muskelkontraktionen tolerieren!

Wie das Potential an „Sofortenergie" und die Voraussetzung für eine intensive Muskelarbeit erhöht werden, erfahren Sie im Kapitel „Krafttraining".

---

[31] Glykogen ist ein aus Glucose-Einheiten aufgebauter Vielfachzucker; der kurz- bis mittelfristig in der Muskulatur und der Leber gespeichert oder - bei vermehrtem Energiebedarf der Muskulatur - wieder zur Glucose aufgespalten wird (Glykogenolyse).

[32] Glucose (Blutzucker, normalerweise zu etwa 0,3% im Blut)

[33] Laktat entsteht als „Salz der Milchsäure" bei der anaeroben Glykolyse

[34] Sauerstoffdefizit, das wir kurzzeitig verkraften.

Weniger intensive Muskelarbeit

Bei der weniger intensiven Muskelarbeit[35], ist die Energie-Nachschubreaktion sowohl *aerob-glykolytisch* (Glykogen wird bei annähernd ausreichender Sauerstoffzufuhr „verbrannt") als auch *anaerob-laktazid* möglich. Letzteres begrenzt wegen der Laktatbildung („Übersäuerung") die Dauer der Muskelarbeit auf ca. 7 bis 10 Minuten.

Wir erleben diese Energie-Nachschubreaktion beispielsweise beim Walken, Laufen, Radfahren oder dem Training auf Kardiogeräten, **wenn wir unseren Übermut nicht zügeln**, also sofort „in die Vollen gehen".

Als Freizeitsportler sollten wir diese Variante der Muskelarbeit, die uns bereits nach etwa 7 Minuten zum Aufgeben zwingt, möglichst meiden. – Denn der Trainingseffekt, durch Inanspruchnahme eines hohen Sauerstoffdefizits eine kurzzeitige intensive Ausdauerleistung zu erbringen, ist für unser Vorhaben, Gesundheit und Leistungsfähigkeit maßvoll zu steigern, nicht geeignet.

Ausdauernde Muskelarbeit

Bei der ausdauernden Muskelarbeit, wie sie für Marathonläufer oder das leistungsorientierte Laufen, Radfahren, Schwimmen gut trainierter Fitness-Sportler typisch ist, pendelt sich die Energie-Nachschubreaktion auf ein *Laktat-Steady-state* ein: Das Verhältnis von Sauerstoffzufuhr und Sauerstoffverbrauch ist relativ ausgeglichen, es entsteht keine nennenswerte Laktatkonzentration, die die Muskelarbeit behindern könnte.

Die Intensität der Muskelarbeit ist jedoch noch so hoch, dass *vorwiegend* Glykogen „verbrannt" wird. Denn für das Verhältnis von der Glykogen- zur Fettsäure- „Verbrennung" ist das energetische Sauerstoffäquivalent von Bedeutung: Weil bei der Verbrennung von 1 Liter Sauerstoff aus Glykogen 5,05 kcal aus Fetten aber *nur* 4,65 kcal an

---

[35] 1500- bis 3000-m-Lauf, 400- bis 800-m-Schwimmen

Energie gewonnen werden, erbringt im *hohen Intensitätsbereich* die bevorzugte Glykogenverbrennung einen Mehrgewinn an Energie von 13% gegenüber der Fettverbrennung! Dadurch wird die Größe des Glykogenspeichers bei dieser Muskelarbeit zum leistungs-begrenzenden Moment!

Die ausdauernde Muskelarbeit finden wir im *Ausdauertraining langjährig trainierter Fitnesssportler* u.a. in der *intensiven Dauermethode* (bei Herzfrequenzen von 75 – 85% der maximalen Herzfrequenz). → Kap. „Ausdauertraining" unter Herzfrequenz-Zone 3!

Moderate Muskelarbeit

Erst bei der moderaten Muskelarbeit, wie sie beim Walken, Laufen, Radfahren, Skilaufen, Schwimmen etc. für unser maßvolles Ausdauer-Fitnesstraining typisch sein sollte, wird die dominierende *aerobe Glykolyse* zunehmend von der *Fett-„Verbrennung"* unterstützt. Es hängt von unserem Trainingszustand ab, wie schnell wir ein *ausgeglichenes Glykogen* und *Fettsäure* „verbrennendes" Steady-state erreichen. Bei Untrainierten ist dies nach ca. 20 bis 30 Minuten der Fall; vorausgesetzt *wir „gehen es langsam an"*, peinlichst bemüht, von Beginn an eine „Sauerstoffschuld" zu vermeiden, also *„mit Sauerstoffüberschuss"* zu arbeiten.

Weil unsere Fettreserven nahezu unerschöpflich sind, *könnte* selbst ein verhältnismäßig schlanker Mensch mit diesen Reserven etwa 1000 Kilometer laufen, sofern er die dafür günstige, relativ langsam ablaufende Energie-Nachschubreaktion, nämlich die Fett- „Verbrennung", bei ausreichender Sauerstoffzufuhr optimal erschließt. Letzteres hängt u.a. von der *Fettverbrennungskapazität* der Muskelzelle ab, die durch die Anzahl der durch *regelmäßiges* Training vermehrten *Mitochondrien*, einer gesteigerten *Enzymaktivität* sowie von der *Sauerstoffzufuhr* bestimmt wird.

Diese Muskelarbeit bevorzugen wir beim *Ausdauerfitnesstraining* in Form der

Dauermethode beim Wandern, Walking, Bergwandern, Radeln etc. (bei Herzfrequenzen von 50 – 65% der maximalen Herzfrequenz → Kap. „Ausdauertraining" unter Herzfrequenz-Zone 1!

oder der

Extensiven Dauermethode beim Nordic Walking, Laufen, Radfahren, Schwimmen etc. (bei Herzfrequenzen von 65 – 75% der maximalen Herzfrequenz) → Kap. „Ausdauertraining" unter Herzfrequenz-Zone 2!

Welche Varianten des Energiestoffwechsels zur ATP-Resynthese zeitweise dominieren und dadurch mehr dem Kraft- oder Ausdauertraining zugehören, ergibt sich aus dem *Energiebedarf der Muskulatur,* der – wie bei den unterschiedlichen Arbeitsweisen der Muskulatur ausgeführt – *von der Intensität und der Dauer der Muskelarbeit bestimmt wird.*

Das gibt uns die Möglichkeit, zu entscheiden:

✓ Ob uns das Osteoporose verhindernde und die Körperhaltung stabilisierende *Krafttraining,*

✓ das kalorienzehrende und kreislaufoptimierende *Ausdauertraining – oder im fortschreitenden Alter weitaus besser –*

✓ die Kombination beider Trainingsformen zur erwünschten Fitness verhilft.

Grundsätzlich gilt: Wenn wir verstehen, wie der Energiestoffwechsel funktioniert, können wir Fehlbelastungen vermeiden und stattdessen gezielt jene Muskelaktivitäten für unser Training auswählen, die unserer Vorstellung vom Erhalt bzw. Steigern individueller Fitness entsprechen! – Mehr darüber bei den Ausführungen zum Kraft- und Ausdauertraining.

Merkmale der Muskelfasertypen

Für Ihr individuell geplantes Fitnesstraining ist es interessant zu wissen, ob Ihre Muskulatur genetisch mehr für das Kraft- oder Ausdauertraining „programmiert" ist. Das erspart Ihnen den aufwendigen Versuch, gegen genetisch vorgegebene „physiologische Barrieren" anzurennen!

Grundsätzlich besteht unsere Skelettmuskulatur aus zwei Fasertypen, den *schnell zuckenden „Kraftleistern"* (*FT* = fast twitch), deren Faserspannung ungefähr 15 – 20% größer und deren Kontraktionsgeschwindigkeit zehnmal schneller im Vergleich zu den *langsam zuckenden „Ausdauerleistern"* (*ST* = slow twitch) ist.

Das Verhältnis der Fasern zueinander ist individuell festgelegt. Genetisch bedingt, verfügen typische *Kraft- oder Schnellkraftsportler* prozentual über mehr schnelle, aber rasch ermüdende Muskelfasern, während bei *Ausdauersportlern* die langsamen, aber ermüdungswiderstandsfähigen Fasern überwiegen. Die Mehrzahl von uns darf sich zum „*Mischtyp*" zählen, dessen Fasern – etwa im Verhältnis von 50:50 – eine sowohl kräftige als auch ausdauernde Muskelarbeit ermöglichen.

Welchen Einfluss die Muskelfaserzusammensetzung auf sportliche Höchstleistungen hat, zeigt sich besonders auffällig bei den Weltklassesprintern aus den USA, Jamaika und Kanada, deren Vorfahren einstmals als Sklaven aus Westafrika kamen und genetisch offenbar über mehr schnell zuckende „Kraftleister" verfügten. – Im Gegensatz dazu die aus Äthiopien oder Kenia stammenden Ausdauerathleten, die genetisch mehr langsam zuckende „Ausdauerleister" in ihrem Muskelfaserspektrum vereinen.

Spezielle Faserverteilung (in %) bei Hochtrainierten (nach Badtke)

Sportart	ST-Fasern	FT-Fasern
Marathonläufer	85 bis 55 %	15 bis 45 %
Ruderer	65 bis 50 %	35 bis 50 %
Mittelstreckenläufer	55 bis 30 %	45 bis 70 %
Gewichtheber	35 bis 25 %	65 bis 75 %
Sprinter	25 bis 15 %	75 bis 85 %

Schon von ihrem Erscheinungsbild lassen Guttrainierte erkennen, ob sie zu den Kraft- und Schnellkraftsportlern oder zu deren Pendant, dem Ausdauersportler, zählen.

Insgesamt wirkt die Muskulatur von Kraft- und Schnellkraftsportlern auffälliger, ihre im Querschnitt größeren (hypertrophierten) schnellen Fasern besitzen eine stärker ausgebildete Zellstruktur, in die sehr ergiebige Phosphat- und Glykogenspeicher eingebettet sind.

Gemäß der Beteiligung von Sauerstoff am *Energiestoffwechsel*, können die *schnell zuckenden Fasern (FT)* noch weiter unterschieden werden:

✓ **Die schnellen Fasern glykolytischer Ausprägung (FTG)** schöpfen ihre Energie aus den „Sofortspeichern", ohne auf die Zufuhr von Sauerstoff angewiesen zu sein. Anaerobe Enzyme steuern diese schnelle Energie-Bereitstellung, deren Leistungsfähigkeit durch die Kapazität der Speicher bestimm wird. → „Hochintensive und intensive Muskelarbeit"

✓ **Die schnellen Fasern oxidativer Ausprägung (FTO)** nehmen enzymatisch eine Mittelstellung ein: Sie können Energie oxidativ (mit Sauerstoff – aerob) oder glykolytisch (ohne Sauerstoff – anaerob) erschließen. Sie weisen die stärksten Anpassungsreaktionen hinsichtlich Kraft- *oder* Ausdauerbelastungen auf. → „Ausdauernde Muskelarbeit" – *Diesen durch Training gut beeinflussbaren Mischtyp sollten wir beim altersgemäßen Fitnesstraining bevorzugt trainieren, weil er in Zusammenarbeit mit den ausdau-*

*erprädestinierten ST-Fasern bestmögliche leistungs- und gesund-
heitsfördernde Anforderungen an das Herz-Kreislauf-system, die
Atmung und den Stoffwechsel stellt sowie eine vielseitige Muskelarbeit ermöglicht!*

Die Muskulatur von Ausdauersportlern wirkt in der Struktur schlanker, ihre *langsam zuckenden Muskelfasern (ST-Fasern)* sind reichlich
mit Mitochondrien und aeroben Enzymen für den Glykogen- und Fettstoffwechsel besetzt. Als ermüdungsresistente Fasern haben sie reichlich Fett und Kohlenhydrat gespeichert. Zudem sind in der Muskulatur
von Ausdauertrainierten auch die schnellen Fasern nicht so stark hy-
pertrophiert, dafür aber wie ihre langsamen „Nachbarn" gut durchblutet (mehr Kapillaren sowie mehr Mitochondrien).

Muskelkater

Früher hielt man den Muskelkater nach intensiver Belastung als Bestätigung für ein wirkungsvolles Training. Als Ursache für den typischen „Muskelschmerz" sah man eine sehr hohe Laktatkonzentration
nach intensiver anaerober Muskelarbeit.

Dagegen spricht:

- ✓ Dass Muskelkater vor allem bei Untrainierten auftritt, die sich
  überfordern. – Aber Laktat bilden sowohl Untrainierte als auch
  Hochtrainierte; mit dem Unterschied, dass Hochtrainierte das
  Laktat während der Belastung sowie in der Regenerationsphase
  schneller abbauen!
- ✓ Nach der Laktathypothese müsste Muskelkater vor allem in Sportarten entstehen, die eine besonders hohe „Übersäuerung" eingehen, z.B. beim 400-m-Lauf.
- ✓ Laktat hat eine Halbwertzeit von 20 Minuten, der Muskelkater tritt
  aber erst Stunden später auf, nachdem sich der Laktatwert bereits
  normalisiert hat.

Heute meint man die Ursache des Muskelkaters in ungewohnter Belastung zu sehen; so führen Belastungen, die den Muskel über das gewohnte Maß hinaus dehnen, zu Mikroschäden in den kleinsten kontraktilen Elementen, den Muskelfilamenten. Eindringendes Gewebswasser soll zu Schwellungen führen, es kommt nach 12 bis 24 Stunden zum typischen Dehnungsschmerz, weil die durch Mikrorisse entstandenen „Abfallstoffe" beim Abtransport mit Nervenzellen in Berührung kommen. – Trotzdem wird der entzündungsbedingte Einfluss einer Übersäuerung nicht völlig ausgeschlossen.

Sogar langjährig Trainierte überrascht der Muskelkater bei neuen, für die Muskulatur ungewohnten Belastungen, z.B. beim ungebremsten Bergablaufen, neuen Übung im Krafttraining, intensiven Belastungen ohne vorheriges „Warm-up" u.a.

Leichter Muskelkater (Faseraufbau nach Mikrotraumata) kann einige Tage dauern, man unterstützt die „Heilung" durch aktive Erholung (verringerte Trainingsbelastung z.B. lockeres Laufen, Schwimmen, Radeln) oder warme Entspannungsbäder.

Ein typischer Fehler, der möglicherweise zu Verletzungen führt, wären Dehnübungen trotz oder wegen des Muskelkaters. Dabei wird die Schutzspannung, die dem durch kleine Mikrorisse geschädigten Muskelgewebe die nötige Ruhe zur Ausheilung gewährleisten soll, als lästige Verspannung fehlgedeutet und durch Zug am Gewebe weiterer Schaden provoziert. – Das Gleiche gilt für Massagen, die als zusätzliche Überreizung des Muskelgewebes, die Ausheilung des Muskelkaters verzögern.

Im moderaten Fitnesstraining können wir den „gefürchteten" Muskelkater, der uns keinesfalls „auf immer und ewig" vom weiteren Training abhalten sollte, weitgehend vermeiden, indem wir uns vor jeder Trainingsbelastung „einarbeiten": Wir beginnen mit ca. 50% der für uns üblichen Trainingsbelastung, um so die anfängliche „Muskelsteife" zu überwinden → „*Warm-up*" im Ausdauertraining und „*Spezielles Einarbeiten*" im Krafttraining.

Muskelkrampf (Spasmus)

Eine ungewollte, schmerzhafte Muskelkontraktion bezeichnet man als Muskelkrampf: Übernormale neuromuskuläre Ermüdung beim Training, Magnesiummangel (Magnesium hat u.a. eine dämpfende Wirkung auf die Nervenleitgeschwindigkeit) oder eine Dehydrierung (führt zu Elektrolytstörungen) können einen Muskelkrampf bewirken → Kap. „*Flüssigkeitsmilieu und Dehydrierung*".

Abgesehen von der Magnesium- und Flüssigkeitszufuhr, hat sich vorsichtiges Dehnen des betroffenen Muskels bewährt. – Als Beispiel sei der typische Wadenkrampf genannt, der sich durch aktives oder passives Beugen des Fußgelenks lösen lässt.

Homöostase – Funktionsbreite – Anpassung

Ohne dafür besondere Beachtung zu finden, reguliert unser Organismus lebenswichtige Funktionen, „repariert" im Sinne der *Selbstheilung*[36] kleinere Unpässlichkeiten und hält sich stets einsatzbereit. Als „Krone der Schöpfung", sollten wir diesem Wunderwerk der Evolution die nötige Aufmerksamkeit schenken: *Uns bliebe manch selbstverschuldete Krankheit erspart, garantierten wir unserem Körper jene Bedingungen, auf die er sich im Laufe seiner Entwicklung einstellen konnte.*

Denn nach dem Prinzip der *Selbstregulation* hält unser Körper seine Organfunktionen und deren Zusammenspiel im lebenswichtigen Gleichgewicht (*Homöostase*). – Ein dynamischer Zustand, den wir als „*Inneres Gleichgewicht*" empfinden.

---

[36] Als *Selbstheilungskraft* bezeichnet man die Fähigkeit des menschlichen Körpers, sowohl äußere als auch innere Verletzungen bzw. Krankheiten ohne nennenswerte medizinische Therapie zu heilen.

Dieser Gleichgewichtszustand verfügt über eine bestimmte *Funktionsbreite* (*Toleranz*), mit der geringe Abweichungen von der „Norm" kompensiert werden.

Darüber hinaus ist unser Körper zur *Anpassung* (Adaptation) an höhere Anforderungen fähig, in deren Folge die Muskulatur, die Atmung, das Herz-Kreislaufsystem, bis hin zur Energiebereitstellung auf einem höheren Niveau funktionieren, sich das straffe Bindegewebe (Sehnen und Bänder) sowie das Stützgewebe (Knorpel und Knochen) dieser erhöhten Leistungsfähigkeit anpasst.

Wenn unser Körper aber unterfordert ist, dann „brennt" das biologische System auf Sparflamme, schränkt bei langfristiger Unterforderung sogar seine „Mitarbeit" weitestgehend ein, weil der Körper von Natur aus nicht bereit ist, Unnötiges in Leistungsbereitschaft zu halten: *„Wer rastet, der rostet!"* Das betrifft, obwohl manche das nicht wahrhaben wollen, auch vormals durch Training erworbene Anpassungen, denn diese bilden sich bei länger ausbleibenden Trainingsanforderungen ebenfalls zurück.

Homöostase

Betrachten wir die Homöostase als einen Vorgang, durch den unser Körper in seinem Inneren, die zum Leben erforderlichen konstanten Bedingungen sicherstellt. Das setzt voraus, dass selbst kleinste Veränderungen vom einmal eingestellten Wert wahrgenommen und durch homöostatische Reaktionen wieder in den ursprünglichen Zustand versetzt *oder* neuen Anforderungen angepasst werden.

Als Beispiel sei eine körperliche Aktivität gewählt, die in der *Muskulatur* zu einem erhöhten *Energiebedarf* führt, der von weiteren Organsystemen zu sichern ist: Das *Herz* steigert seine Schlagfrequenz und intensiviert in Übereinstimmung mit den Regelmechanismen des *Kreislaufsystems* die Durchblutung der arbeitenden Muskulatur, wodurch diese besser mit Energiestoffen versorgt, ihrer Abfallstoffe entledigt und ganz „nebenbei", die bei der Energieumwandlung anfallende „Verbrennungs"-Wärme abgeleitet wird.

Doch damit nicht genug, die auf den Energiestoffwechsel reagierende Blutsubstanz beeinflusst weitere Körperfunktionen:

✓ Auf die erhöhte Konzentration von Kohlendioxid im Blut reagiert das *Atemsystem*, daraufhin wird die Sauerstoffaufnahme optimiert.

✓ Der *Stoffwechsel* erschließt weitere Reserven an Glykogen und Fettsäuren; dabei halten die Leber und die Bauchspeicheldrüse den Blutzuckerspiegel im Toleranzbereich, indem sie die Produktion, den Verbrauch oder die Speicherung von Glykogen gewährleisten.

✓ Die *Nieren* reagieren auf das Flüssigkeitsmilieu des Organismus.

✓ Die *endokrinen Drüsen* sorgen für die richtige Hormonkonzentration im Blut.

Die bis hier angedeuteten Funktionsabläufe verlaufen normalerweise ohne unsere direkte Einflussnahme im *vegetativen Nervensystem*[37]; bewusst werden sie uns erst, nachdem der Hypothalamus die jeweiligen Signale über den physischen und psychischen Zustand des

Körpers mit unserer bewussten Wahrnehmung, dem *somatischen Nervensystem*, verbindet und auf seine Weise:

---

[37] Das *vegetative Nervensystem* ist vorwiegend mit der Steuerung von Körperfunktionen betraut, die außerhalb unseres Bewusstseins ablaufen.

Zum weiteren Verständnis: Die außerhalb des Zentralnervensystems (Gehirn, Rückenmark) befindlichen neuronalen Strukturen bezeichnet man als *Peripheres Nervensystem*. Dieser Teil des Nervensystems wird wiederum in das *Somatische Nervensystem* (es bezeichnet den Anteil des Nervensystems, der für die bewusste Wahrnehmung von Umweltreizen und Reizen aus dem Körperinneren, für die bewusste oder willkürliche Steuerung motorischer Funktionen sowie für bewusste Nachrichtenverarbeitung zuständig ist) und in das *Vegetative Nervensystem* (Sympathikus und Parasympathikus) unterschieden.

111

✓ Die *Körpertemperatur* regelt, indem er die Höhe der Körpertemperatur registriert und daraufhin das Zittern bei Kälte bzw. Schwitzen bei Wärme veranlasst sowie uns beeinflusst, dem unsere Kleidung bzw. die Intensität der körperlichen Belastung anzupassen.

✓ Die physische und psychische *Aktionsbereitschaft* unseres Körpers herstellt, indem er vor oder während einer anspruchsvollen Aktivität das Zusammenwirken von Körper und Geist koordiniert und damit einen stärkeren Einfluss auf das vegetative Nervensystem (der *Sympathikus*[38] dominiert den *Parasympathikus*[39]) ausübt; was wir in Form des „Lampenfiebers", des „Vorstartzustandes" oder eines „Energieschubs" empfinden.

✓ Das *Flüssigkeitsmilieu* des Körpers reguliert, indem er dessen Zustand mit unserem Durstgefühl verknüpft, uns zum Trinken veranlasst, damit sich der Flüssigkeitsverlust in Grenzen hält.

✓ Den weiteren *Energiebedarf des Körpers* sichert, indem er dessen Status mit unserem Hungergefühl verknüpft, das uns zur Nahrungsaufnahme ermuntert.

Erst nach der Belastung schwingen die aktivitätsbedingten Funktionsabläufe wieder in den „Normalzustand" zurück *oder* münden in einer trainingsbedingten → *„Anpassung.*

Die hier als Beispiel genannten homöostatischen Reaktionen sind eine wesentliche Voraussetzung für unser körperliches und geistiges

---

[38] Beim Einwirken von Stressreizen aktiviert der *Sympathikus* alle Notfallfunktionen unseres Organismus: Pulsschlag und Blutdruck sind erhöht, der Blutglukosespiegel steigt, um rasch verfügbare Energiequellen zu erschließen, das Aufmerksamkeitsniveau wird erhöht.
[39] Ist die Stresssituation abgeflaut, gewinnt der *Parasympathikus* das Übergewicht: Pulsschlag und Blutdruck normalisieren sich, die Glukosekonzentration des Blutes sinkt, der Organismus schaltet auf Ruhe.

Wohlbefinden und funktionieren am besten im Rahmen von Anforderungen[40], die jenen ähneln, die evolutionär zum Entstehen dieser lebenserhaltenden Funktionsabläufe führten! – Doch damit sind wir wieder beim: „Gebrauche es oder verlier es!"

Trainingsprinzipien

Die gute Nachricht: Es kann unserer Gesundheit und Leistungsfähigkeit nur förderlich sein, wenn wir unseren Körper mit Ansprüchen konfrontieren, die seine biologischen Systeme und Funktionsabläufe in einem optimalen Zustand erhalten *oder* was noch vorteilhafter wäre: Wir verbessern diesen Zustand durch gezieltes Training, indem wir die Funktionsbreite unserer Organsysteme im Sinne der Homöostase erweitern; damit schaffen wir uns eine Leistungsreserve, mit der wir erhöhte Anforderungen mühelos meistern. Denn genauso wie sich die Funktionsfähigkeit unseres Organismus durch Inaktivität verschlechtert, lässt sie sich durch Aktivität verbessern!

Funktionsbreite

Unser Organismus toleriert alltägliche Anforderungen, wenn diese innerhalb der homöostatischen Funktionsbreite bleiben. Alltagsbelastungen, wie z.B. das gewohnte Gehen, bringen uns deshalb nur wenig „außer Atem" oder unser Herz „aus dem Takt". Nach der Belastung schwingen alle Organfunktionen wieder in den Ruhezustand zurück – so, als wäre nichts gewesen.

Anpassung

Die Funktionsbreite der Homöostase ist jedoch begrenzt, ungewohnt hohe Anforderungen, z.B. schnelles Gehen, brächte uns bereits „außer Atem", lässt unser Herz deutlich schneller schlagen. Das bleibt allerdings nur eine zeitweilige, vergängliche Reaktion. Denn erst *gezieltes*

---

[40] Gemeint sind jene körperlichen und geistigen Anforderungen, die ursprünglich unseren Körper „formten" sowie unseren Intellekt „weckten".

Training erweitert die Funktionsbreite der Homöostase, passt sie höheren Anforderungen an: Ruhiger Atem und normaler Herzschlag wären das Ergebnis dieser Anpassung.

Unser Körper reagiert auf überdurchschnittliche Anforderungen mit funktionellen und morphologischen (strukturellen) Veränderungen, indem er sich ihnen anpasst; seine Organfunktionen werden leistungsfähiger und erholen sich nach einer Belastung schneller: Dies erweitert die Funktionsbreite der Homöostase, hebt sie auf ein höheres Niveau. Ein Prozess, den wir als Anpassung bezeichnen.

Bleiben wir beim Beispiel des Gehens, gesteigert in Form des sportlichen Gehens (Walken), das so manchen, dem bisher der Fahrstuhl oder die Rolltreppe bequemer war, völlig „außer Atem" und zum „Herzrasen" bringt. Die beschleunigte Herz- und Atemfrequenz signalisiert eine Energiemangelsituation, die der untrainierte Organismus momentan nicht kompensieren kann; deshalb geht er eine Sauerstoffschuld ein und verbraucht seine letzten, zurzeit erschließbaren Energiereserven. – Die noch geraume Zeit nachwirkende heftige Herz- und Atemfrequenz lässt ahnen, wie hoch das Manko an Sauerstoff und Energiestoffen (*z.B. Glykogen*) war – ein Manko, das nach der ungewohnten Anstrengung kompensiert werden muss.

Jetzt offenbart sich die Anpassungsfähigkeit unseres Organismus: Dieser füllt in der Erholungsphase die entleerten Energiedepots nicht nur wieder auf, sondern legt sich vorsorglich eine größere Reserve an! Das heißt: Unser Körper kompensiert nicht nur das entstandene Manko, sondern reagiert mit einer „*Überkompensation*".

Überkompensations-Schema

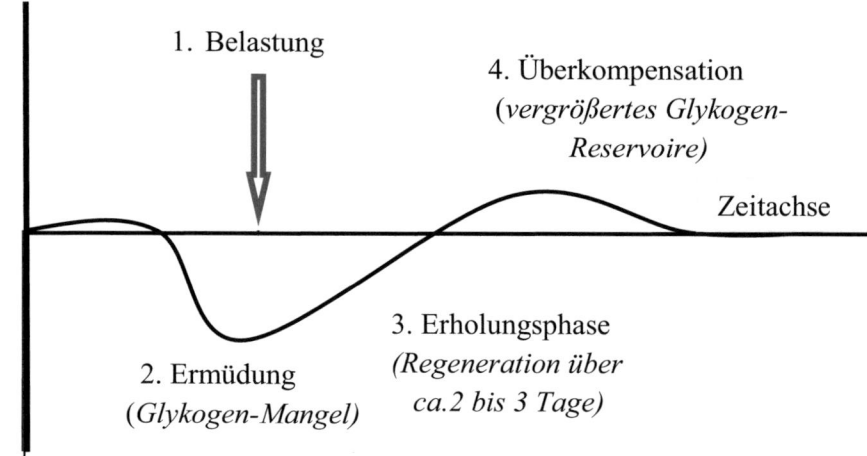

+ Leistungssteigerung

1. Belastung

4. Überkompensation
(*vergrößertes Glykogen-
Reservoire*)

Zeitachse

3. Erholungsphase
(*Regeneration über
ca.2 bis 3 Tage)*

2. Ermüdung
(*Glykogen-Mangel)*

- Leistungsverlust

Die Dauer der Erholung (3.) hängt davon ab, wie anstrengend die Belastung (1.) und das Ausmaß der Ermüdung (2.) – in unserem Beispiel das Walken – war. Bleibt die überdurchschnittliche Anforderung nur ein einmaliger Vorgang, dann verliert sich die Überkompensation (4.) innerhalb weniger Tage, weil der ursprüngliche Gleichgewichtszustand wiederhergestellt wird.

In der Regel hat die Überkompensation nach ca.2 bis 3 Tagen ihren Höhepunkt erreicht, das heißt: Wir könnten zu diesem Zeitpunkt beim erneuten Walken mit einer aufgestockten Energiereserve rechnen und ausgestattet mit diesem Energieplus, die bis dato ungewohnte Anstrengung müheloser bewältigen!

Wenn wir also das Walken regelmäßig trainieren, steigert das die Leistungsfähigkeit der beanspruchten Körperfunktionen, *denn über eine planmäßige Belastungssteigerung erschließen wir den anpassungsfördernden Effekt der Überkompensation*, es kommt zu ergiebigeren, relativ leicht erschließbaren Energiespeichern.

Weil es aber beim Walken nicht nur um eine kurzzeitige Belastung geht, die nach Ausschöpfung der „leicht" erschließbaren Energiespeicher beendet ist, setzt das weitere Tun eine gesteigerte Energie-Bereitstellung voraus, das heißt: Die Funktionen des Herz-Kreislauf- und Atemsystems, die Enzymaktivitäten sowie die energieliefernden Stoffwechselprozesse werden zunehmend gefordert und erreichen bereits nach zwei bis drei Wochen ebenfalls ein höheres Anpassungsniveau.

Im Verlauf des Trainings kommt es – über einen Zeitraum von ca. vier bis sechs Wochen – zu weiteren Anpassungen, das heißt: Unsere „aktive Masse", die Muskulatur nimmt zu, unser Herz wird leistungsfähiger, die Kapillaren sowie Mitochondrien („Energiekraftwerke" im Muskel) vermehren sich, die Knochen gewinnen an Festigkeit und die Funktionstüchtigkeit der Gelenke verbessert sich.

Alles zusammen genommen, sind das Anpassungen, die in besonderem Maße die Funktionstüchtigkeit und Belastbarkeit des Organismus deutlich erhöhen. Unser Fitnesslevel steigt spürbar, wir fühlen uns leistungsfähiger! Wie sich das auf unsere geistige Frische auswirkt erfahren Sie im Kap. „Körperliche Aktivität belebt die geistige Frische".

Es sei hier ausdrücklich vermerkt: Typische Alltagsbelastungen (Gartenarbeit, Verrichtungen im Haushalt, Handwerkeln u.a.) erhalten allenfalls die körperliche Leistungsfähigkeit und sollten auf jeden Fall beibehalten werden! Auch eine gesunde Ernährung, ausreichender Schlaf, eingeschränkter Genussmittelkonsum u.a. dienen unserem Wohlbefinden und der Gesundheit. – Wenn wir jedoch zielgerichtet unsere körperlichen und geistigen Fähigkeiten trainieren wollen, um sie länger fit zu halten und um vermeidbare Krankheiten auf spätere Jahre hinauszuzögern, dann sollten wir uns zu einem systematischen, unserem Befinden angepassten Training entschließen, denn gesteigerte Leistungsfähigkeit ist im biologischen Sinne die „Antwort" auf leistungsfördernde Belastung!

Belastungsgestaltung

Betrachten wir das bisher Genannte aus trainingsmethodischem Blickwinkel: Nur eine nach bewährten Trainingsprinzipien geplante Belastungsgestaltung ermöglicht es, die Anpassungsfähigkeit unseres Körpers gezielt zu nutzen und damit unsere Fitness zu steigern bzw. zu erhalten.

✓ Keine oder eine zu geringe Belastung (wie das unter „Funktionsbreite" angeführte „alltägliche Gehen" bzw. alltägliche Verrichtungen) unterfordert uns; dem Altersgang folgend, verringert sich allmählich unsere körperliche und geistige Leistungsfähigkeit.

✓ Mittlere bis hohe Belastungen (wie beim unter „Anpassung" angeführten „Walken") beanspruchen deutlich mehr. Aber erst, wenn wir diese Belastung allmählich im Sinne des Trainings kontinuierlich steigern, verbessert sich unsere körperliche und geistige Leistungsfähigkeit.

✓ Extrem hohe Belastung überfordert: Das geschieht, wenn z.B. jemand, der es täglich bei kaum 500 Schritten beließ, plötzlich seine Liebe zum Walking entdeckte und völlig unvorbereitet 5000 und mehr Schritte walkt. – Anstatt seine Fitness allmählich zu steigern, führt diese „Hauruck-Aktion" bei ihm eher zu Überforderung und Überdruss, aber nicht zur allmählich angestrebten Leistungssteigerung.

Belastungsfaktoren im Fitnesstraining

Für das Fitnesstraining wichtige Belastungsfaktoren sind:

✓ Die *Körperübungen*, wobei der durch sie beanspruchte Anteil an Muskulatur zu berücksichtigen ist: Beispielsweise werden beim Walken weniger Muskeln beansprucht als beim Nordic Walking oder Laufen (Joggen); gleiches gilt für das Krafttraining, bei dem in Ganz- oder Teilkörperübungen unterschieden wird. – Außerdem hat die Körperposition einen Einfluss auf die Belastung (z.B. die aufrechte Haltung beim Walken und Laufen im Verhältnis zur Lage beim Schwimmen oder zum Sitzen beim Radfahren bzw. auf einem Fahrradergometer).

✓ Die *Belastungsintensität* ergibt sich beim *Ausdauertraining* aus der Geschwindigkeit beim Walken, Laufen, Radfahren, Schwimmen usw. und beim *Krafttraining* aus dem geforderten Krafteinsatz im Verhältnis zur momentanen Kraftfähigkeit.

✓ Der *Belastungsumfang* ergibt sich aus der zurückgelegten Strecke bei den von uns bevorzugten *Ausdauersportarten* und beim *Krafttraining* aus der Gesamtheit der Krafteinsätze in einer Trainingseinheit.

Das Gegenteil zur Belastung ist die „Erholung", die Wiederherstellung bzw. *Regeneration*, deren optimale Dauer und Wirksamkeit die Qualität des Trainings ebenso beeinflusst, wie die Belastungsgestaltung → Kap. „Übertraining"!

In den weiteren Ausführungen zu den Fitnesssportarten bzw. Fitnessübungen wird die spezielle Dosierung von Belastung und „Erholung" detaillierter erläutert!

Individuelle Trainingsziele

Trainierte, Wiedereinsteiger oder Neueinsteiger?

Wenn Sie Ihr bisheriges Verhältnis zur sportlichen Betätigung sowie Ihr derzeitiges Leistungsvermögen möglichst unvoreingenommen einschätzen, um sich als *Trainierter, Wiedereinsteiger* oder *Neueinsteiger* einzuordnen, dann könnte Ihnen das bei der Auswahl der für Sie geeigneten Fitnessaktivitäten sehr hilfreich sein!

Trainierte verfügen als passionierte Freizeit- oder Wettkampfsportler über ein Guthaben an leistungsfähigen Organfunktionen sowie Erfahrungen im sportlichen Training!

Wiedereinsteiger blicken für gewöhnlich auf eine sportliche Vergangenheit im Jugend- oder frühem Erwachsenenalter zurück und beginnen nach Jahren sportlicher Abstinenz erneut mit dem Training. An ehemals erworbene Bewegungserfahrungen wie Radfahren, Schwimmen, Skilaufen usw. können sie mühelos anknüpfen! Denn was wir früher intensiv trainierten, wurde im „motorischen Gedächtnis" gespeichert, das auch im Alter noch gut funktioniert und uns bei Wiederaufnahme sportlicher Aktivitäten den Einstieg erleichtert sowie darüber hinaus, zum weiteren motorischen Lernen ermutigt.

Neueinsteiger möchten ihr „No-Sports-Image" aufgeben, weil die gesundheitsfördernde Wirkung eines moderaten Fitnesstrainings sie überzeugte; einer Freizeitaktivität, die ihnen zugleich sinnvolles Hobby im Kreise Gleichgesinnter sein könnte.

Ob Trainierter, Wiedereinsteiger oder Neueinsteiger - Überlegenswert ist:

Bleibt es erstrebenswert, wie in jungen Jahren einem Extrem zu huldigen, also der Ausdauerndste, Schnellste oder Kräftigste sein zu wollen oder wäre es nicht weitaus sinnvoller, alle uns verbliebenen Fähigkeiten auf einem unserem Alter angepassten Niveau zu halten, dabei die Vielfalt körperlicher Voraussetzungen zu einem harmonischen Ganzen nutzend?

Welche Sportart oder Körperübung soll es sein?

Bei der Auswahl der Fitnessaktivitäten gilt es zu bedenken:
- ✓ Was wollen wir durch das Fitnesstraining erreichen?
- ✓ Was ist uns noch möglich (konsultieren Sie im Zweifelsfalle Ihren Hausarzt)?
- ✓ Welche Fitnessaktivität könnte uns freudvolle Freizeitbeschäftigung sein?

Wobei es den Einstieg erleichtert, wenn wir an Gekonntes oder Bekanntes anknüpfen. Besonders *Neu- oder Wiedereinsteiger* müssen nicht gleich „Bäume ausreißen", sondern sollten sich aus dem vielfältigen Angebot der von uns vorgeschlagenen Fitnessaktivitäten zuerst das für sie problemlos Machbare auswählen, ehe sie sich an höhere Leistungsziele wagen.

Währenddessen bleiben *Trainierte* in der Regel ihrer bisher betriebenen Sportart so lange wie möglich treu und könnten – dem unvermeidlichen Altersgang genügend – ihre Kondition[41] durch weitere Varianten des Fitnesstrainings erhalten.

Anteil der physischen Fähigkeiten in Fitnesssportarten/-Übungen

	Ausdauer	Kraft	Beweglichkeit	Koordination
Bergwandern	••••	•••	••	•••
(Stepper)	•••	••	•	•
Walking	•••	••	••	••
Nordic-Walking	•••••	•••	•••	•••
Joggen-Laufen	•••••	•••	•••	•••
(Laufband)	•••••	•••	••	••
Skilanglauf	•••••	••••	••••	•••
(Ellipsentrainer)	•••••	•••	••	••
Radfahren	•••••	•••	••	••
(F.-Ergometer)	•••••	•••	•	•
Schwimmen	•••••	••	••	•••
Aquagymnastik	•••	••	••••	•••
Rudern	•••••	••••	•••	••
(Trockenrudern)	•••••	••••	••	••
Maximalkrafttr.	•	•••••	•••	•••

---

[41] Die sinnverwandten Begriffe „Kondition" und „Fitness" stehen für unsere konditionelle bzw. fitnessmäßige Leistungssteigerung.

Kraftausdau-ertr.	•••	••••	•••	•••

Legende:

✓ Die Anzahl der „•" symbolisiert den Anteil der jeweiligen physischen Fähigkeit an der Sportart bzw. der Körperübung!

✓ Eingefügt in (Klammern) sind Alternativen an Kardiogeräten.

Als allgemeiner Hinweis gilt: Je älter wir werden, umso mehr sollten wir Fitness bzw. Kondition als vielseitige Leistungsfähigkeit verstehen; also nicht beabsichtigen, bestimmte Körperfunktionen auf Kosten anderer speziell zu entwickeln: Wir vermeiden physische Dysbalancen, indem wir ein harmonisches Miteinander von Kraft, Ausdauer und Beweglichkeit in zahlreichen Bewegungsvarianten (Koordination) trainieren.

Außerdem gilt es zu entscheiden, ob wir alleine oder lieber in der Gemeinschaft einer Sportgruppe bzw. als Mitglied eines Fitnessstudios trainieren wollen. → Kap. „Training im Fitnessstudio"

Für einen ständig unter Zeitdruck stehenden Workaholic mögen ein Swimmingpool nebst eigenem Trainingsraum sowie das jederzeit mögliche Training im Freien wegen der ständigen Verfügbarkeit von Vorteil sein. Fraglich ist jedoch, ob das auf Dauer befriedigt: Als soziales Wesen, insbesondere im vorgerückten Alter, sind wir sehr auf Betätigung mit Gleichgesinnten sowie auf Anerkennung durch andere bedacht. Letztendlich spricht das für Aktivitäten in der Gemeinschaft, deren „produktive" Trainingsstimmung uns motivierend beeinflusst.

Kraft – Ausdauer – Beweglichkeit – Koordination

Der Tenor der folgenden Ausführungen liegt auf dem Kraft- und Ausdauertraining mit den für das Fitnesstraining typischen Sport-arten bzw. Übungsformen. Dabei kommt es zur ineinandergreifenden „Verschmelzung" mit weiteren für uns bedeutsamen Primär-Fähig-keiten, wie die Beweglichkeit und die Bewegungs-Koordination. Denn die vielgestaltigen Übungsvarianten des *Kraft-* und *Ausdauertrainings* fördern zugleich die *Beweglichkeit* und die *Bewegungs-Koordination*. Erfahrungsgemäß kommt ein Mehr an Beweglichkeit und Bewegungs-Koordination zugleich dem Kraft- und Ausdauertraining zugute. → Kap. „Beweglichkeit & Bewegungs-Koordination"

Ein auf die Kraft, Ausdauer, Beweglichkeit und Bewegungs-Koordination zielendes Fitnesstraining fördert zugleich die intensivere Durchblutung des Gehirns und belebt die Hirnfunktionen, indem es ein „Feuerwerk" an Nervenimpulse nicht nur im → *Motorcortex* entfacht, sondern auch das „motorische Gedächtnis" durch neue Bewegungs-Erfahrungen mit belebender Auswirkung auf die geistige Leistungsfähigkeit erweitert.

Ausdauertraining in eigener Regie

Für unser moderates Ausdauer-Fitnesstraining eignen sich beispielsweise das Wandern, Walken, Laufen, Radeln, Schwimmen und Skilaufen oder deren „Imitation" auf Kardiogeräten. Also zyklisch ablaufende dynamische Bewegungsformen, die sich über die Belastungs-Intensität (Geschwindigkeit) sowie den Belastungs-Umfang (Zeit) relativ einfach dosieren und anhand der Herzschlagzahl (Puls) als individuelle Trainings-Belastung steuern und kontrollieren lassen. Dies mit dem Ziel, die Widerstandsfähigkeit des Körpers gegen Ermüdung sowie seine Fähigkeit, sich nach Belastungen schneller zu erholen, zu steigern. Das trägt wesentlich dazu bei, körperlich und geistig fit zu bleiben.

Auf Alltagssituationen bezogen, steht Ausdauer auch für Beharrlichkeit, insbesondere dem Durchhaltevermögen, mit dem wir schwierige Situationen, sei es bei körperlicher oder geistiger Tätigkeit, meistern. Eine besondere Rolle spielt dabei die „*Grundlagenausdauer*".

Grundlagenausdauer

Die Grundlagenausdauer ist eine wesentliche Voraussetzung für langandauernde Belastungen im Bereich des aeroben Energiestoffwechsels und wird dadurch nicht nur im Leistungssport, sondern auch im Fitnessbereich zur Basis für ein effektives Training:

✓ Leistungssportler wie auch ambitionierte Fitnesssportler trainieren zu Beginn einer Trainingsperiode eine *auf ihre jeweilige Sportart bezogene Grundlagenausdauer*, um die intensiven Trainingseinheiten zur Wettkampfvorbereitung besser „verkraften" zu können bzw. sich nach Wettkämpfen schneller zu erholen.

✓ Als Freizeitsportler begnügen wir uns vorzugsweise mit dem Training einer *allgemeinen Grundlagenausdauer*, mit der wir den physischen und psychischen Anforderungen beim Fitnesstraining wie auch während Alltagsbelastungen möglichst lange gewachsen sind und uns anschließend schneller erholen[42]. Die allgemeine Grundlagenausdauer beruht vornehmlich auf einer aeroben Leistungsfähigkeit, die wir hauptsächlich durch kontinuierliche Dauerbelastungen trainieren. Auf diese Weise verbessern wir die Funktion des Herz-Kreislauf-Systems und des Atemsystems sowie der Stoffwechselprozesse und fördern unsere physische aber auch psychische Belastbarkeit → Kap. „Herzfrequenz-Zonen".

Effekte des Ausdauertrainings

Vorausgesetzt, wir ergänzen unsere normalen Alltagsaktivitäten durch zusätzliche Trainingsaktivitäten, die uns einen wöchentlichen Mehrverbrauch von 1500 bis 2000 kcal. abverlangen (also täglich etwa 30 Minuten moderates Training, z.B. Walken, Laufen, Radfahren, Schwimmen o.a.), dann hätte dies einen leistungssteigernden Effekt für folgende Körperfunktionen:

---

[42] Wir sprechen in diesem Zusammenhang vom Training der Trainierbarkeit bzw. vom Steigern der Belastungsverträglichkeit.

✓ *Atmung (äußere):* In Ruhe benötigen wir pro Minute ¼ Liter, beim Spaziergehen bereits ½ Liter Sauerstoff, eine Menge, die beim Joggen sogar 2 Liter pro Minute beträgt. Letzteres ist in etwa 45 Liter Atemluft enthalten. Um gesund zu bleiben, wäre täglich eine intensive Atemaktivität von etwa 20 bis 30 Minuten zu empfehlen! Das durchlüftet die unter Ruhebedingungen nicht oder nur wenig beatmeten Lungenbläschen und Bronchialwege (sog. Totraum) und hält diese funktionstüchtig. Gleichzeitig vergrößert sich das Lungenvolumen bestenfalls um ca. 30%, weil die Atemmuskulatur gestärkt und der Brustkorb elastischer bleibt.

✓ *Atmung (innere)*: Durch tiefere Atemzüge wird die Lunge intensiver belüftet, sodass 20 bis 35% mehr Sauerstoff aufgenommen werden kann, der über eine ebenfalls zunehmende Anzahl roter Blutkörperchen zu den Körperzellen gelangt. Das Hämoglobin, das den Sauerstoff aufnimmt, der von den Lungenbläschen ins Blut gewechselt (diffundiert) ist, wird zum wichtigsten Faktor des Gasaustausches. Durch Ausdauertraining werden mehr rote Blutkörperchen, die das Hämoglobin enthalten, sowie mehr Blutplasma und damit eine etwa 20 bis 25% größere Gesamtmenge an leistungsoptimiertem Blut erzeugt.

✓ *Herz-Kreislaufsystem*: Der erforderliche Energienachschub für den Stoffwechsel der arbeitenden Muskeln (Walken aktiviert etwa 35% und Joggen sogar 60 bis 70% unserer Muskulatur) stellt optimale Ansprüche an das Herz-Kreislaufsystem, das funktionell seinen Wirkungsgrad erhöht. Ausdruck dessen ist u.a. unser *Ruhepuls*, der sich von 70 bis 80 Schläge pro Minute bestenfalls um 20 Schläge senkt. Beim Vergleich eines hochtrainierten Ausdauersportlers mit einem Untrainierten, schlägt das Herz des Trainierten pro Tag ungefähr 30000mal weniger als das eines Untrainierten. Dies, obwohl der Puls des Trainierenden während des Trainings sowie in der anschließenden „Nachbrenn"-Phase (intensive

Regenerationsphase) erheblich über dem Niveau seines Ruhepulses liegt.

✓ Der gesteigerte Energiestoffwechsel aktiviert den *Blutkreislauf* um das 15- bis 20fache, der Herzmuskel kräftigt sich und wird zudem besser durchblutet. Der Blutdruck sinkt, denn die Herzkranzgefäße und die peripheren Blutgefäße (Körperkreislauf) werden durchlässiger, weil „Ablagerungen" beseitigt und neue Kapillaren und Kollateralgefäße (Quer bzw. Ausgleichsverbindungen) entstehen.

✓ Nicht nur das *Blutvolumen* nimmt bis zu 1,5 Liter zu und kann durch einen erhöhten Hämoglobinanteil mehr Sauerstoff aufnehmen: Infolge des Ausdauertrainings hat sich auch die Anzahl der *Mitochondrien*, der „Zellkraftwerke" der Muskulatur, um das 2 bis 3fache gesteigert.

✓ *Gehirn*: Das Gehirn wird ebenfalls intensiver durchblutet und profitiert von dem höheren Sauerstoffgehalt des Blutes: Im Vergleich mit einer Tätigkeit im Sitzen, erhält es etwa doppelt so viel Sauerstoff während des Ausdauertrainings. – Infolgedessen kommen uns beim Ausdauertraining oftmals die besten Ideen → Kap. „Runner's High": Im optimalen Pulsbereich wird vermehrt das „Kreativhormon" Acetylcholin ausgeschüttet, ein Gewebshormon, das die Übertragung von Nervenreizen z.B. von den Synapsen der Nervenzellen zu anderen Nervenzellen oder zur motorischen Endplatte in der Muskelfaser bewirkt. Wie sich regelmäßige körperliche Aktivität auf die Leistung des Gehirns auswirkt → Kap. „Körperliche Aktivität belebt die geistige Frische".

✓ *Stoffwechsel*: Nach ca. drei Monaten hat sich unser Stoffwechsel umgestellt, die *Insulinsensibilität* nimmt zu, dadurch wird der Insulinvorrat geschont (schützt vor Diabetes Typ II). Ausdauertraining fördert außerdem die aerobe Energiebereitstellung und aktiviert die „Fettverbrennung" durch die Zunahme fettabbauender

Enzyme. In Kombination mit einer kalorienreduzierten Ernährung ist das die beste „Diät"! → Kap. „Jo-Jo-Effekt"

✓ *Gelenke, Bänder und Knochen*: Moderates Ausdauertraining bewahrt die Gelenke vor dem „Einrosten"; der Gelenksknorpel verdickt sich durch das Aufsaugen von Gelenksschmiere, er bleibt glatter, elastischer und kann Stöße besser absorbieren. Die Gelenkskapsel wird gefestigt, weil die sie umgebenden Muskeln, Sehnen und Bänder sich kräftigen.

✓ *Kräftigung*: Eine große finnische Studie belegt, dass jeder zweite Proband mit Wirbelsäulenproblemen nach regelmäßigem Nordic-Walking-Training schmerzfrei war. Das Training wirkt wie eine natürliche, sanfte Mobilisation (optimiert die knöcherne Struktur der Wirbelkörper und aktiviert die osmotische Versorgung der Bandscheiben mit Flüssigkeit). Zudem beugt der rhythmische Belastungswechsel bei den Schrittfolgen des Walkens und Laufens der Osteoporose vor, indem er dazu beiträgt, die Knochenstruktur zu festigen. Gleiches lässt sich auch für weitere Sportarten feststellen, die unserem Bewegungsapparat moderate rhythmische Stoß-Belastungen „zumuten".

✓ *Verdauung*: Die rhythmischen Bewegungen des Wanderns, Walkens und Joggens massieren den Verdauungstrakt, sichern durch die gestärkte Bauchmuskulatur dessen stabile Lage und beschleunigen die Darmpassage: Bei regelmäßigem Ausdauertraining sollte es nie zu Verstopfungen kommen!

✓ *Schlaf*: Im gesundheitsfördernden Wechsel von Spannung und Entspannung spielt erholsamer Schlaf eine wichtige Rolle. Nur wer seinen Körper fordert und belastet, gibt ihm was er braucht – wozu auch das Verlangen nach erholsamen Schlaf zählt.

✓ *Cholesterin*: Ein zu hoher Cholesteringehalt im Blut kann zur Arterienverkalkung, zum Herzinfarkt und zum Schlaganfall führen. Durch Ausdauertraining lässt sich insbesondere das „böse" LDL-

Cholesterin im Verhältnis zum „guten" HDL-Cholesterin reduzieren.

Spazierengehen, Wandern

Die folgenden Sportarten (Körperübungen) sind vor allem jenen zu empfehlen, die als *„Wiedereinsteiger"* schrittweise zur sportlichen Aktivität zurückfinden möchten, und sind auch zumutbar für jene, die sich als *Neueinsteiger* vorerst mit sportlich anspruchsloseren Aktivitäten begnügen, ohne gleich ihr bisheriges „No- Sportsimage" aufzugeben.

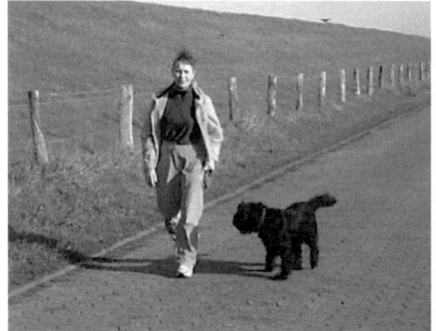

Was Hundehaltern zur willkommenen Gewohnheit wurde, weil ihr vierbeiniger „Trainingspartner" energisch seinen Anspruch auf Bewegung einfordert, könnte auch Ihnen zum Ritual werden. Gleich morgens, noch vor dem Frühstück, das wäre die beste Zeit, den beginnenden Tag zu genießen: Schritt für Schritt kommen die „steifen Glieder" wieder in Schwung, der Atem wird freier, Ihre Stimmung hellt sich auf und weil Sie noch nichts gegessen haben, „verbrennen" Sie so ganz nebenbei überflüssige Energiereserven. – Täglich ein 5000-Meter-Spaziergang sollte für rüstige Senioren ein Mindestmaß zum Erhalt lebenswichtiger Körperfunktionen sein!

„Nach dem Essen sollst Du ruhen oder tausend Schritte tun!" – Wie wahr könnte man meinen, wenn wir uns durch den Verdauungsspaziergang eine Anregung der Darmtätigkeit versprechen.

Gesteigertes körperliches Wohlbefinden könnte Sie zu immer mehr verleiten, was nicht unbedingt schneller, sondern eher weiter und zeitlich länger bedeutet. Im „Schongang" erhöhen Sie Ihren Fitnesslevel, Ihre Schritte werden von Mal zu Mal kräftiger, Atem und Puls ruhiger.

Genügt Spazierengehen oder Wandern bald nicht mehr, um Ihren Tatendrang zu befriedigen, dann könnten Sie sich der nächsthöheren Belastungsform zuwenden: Wie wäre es mit Walken, Nordic Walking oder Bergwandern? – Selbst, wenn Sie sich vorerst mit dem Spaziergang begnügen, sollte es Sie trotzdem interessieren, was es an weiteren Möglichkeiten gibt, um Ihren augenblicklichen Fitnesslevel zu steigern!

Walken

Walken ist mehr als schnelleres Gehen, „artet bereits in Training aus":

- ✓ Beim langsamen Walken (ca. 5 km/h) benötigen Sie für 4 Kilometer stolze 50 Minuten. Für den Beginn ein angemessenes Trainingsziel!
- ✓ Beim mittelschnellen Walken (ca. 6 km/h) schaffen Sie 4 km bereits in 37 Minuten. Eine Walkgeschwindigkeit, die Sie nach regelmäßigem Training erreichen könnten!
- ✓ Das schnelle Walken (ca. 7 km/h) bleibt Ihnen als Guttrainierter vorbehalten.

Was spricht für das Walken?

- ✓ Als im Prinzip „eiliges Gehen" ist es uns seit Kindesbeinen vertraut, nur möglicherweise über die Jahre ungewohnt geworden. Es macht sich mehr als herzstärkend bemerkbar, wenn wir das „eilige Gehen" für uns wiederentdecken.
- ✓ Die Belastung für den Knochen-Gelenk-Apparat ist − verglichen mit dem Laufen (Joggen) – wohltuend gering, weil unser Körpergewicht ohne belastende Flugphase von Bein zu Bein wechselt, dies mit einer Kraftentfaltung, die etwa dem 1,5fachen des Körpergewichts entspricht.
- ✓ Walken ist überall, zu jeder Zeit und bei fast jedem Wetter möglich (außer bei „Erkältungswetter", Glatteis o.a.).

- ✓ Als „Schlechtwettervariante" bietet sich das Walken auf dem Laufband im Fitnessstudio an.
- ✓ Ihr „Outfit" kann zivil, leger bleiben; Ausnahme bilden spezielle Walk- oder Laufschuhe, die sind wir unseren intensiver beanspruchten Füßen schuldig → Kap. „Nordic-Walking-Ausrüstung".

Nach einer 2003 veröffentlichten Studie, bei der etwa 3000 Diabetiker in einem Zeitraum von 10 Jahren regelmäßig mit Gehen (normales Schritttempo) oder Walken (6,5 km/h und schneller) belastet wurden, hat sich gezeigt: Dass bereits das Gehen mit 3 bis 4,5 km/h das kardiovaskuläre Risiko um knapp 20% senkt. Beträgt die Geschwindigkeit aber 6,5 km/h und mehr, wird das Risiko bereits um mehr als 80% herabgesetzt.

„In einer Studie der Universität West Virginia liefen Versuchspersonen in der freien Natur, andere dieselbe Zeit auf dem Laufband. Die Naturläufer fühlten sich danach deutlich frischer und entspannter als die Hallenläufer. Die Stimmungsunterschiede ließen sich auch in der Hormonausschüttung nachweisen: Bei den Freiluftsportlern sank die Konzentration des Stresshormons Cortisol, während der Gehalt des Stimmungsaufhellers Noradrenalin anstieg." (BURGER)

Zur Technik

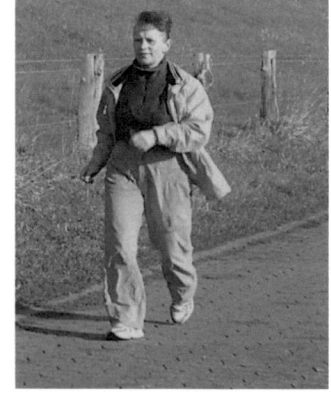

- ✓ Gehen Sie anfangs wie gewohnt, erst nach ca. 10 Minuten beschleunigen Sie allmählich die Schritte und schwingen die Arme intensiver.
- ✓ Ihre Schritte werden jetzt raumgreifender, bewusst setzen Sie zuerst die Ferse auf, um über den

Fuß bis zur großen Zehe abrollend, den nächsten Schritt einzuleiten.

✓ Widergleich (entgegengesetzt) zu den Beinen schwingen die etwa rechtwinklig gebeugten Arme seitlich am Körper vorbei, die Hände sind *locker* zur Faust „geballt".

✓ Ihr Blick ist bei erhobenem Haupt nach vorne gerichtet, erfasst den Zustand der vor Ihnen liegende Wegstrecke, warnt Sie vor „Stolperfallen"!

✓ Der Oberkörper bleibt aufgerichtet, die Hüfte etwas nach vorn geschoben, um eine Hohlkreuzhaltung zu vermeiden.

✓ Bei aufrechtem Gang und lockerem Armschwung fällt es Ihnen leichter, betont tief zu atmen.

✓ Gehen Sie trotz dieser Hinweise möglichst unverkrampft, finden Sie den Walk-Stil, der Ihrem körperlichen Befinden am besten angepasst ist!

Bedenken Sie: Im vorgerückten Alter geht es weniger um ein stilvolles, sondern mehr um ein freudvolles, unserem körperlichen Befinden angepasstes Walken. Es steigert unsere Fitness, wenn wir den ganzen Körper sanft belasten und dabei den Geist entspannen.

Belastungsgestaltung

Wer bereits durch längere Spaziergänge oder Wandertouren vorbelastet ist, dürfte eine *allmähliche* Temposteigerung beim Walken unbeschadet überstehen. Die optimale Belastungsintensität könnte nach dem Empfinden → Kap. „Belastungsintensität: Empfindungsskala" oder der „Faustregel" (180 minus Lebensalter ergibt den altersgerechten Trainingspuls) berechnet und durch einfaches Pulszählen kontrolliert werden: Um Ihre momentane Pulsfrequenz festzustellen, halten Sie kurz an, erfühlen den Puls innerhalb von 10 sec am Handgelenk oder an der Halsschlagader und multiplizieren den ermittelten Wert mit 6, um auf die Pulsfrequenz pro Minute zu kommen.

Beachten Sie zudem weitere Körpersignale: Wie beginnende Erschöpfung, Verspannungen oder Schmerzen. Nach einigen Wochen beharrlichen Übens schaffen Sie pro Woche drei Trainingseinheiten von 30 bis 45 Minuten.

Wenn Sie sich noch mehr belasten wollen, dann sollten Sie nicht unbedingt schneller, dafür aber ausdauernder werden, indem Sie Ihre Trainingszeit auf 60 Minuten verlängern *oder besser*, möglichst täglich ca. 30 Minuten walken. Geringe Ermüdungsreste vom Tag zuvor erhöhen die Belastung, steigern den Trainingseffekt.

Kriterium: Die Belastung am Tag zuvor war nur so hoch, dass Sie erneut Lust zum Walken haben!

Wieder- oder Neueinsteigern, die ohne Vorbelastung durch Spazierengehen bzw. Wandern sofort mit dem Walken beginnen, wäre zum Einstieg die Herzfrequenz-Zone 1 → Kap. „Herzfrequenz-Zonen" zu empfehlen. Diese leichte Beanspruchung mit Pulswerten von 50 bis 65 % der maximalen Herzfrequenz (MHF) wird sogar für die schonende kardiovaskuläre Rehabilitation nach koronaren Herzerkrankungen sowie zur Senkung des Bluthochdrucks und zur Krebstherapie genutzt (lindert vor und nach der Chemotherapie die Nebenwirkungen).

Das Training in der Herzfrequenz-Zone 1 optimiert behutsam die Arbeit Ihres Herzens (der Herzmuskel kräftigt sich und wird besser durchblutet), Ihre Blutgefäße werden durchlässiger, unter Umständen bilden sich zusätzliche Gefäße (Kollateralgefäße), die im Notfall verhindern, dass ein Blutgerinnsel zum lebensbedrohlichen Kreislaufversagen führt. Zudem aktiviert das Training in der besagten Herzfrequenz-Zone den Fettstoffwechsel, einem weiteren Risikofaktor, der zum metabolischen Syndrom führen könnte.

Die hier in Aussicht gestellten Leistungsverbesserungen für Herz und Kreislauf erreichen Sie jedoch nur durch *beharrliches Training*. Eine im *New England Journal of Medicine* 2003 veröffentlichte Studie an mehr als 73 000 Frauen im Alter von 50 bis 79 Jahren hat gezeigt, dass schnelles Gehen (innerhalb einer Woche 5mal à 30 Minuten, mit einer Geschwindigkeit von 5 bis 6 km/h) das koronare und kardiovaskuläre Krankheits- und Sterberisiko ebenso gut minimiert wie hartes körperliches Training. Eine Belastung, die über ein moderates Niveau hinausgeht, bringt uns Älteren offensichtlich keinen zusätzlichen gesundheitlichen Vorteil.

Während man sich nach anstrengendem Kraft- oder Ausdauertraining (Nordic Walking, Skilanglauf, Jogging) etwa 24 bis 48 Stunden erholen (regenerieren) sollte, sind Spaziergänge und Walken täglich möglich und angebracht, denn nur ein *kontinuierliches Training* mit dieser sanften Belastung bewirkt den besagten gesundheitlichen Effekt!

Wogging

Der Vollständigkeit halber sei das „Wogging" erwähnt. Im Bewegungsablauf entspricht es dem Walken, abweichend davon ist lediglich der Arm- und Beinschwung durch Hanteln in den Händen oder/und mit Gewichtsmanschetten an den Fußgelenken um 0,5 bis 1 kg erschwert. Die damit erreichte Intensitätssteigerung geht jedoch zu Lasten verkrampfter Hände (Hantelführung) bis zu Verspannungen im Schultergürtel bzw. schwerer Schritten (Gewichtsmanschetten)!

Sollte Ihnen das normale Walken nicht mehr intensiv genug sein, wäre ein Wechsel zum → *„Nordic Walking"* sinnvoller!

Golf

Auf einem 18-Loch-Golfplatz sind „Wanderungen" in zumeist hügeligem Gelände von 8 bis 10 Kilometer möglich – sofern der Golfer läuft und nicht mit dem Buggy fährt! Das abwechslungsreiche Tun, ausgesetzt den „Launen" der Natur, dabei meistens in angenehmer Gesellschaft, lässt vergessen, dass man bei einem „Rundgang" bis zu 1200 Kilokalorien verbraucht. Wer zudem mit hohem Körpereinsatz spielt, spürt wie der Golfschwung die Wirbelsäule sowie die Schulter-, Ellenbogen- und Handgelenke erheblich belastet und tut gut daran, die Belastungsfähigkeit seines Stütz- und Bewegungssystems gezielt zu trainieren. → Kap. „Krafttraining"

Nordic Walking

Wer heutzutage „walkend am Stock geht", gilt als gesundheitsbewusst, leistungsfähig und voll im Trend. Eine legere Sportbekleidung ist bestens geeignet, die vielleicht noch weniger trainierte Figur zu kaschieren.

Nordic Walking hat seinen Ursprung im Sommertraining („Trockenskilauf") nordischer Skilangläufer. Diese kopieren mit „Skirollern" an den Füßen die Bewegung des Skilaufs. – Wir begnügen uns vorerst mit der kraftvollen Imitation des Stockeinsatzes beim Walken, das Handling der „Skiroller" wäre vermutlich zu anspruchsvoll, mitunter sogar gefährlich. Wer es trotzdem versuchen möchte, der sei auf die Trendsportarten: *Rollskilaufen*, *Skike* und *Nordic-Blading* verwiesen, die wir an anderer Stelle vorstellen und ausführlich beschreiben!

Beim Nordic Walking werden nicht nur die Beine, sondern auch die Arm-, Schulter-, Brust- und Rumpfmuskulatur trainiert, wodurch wir im Vergleich zum normalen Walking bedeutend mehr Kalorien verbrauchen und unser Puls intensiver schlägt.

Eine Studie des Cooper Instituts (Texas) offenbarte, dass die Probanden der Nordic-Walking-Gruppe eine 20% höhere Sauerstoffaufnahme und einen 20% größeren Kalorienverbrauch hatten als die Probanden der Walking-Gruppe. Bei einigen Nordic-Walkern stieg der Kalorienverbrauch sogar bis auf 46%!

Außerdem stellte sich eine um 13% gesteigerte Herzfrequenz heraus (zügiges Walken ca. 130 Schläge/Min, Nordic Walking ca. 147 Schläge/Min).

Wobei sowohl der größere Energieverbrauch als auch die Herzfrequenzsteigerung von den Nordic-Walkern nicht als höhere Anstrengung empfunden wurde. Dies ist vermutlich auf den „Vierfüßlergang" (entlastet Bein- und Rumpfmuskulatur um 5 bis 8 kg) zurückzuführen, der die Belastung auf Beine und Arme verteilt, damit zwar eine Mehr an Muskelmasse aktiviert, diese aber effizienter (im Energiestoffwechsel mit Sauerstoffüberschuss) arbeiten lässt.

Was spricht für das Nordic Walking?

✓ Das Walken mit zusätzlichem Stockeinsatz wirkt eine Nuance gekonnter, als wenn wir „Ollen" mit angewinkelten Armen durch die Gegend eilen. Durch den aktiven Stockeinsatz beim Nordic Walking wissen wir wohin mit den Armen, die beim normalen Walken relativ kraftlos mitschwingen. Zudem benutzen wir, die wir entweder Rechts- oder Linkshänder sind, nun beide Arme im gleichmäßigen Rhythmus bei gleichem Krafteinsatz: Das bewirkt einen ausgewogenen Einsatz der Arm-, Schultergürtel- und Rumpfmuskulatur mit entsprechender Wirkung auf deren ebenmäßige Kräftigung und Koordination! → Kap. „Muskuläre Dysbalancen"

✓ Wie bereits das Walken ist besonders das Nordic Walking übergewichtigen und orthopädisch anfälligen Personen zu empfehlen, weil es durch den Stockeinsatz den Bewegungsapparat entlastet (bis zu 15% des Körpergewichts) und durch den gesteigerten Energieverbrauch (bei moderater Belastungsintensität!) den Fettstoffwechsel aktiviert.

✓ Anfängliche Unsicherheiten beim raschen Gehen oder auf rutschigem Untergrund (Eis, Schnee, Matsch) können durch den Stockeinsatz ausgeglichen werden. Außerdem ermöglicht der Stockeinsatz bergan einen unterstützenden Vortrieb und bergab ein entlastendes Abfangen des Körpergewichts.

✓ Als flotte Fortbewegung mit dynamischem Stock- und Beineinsatz belastet Nordic Walking vor allem Beine, Arme und Schulter, stärkt den Rücken, löst Verspannungen im Schulterbereich und tendiert als natürliche Bewegungsform zur Ganzkörperbelastung („Vierfüßlergang").

✓ Wie beim klassischen Skilanglauf ist der Oberkörper auf ebener Strecke leicht, bergan sogar stärker nach vorn geneigt, die Rumpfmuskulatur (besonders die Rückenstrecker) werden dadurch wohltuend beansprucht. – Bergab geht es mit „weichen Knien" (mindert die Stoßbelastung der Wirbelsäule) und aufgerichtetem Oberköper.

✓ Rhythmisch schwingen die Arme neben dem Körper bis in Brusthöhe weit nach vorne; der Armschwung wirkt sich auf die Länge der Schritte und die Schrittfrequenz aus. Eine große Schrittlänge intensiviert die Beinarbeit.

✓ Wie beim Skilanglauf geht der Armschub bis weit nach hinten, der letzte Druck erfolgt bei geöffneter Hand auf die Handschlaufe, bevor der Arm wieder schwungvoll nach vorne geführt wird (der Stock muss dabei nicht auf dem Boden schleifen, wie es als methodischer Schritt im Anfängertraining gelehrt wird, sondern kann wie beim Skilanglauf locker zur nächsten Abdruckphase schwingen und in Fußhöhe wieder Bodenkontakt aufnehmen). Die unverkrampfte Stockführung begünstigt den rhythmischen Wechsel von Spannung und Entspannung der Arm- und Schultergürtelmuskulatur!

Nordic-Walking-Technik

Was passionierten Skiläufern auf Anhieb gelingt, sollten wir uns geduldig aneignen, denn nur eine perfekte Nordic-Walking-Technik verspricht den zuvor skizzierten Trainingseffekt:

Wer sich beim einfachen Walken bereits daran gewöhnte, den Armschwung im flüssigen Bewegungsablauf intensiver einzusetzen, lernt es schnell, diesen in den skilaufähnlichen *Diagonalschritt* umzusetzen, so wie er für das Nordic Walking typisch ist. Das heißt, die mit Stöcken bewehrten Arme wie beim gewohnten Laufen diagonal zu den Beinen zu schwingen (linker Arm vorne, wenn das rechte Bein vorne ist. (Fehlerhaft wäre der „Passgang", also rechter Arm und rechtes Bein vorn!) Gehen Sie darum wie gewohnt, die locker gefassten Stöcke folgen dem üblichen Armschwung. (Die Stöcke schleifen, von Ihnen kaum beachtet, mit den Spitzen über den Boden!)

Vergrößern Sie allmählich die Schrittlänge, indem Sie mit der Ferse aufsetzen, über den ganzen Fuß abrollen und sich mit dem Vorfuß kräftig abdrücken; der Armschwung wird deutlicher *(„Weiter nach hinten durchlaufen lassen!")*, die Stöcke folgen zwanglos.

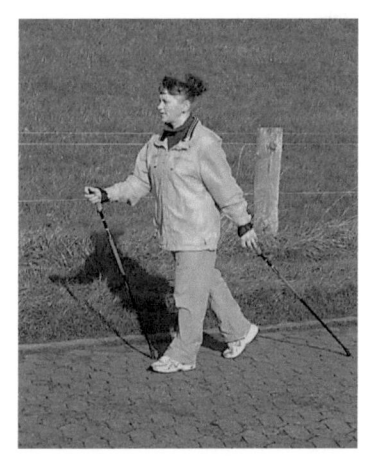

Nun schenken Sie dem Stockeinsatz mehr Aufmerksamkeit: Am Griff gepackt, setzt der Stock zeitgleich mit dem gegenüberliegenden Bein auf; also linker Stock, rechtes Bein!

Schritt und Armschwung bleiben lang, Stockeinsatz wie zuvor, doch sobald der Stock hinter dem Körper ist, drücken Sie sich weiter kräftig ab, wobei der Arm fast gestreckt ist.

Erst kurz vor der Endphase des Stockschubes lösen Sie die Hand am Griff und schwingen den Arm nebst Stock (an der Schlaufe) locker zum nächsten Stockeinsatz nach vorne. Sollte der Stockeinsatz mit festem Griff und das Vorschwingen des Stockes mit gelöstem Griff nicht gleich beidseitig klappen, dann konzentrieren Sie sich wechselseitig mal mehr auf die eine und dann wieder auf die andere Seite. – *„Es ist noch kein Meister vom Himmel gefallen!"*

Wenn Sie bis dahin alles richtig ausführten, sollten Sie Ihre Körperhaltung korrigieren, die im Zuge des Übens vielleicht etwas verkrampft wirkt: Also walken Sie mit vor Stolz gewölbter Brust, den unter der Anspannung des Lernens gekrümmten Buckel können Sie nunmehr vergessen, die leichte Vorlage des Oberkörpers kommt jetzt aus dem Hüftgelenk. Die Schultern sind nicht mehr im Übereifer hochgezogen, sondern in eine natürliche Haltung abgesenkt. Der Blick schweift erhobenen Hauptes und bei entspanntem Nacken nach vorne. Die Fußspitzen weisen in Walkrichtung.

Damit Sie den Armeinsatz noch weiter nach hinten durchziehen, folgt die jeweilige Schulter dem Arm, dabei verdreht die Schulter widergleich (entgegengesetzt) zur Hüfte, das bezieht weitere Muskeln in den Bewegungsablauf mit ein!

Erst wenn Sie den Bewegungsablauf auf ebener Strecke sicher beherrschen, sollten Sie sich an das Bergauf und Bergab heranwagen. Bergauf wird der Oberkörper weiter nach vorn geneigt und der Stockschub kräftiger. Sie spüren deutlich, wie der zusätzliche Stockschub das Bergaufwalken erleichtert.

Bergab walken Sie vorsichtshalber mit kleineren Schritten und „weichen", leicht gebeugtem Knie, um das Aufsetzen der Ferse sanfter abzufedern. Der Oberkörper ist dabei aufgerichtet, die Stöcke setzen gleichzeitig mit dem Fuß – dem Grad des Gefälles angepasst – neben oder vor dem Körper auf. Lassen Sie sich nicht zum schnellen Bergablauf verleiten, das könnte Ihre Gelenke überlasten!

Übrigens: Sollten Sie zur Einführung an einem Nordic-Walking-Kurs teilnehmen wollen: Einige Krankenkassen erstatten im Rahmen der Prävention 80% der Kosten für einen Kursbesuch!

Nordic-Walking-Ausrüstung

Stöcke: Die optimale Stocklänge ergibt sich aus 0,7 x Körpergröße oder praktischer, indem Sie den Stock im aufrechten Stand, bei im rechten Winkel gebeugtem Arm am Griff erfassen. Spezielle Nordic-Walking-Stöcke dürften Ihnen das Walken angenehmer machen, als Ski- oder Teleskopstöcke! Mit den auswechselbaren Gummipads schonen Sie die Stahlspitzen beim Walken auf hartem Untergrund.

Schuhe: Spezielle Walking-Schuhe sind für den geführten Fußaufsatz an der Ferse etwas abgeschrägt und unterstützen in ihrer Sohlenkonstruktion das Abrollen des Fußes bis zum kräftigen Abdruck. Jogging-Schuhe sind gleichermaßen zu empfehlen; wegen ihrer besseren Dämpfung eignen sie sich besonders für das Walken auf hartem Untergrund; außerdem sind sie leichter und aus atmungsaktiverem Material gefertigt. Falls Sie das Walken ohnehin „nur" als Vorstufe für den Einstig zum Joggen nutzen, wären Jogging-Schuhe (siehe „Laufschuhe"!) ohnehin die bessere Wahl. Denn sobald Sie „der Hafer sticht", könnten Sie für einen kurzen Zwischen-Trab die Stöcke hochnehmen und sich mit dem moderaten *Joggeln* anfreunden.

Völlig ungeeignet fürs Walken sind knöchelhohe Trekking-Schuhe; in diesen gelingt es Ihnen kaum, leichtfüßig von der Ferse bis zu den Zehen abzurollen; außerdem verschenken Sie einen positiven Trainingseffekt für Ihre Fußgelenke, deren Muskeln, Sehnen und Bänder sich beim regelmäßigen Training mit *knöchelfernen* Schuhen intensiver kräftigen.

Bekleidung: Bei der Bekleidung bleibt es Ihnen überlassen, ob Sie zum Walken „zivilere" oder „sportlichere" Kleidung vorziehen, beide Varianten werden in großer Auswahl angeboten. Worauf Sie beim Kauf von so genannten Funktionstextilien achten sollten, finden Sie unter „Funktionsbekleidung"! → Kap. „Joggen (Laufen)"

Schneeschuhlaufen (Nordic Snowshoeing)

Schneeschuhe wurden von alters her bei den Indianern Nordamerikas und später auch in Europa als Hilfsmittel bei der Fortbewegung im tiefen Schnee genutzt. Ab 1990 entstand daraus die Trendsportart „Nordic Snowshoeing", die für Freizeitsportler, die nicht Ski laufen

wollen oder können und denen es nicht auf schnelle Abfahrten ankommt, eine Alternative zum Tourenskilauf wurde. Angesprochen
vom Schneeschuhlaufen fühlen sich insbesondere Nordic Walker, denen es nun mit Schneeschuhen möglich wurde, sogar in unberührten
Schneelagen zu walken.

Schneeschuhe sind Vorrichtungen in Form eines länglichen Tennis-
schlägers, die man unter die Schuhe schnallt, um nicht im tiefen
Schnee einzusinken. Die aus Aluminium und Kunststoff gefertigten
Schneeschuhe gibt es für unterschiedliche Einsatzgebiete (Flachland,
wenig geneigtes Gelände und für hochalpine Touren). Die Auflageflä-
che der Schneeschuhe sollte Ihrem Gewicht (möglicherweise plus
Rucksack!) und den Schneeverhältnissen angepasst sein; ein zu tiefes
Einsinken erfordert sehr viel Kraft! Die „Nordic-Walking-Stöcke"
müssten wie Skistöcke mit großen Schneetellern bewehrt sein.

Bergwandern (Treppensteigen)

Bergwandern ist weit intensiver als das Wandern im Flachland, es
verlangt eine kräftige Bein-, Hüft- und Rückenmuskulatur, belastet
Atem- und Herz-Kreislaufsystem wirksamer und baut demzufolge
mehr Kalorien ab. Hinzu kommt das unvergleichliche Naturerlebnis
in guter Luft, vorausgesetzt, Sie bleiben in Höhenlagen unterhalb
Mount-Everest-Niveaus.

Insbesondere der Abstieg ist sehr belastend: Die bereits vom Anstieg
ermüdete *konzentrisch* arbeitende Muskulatur muss beim Abstieg
noch das weit anstrengendere *exzentrische* Abfangen des Körpergewichts bewältigen. Machen Sie´s wie die Bergbauern, die sich beim
Abstieg auf Stöcke stützen. Teleskopstöcke, die Sie am Rucksack mitführen, könnten sich beim Abstieg als sehr hilfreich erweisen. Außerdem ist es keineswegs verpönt, für den Abstieg die Gondel zu benutzen!

„Langes Leben fängt mit Treppensteigen an": Der englische Wissenschaftler MORRIS stellte fest, dass Herzinfarkte bei den Chauffeuren

von Doppeldeckerbussen achtmal häufiger auftraten als bei ihren gleichaltrigen Schaffnern (35 bis 64 Jahren), die treppauf und treppab den Fahrgästen die Fahrscheine verkauften. (SCHMIDT)

Den gleichen physischen Effekt können Sie erreichen, wenn sich z.B. im nahen Stadion, Park oder in einem Gebäude genügend Gelegenheit zum *Treppensteigen* bietet. Aber auch Treppen mit einer geringeren Stufenzahl sind geeignet, wenn Sie das Treppauf mit dem Treppab kombinieren. Schließlich hat auch das Treppab seinen Trainingseffekt, zwar etwas geringer als das Treppauf, aber immerhin ist die Intensität noch mit einer Gehgeschwindigkeit von 6 km/h auf ebener Strecke vergleichbar und das belastet nicht nur das Herz-Kreislaufsystem, sondern geht zudem kräftig in die Beine! → Kap. „Muskelkater"

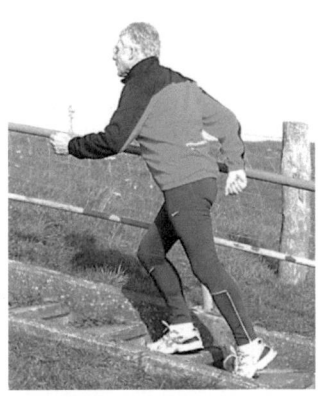

Überdies finden Sie in modern eingerichteten Fitnessstudios ausgeklügelte „*Stepper*", die es in einfacher Bauart auch für den Hausgebrauch gibt. Möglich wäre ebenso der abwechselnde *Steppschritt* auf einer 15 bis 30 cm hohen Stufe, wie Sie Ihn etwa beim EKG unter Belastung bei Ihrem Arzt kennen lernten.

Das Treppensteigen oder Steppen sind willkommene Trainingsformen, um sowohl die Bein- und Hüftmuskulatur zu kräftigen, als auch die Atem- und Herz-Kreislauf-Funktionen zu verbessern.

Nach Prof. Hollmann genügen einem Normalo täglich 200 „Treppenstufen", um seine „Leistungsfähigkeit" zu erhalten, erste Anpassungseffekte stellen sich bei allmählicher Steigerung auf 400 ein, während mit 600 Treppenstufen bereits nennenswerte Trainingsergebnisse erzielt werden. – Die an diesem Training beteiligten Körperfunktionen stellen sich zeitweilig auf ein höheres Niveau ein, das ist jedoch nur dann von Dauer, wenn es nach wie vor gefordert wird. Längere Trainingspausen führen zu seiner Rückbildung dieses Niveaus.

Joggeln („bummelndes Laufen")

Als schonende Variante des Joggens gilt das „bummelnde" Laufen, eben Joggeln, das wie Walking als eine moderate Form des Bewegungstrainings gilt. Körperlich Geschwächte können schonend ihren Stoffwechsel aktivieren und Herz-Kreislauf-Problemen prophylaktisch begegnen. Zugleich ist es für jene, die sich für das Joggen interessieren, ein sanfter Einstieg in die anstrengendere Variante des Laufens!

Beim Joggeln läuft man „fast auf der Stelle", hat das Gefühl, sich kaum zu belasten. Für Anfänger liegt die Laufgeschwindigkeit bei 3 bis 4 km/h, also bei 20 oder 15 Minuten für einen Kilometer, einer minimalen Anforderung an den Körper, die fast jeder *Einsteiger* aus dem Stand bewältigen kann.

Weil sich das Körpergewicht beim Joggeln für den Bruchteil einer Sekunde vom Boden abhebt, ist der sich daraus ergebende „Aufpralleffekt" als Osteoporose-Prophylaxe akzeptabel; zudem ist der Stoffwechsel etwas mehr als beim Walken gefordert.

Empfohlen wird tägliches Joggeln von wenigstens 15 bis 30 Minuten, um eine wirksame Herz-Kreislauf-Prophylaxe zu erreichen. Nach dem Prinzip der Superkompensation wäre dieser Effekt als Ergebnis eines minimalen, dafür aber kontinuierlichen Trainings erklärbar → Kap. „Anpassung".

Laufen (Joggen)

Unbestritten gehört das Laufen, sofern es im Sinne des Joggens (ohne Hast laufen bzw. trotten) verstanden wird, zu den wirkungsvollsten Varianten des Ausdauer-Fitnesstrainings. Erinnert sei in diesem Zusammenhang an Ernst van Aaken, dem „Laufdoktor", der uns vor über sechzig Jahren als Sportmediziner, Trainer und Aktiver für den täglichen Dauerlauf, dem Training der „reinen Ausdauer", begeisterte. Sein Buch „Programmiert für 100 Lebensjahre" mag manch langjährig *Trainierten* Ansporn und Bestätigung für sein damaliges „Fitnesstraining" gewesen sein.

Wer noch über die dafür notwendigen körperlichen Voraussetzungen verfügt, sollte *laufen solange es geht*, selbst wenn die Strecken allmählich kürzer oder die dafür erforderlichen Zeiten länger werden. Wer treibt uns denn, wem müssen wir etwas beweisen? - Oft erleben wir, dass uns bedeutend Jüngere „voller Stolz", aber vor Anstrengung

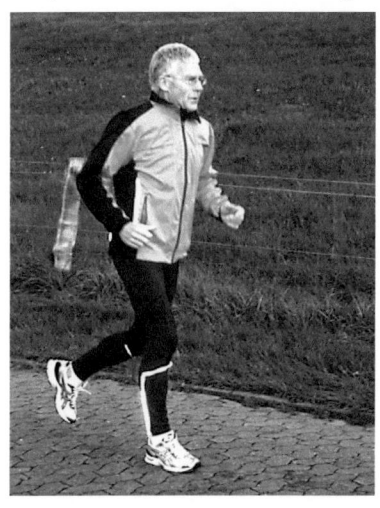

schnaufend überholen; was soll's, das konnten wir früher auch! Inzwischen betrachten wir das Joggen als die *„hohe Schule des langsamen Laufens"* und grenzen uns damit von jenen ab, die im Laufen nur dann Befriedigung finden, wenn sie es unter dem Aspekt des Wettkampfes betreiben.

Wer sich bereits als kalendarisch 40jähriger an die Maxime von Prof. Hollmann hielt, nach der man durch aktive körperliche Betätigung noch weitere 20 Jahre seine Biosysteme auf dem Fitnesslevel eines 40jährigen hält, der möge als kalendarisch 60jähriger aber biologisch „40jähriger" seine verbliebenen Ressourcen nicht kampflos aufgeben, denn als „vierzigjähriger Sechziger" bleiben ihm noch weitere Jahre, um mit kalendarisch 70 als biologisch „60jähriger" wahrgenommen zu werden.

Bei realistischer Einschätzung unserer körperlichen Konstitution bleibt uns *Laufsenioren* später noch das etwas weniger belastende Nordic Walking, das Walken sowie ausgiebige Spaziergänge. Also weitere Möglichkeiten des Ausdauertrainings, das uns im Sinne des allmählichen „*Abtrainierens*" unsere Gesundheit bis ins hohe Alter im bestmöglichen Zustand erhält!

„Was nicht ist, kann noch werden!" – *Wiedereinsteigern* wie *Neueinsteigern* könnte diese Perspektive ebenfalls vergönnt sein. Wie bereits bei den vorangegangenen Ausdauerfitnesssportarten angedeutet, ist es bei geduldigem und regelmäßigem Training durchaus möglich, sich die Voraussetzung für weitere noch unerschlossene Fitnessaktivitäten zu schaffen. Ihre derzeitige Konstitution entscheidet, ob Sie sich für das Joggen oder eine andere weiterführende Fitnessaktivität (z.B. Radfahren, Skilanglauf, Schwimmen usw.) entscheiden und wie hoch Sie Ihre Ziele stecken! – Es lohnt auf jeden Fall, sich eine „*Leistungs-Reserve*" anzutrainieren, von der man wie die *Trainierten*, die wir zuvor nannten, noch lange im Sinne des „*Abtrainierens*" zehren kann!

Als *Laufeinsteiger* stellen Sie verwundert fest, viel schneller als Ihr vorher gepflegtes Walken ist Laufen auch nicht, aber anstrengender. Beim Laufen gibt es nämlich eine „*Flugphase*", während der beide Beine kurzzeitig die Bodenhaftung verlieren, denn bei jedem Schritt hebt unser Körper flüchtig vom Boden ab und wird in der „*Landephase*" mit größerem Kraftaufwand wieder aufgefangen. Das verlangt einen deutlich höheren Energieeinsatz im Verhältnis zum Walken bei ansonsten fast gleichem Tempo; das Bedürfnis nach mehr Atemluft und die höhere Herz-Kreislauf-Belastung lässt uns diesen Unterschied nachdrücklich empfinden.

Der „Start" (Fuß-Abdruck) in die Flugphase und die „Landung" (Fuß-Aufsetzen) stellen deutlich höhere Ansprüche an die Muskelkraft und den Bewegungsapparat. Letzterer ist besonders gefordert, denn selbst beim langsamen Lauf landen Sie mit etwa dem Doppelten Ihres Körpergewichts und das je nach Länge und Beschaffenheit der Laufstrecke unzählige Male – auf hartem Untergrund (Asphalt, Beton) sogar sehr unsanft! Wohl dem, der sein vormaliges Übergewicht bereits durch schonendere Varianten des Ausdauertrainings (Schwimmen, Walken, Radfahren, o.a.) normalisierte sowie beim Krafttraining seine Muskeln, Knochen und Gelenke auf kommende Aufgaben vorbereitete.

Was spricht für das Laufen (Joggen)?

Aus dem Laufen, das unseren prähistorischen Vorfahren das Überleben sicherte, entwickelte sich unsere *„natürlichste"* Sportart. Bereits im antiken Griechenland gab es die ersten, historisch belegbaren Laufsportveranstaltungen. – Für unser heutiges Fitnesstraining schätzen wir das Laufen, weil es das Herz-Kreislaufsystem und die Atmung aktiviert, das Immunsystem stärkt, den Fettstoffwechsel günstig beeinflusst und den Bewegungsapparat kräftigt.

Heinrich Knölle, 76jährig, spricht fürs Laufen

Immer in Bewegung, wenn nicht draußen am Kieler „Förde-Wanderweg", dann im „MARE", Schleswig-Holsteins Treff für „Fitness, Wellness und Gesundheit".

Pünktlich 8 Uhr morgens kommt Heinrich ins MARE – die Damen von der Rezeption wären verwundert, wenn's nicht so wäre – bis 13 Uhr, das ist seine Zeit. Je nach Lust und Laune: Fünf Stunden „Laufband-Marathon" *oder* Teilnahme am „Spinning"-Kurs und weil das nicht ausreichte (den jüngeren Kursteilnehmer war's genug), noch ein paar Stunden laufen *oder* „Halbmarathon" auf dem Laufband, „Hemdwechsel" fürs Krafttraining, und anschließend wieder Laufen, noch ist es nicht 13 Uhr!

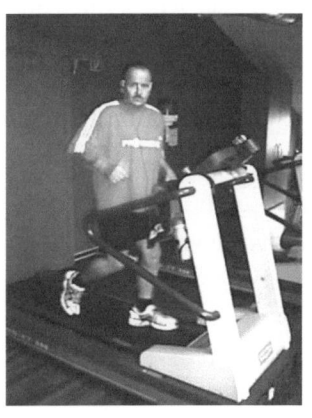

„Wehe" Heinrich hört früher auf, gleich kommt's, von wem auch immer: „Heinrich hast Du schon genug?" Dabei hat Heinrich nie genug, hält er doch den 10-Stunden-Rekord im Dauer-Spinning, drei sich stündlich abwechselnde Fitnesstrainer „standen ihm dabei radelnd zur Seite".

Seine Laufkilometer bei Schleswig-Holsteins Volkssportläufen, beim Training und dem Urlaubspensum im heißen Spanien reichen für mehrere Erdumrundungen.

Wo ist Heinrich? – Wir Älteren grinsen wissend, Heinrich gönnt sich im „Urlaub" den Spaß, erholt sich vom Lauf im flachen Schleswig-Holstein beim Laufen in Spaniens Bergen. Einheimische und deutsche Urlauber sind bereits daran gewöhnt, Heinrich schwitzend und tief atmend den Morgen auf seine Art genießend zu sehen, während sie beim Frühstück sitzen. – Die für den Vorbeilaufenden bereitgestellten Erfrischungsgetränke sind längst Tradition.

Wer's nicht glaubt, der ehemals wettkampfbesessene Marathonläufer fühlt sich wohl bei seiner Version vom Fitnesstraining; gesund, munter und immer gut gelaunt – das Gründungsmitglied der Laufsport-Gruppe- „MARE" beweist uns, was wir „Ollen" noch „drauf haben".

Laufen schützt vor Osteoporose

Die evolutionäre Entwicklung vom Vierbeiner zum Zweibeiner führte zu einer veränderten Beanspruchung unseres Bewegungsapparates – im Zeitraffer nachvollziehbar, wenn wir das Aufrichten und spätere Laufen eines Kleinkindes und die sich dabei verändernden körperlichen Voraussetzungen beobachten.

Der zum aufrechten Stehen, Gehen und Laufen gewandelte Bewegungsapparat erfüllt seine Funktion nur, wenn er entsprechend gefordert wird: „Untätiges" Liegen oder Sitzen lässt seine „Haltemuskulatur" verkümmern und das Skelett an Festigkeit verlieren, weil sich innerhalb der Knochen die stabilisierende Bälkchenstruktur zurückbildet → Kap. „Knochen".

Die gute Nachricht: Der für das Laufen typische rhythmische Wechsel von Spannung und Entspannung vermittelt Schritt für Schritt funktionserhaltende Impulse zur Kräftigung der Muskulatur, stabilisiert die Knochen und regeneriert die Gelenke einschließlich der Bandscheiben!

Kalorienverbrauch–Fettverbrennung

Beim Laufen ist der Energieverbrauch ca. 8mal höher als bei sitzender Tätigkeit. Während der Sitzende seine Energie vorwiegend aus den leichter zu verwertenden Kohlenhydraten schöpft, „verbrennt" ein trainierter Läufer im aeroben Bereich ca. 70% Fett, ein trainierter Walker kommt immerhin noch auf 45%.

Ausschlaggebend für eine erhöhte Inanspruchnahme der „Fettverbrennung" ist die maximale Sauerstoffaufnahme, die beim lockeren Dauerlauf 65% pro Zeiteinheit betragen kann und dadurch mehr Fettkalorien verwertet als dies durch intensives Walken möglich ist, das bestenfalls 25% der maximalen Sauerstoffaufnahme beansprucht.

Außerdem sind für eine effektive „Fettverbrennung" die optimale Ausstattung des Muskels mit Enzymen des Fettstoffwechsels, die Anzahl seiner Mitochondrien sowie das Ausmaß seiner Durchblutung maßgebend.

Nachbrenneffekt

Selbst nach der Trainingsbelastung wird weiterhin Energie benötigt, um die geleerten Energiespeicher im Laufe von 3 bis 5 Stunden wieder aufzufüllen und die Heil- und Aufbauprozess der strapazierten Muskulatur zu ermöglichen. – Letzteres kann sich über 48 Stunden hinziehen und außer dem Gefühl des „Muskelkaters" bzw. eines erhöhten Muskeltonus (Spannungszustand des Muskels) *weiterhin Energie verbrauchen.* → Kap. „Regeneration"

Einfluss auf das Immunsystem

Maßvolles Laufen wirkt krankheitsverhütend, es hält den Stoffwechsel intakt und stimuliert nachweislich das Immunsystem. Gewarnt sei allerdings vor übermäßigem Training, das zu negativem Stress mit einer momentanen Schwächung des Immunsystems führen kann → Kap. „Immunsystem".

Besonders in der kalten Jahreszeit sollten wir bemüht sein, den Wechsel von Belastung und ausgiebiger Erholung einzuhalten, ansonsten steigt z.B. das Risiko, sich zu erkälten. Dem vorbeugend, wären nach der Trainingseinheit eine vitaminreiche Kost, angemessene Bekleidung und regenerationsfördernde Maßnahmen wie warme Bäder oder Duschen bzw. ein Gang in die Sauna empfehlenswert.

„Runner's High" (Endorphine, Stressabbau)

Das euphorische Hochgefühl, das uns beim Joggen, Radeln o.a. langdauernden Ausdauerleistungen die körperliche Anstrengung vergessen lässt, wird als „Runner's High" bezeichnet.

Prof. Hollmann stellte bei relativ Untrainierten, die mit mehr als 70 Prozent der maximalen Herzfrequenz oder länger als 45 Minuten belastet wurden, eine signifikante Produktion von Endorphinen im Gehirn fest. – Diese von Nervenzellen gebildete morphinähnliche Substanz dient sowohl der Schmerzdämpfung als auch der Stimmungsaufhellung „bis hin zu einem euphorischen Zustand. Vermutlich handelt es sich hier um ein Relikt aus Urzeiten des Menschen, als es gegebenenfalls darauf ankam, durch läuferisches Durchhaltevermögen einem Feind oder einem wilden Tier entkommen zu können, wobei die vermehrt produzierten Endorphine negative Belastungsgefühle unterdrücken halfen."

Entspanntes Laufen fördert die Stressbewältigung: Im Tagesverlauf angehäufte Stresshormone belasten unser Gefäßsystem nicht länger, wenn sie, wie ursprünglich vorgesehen, durch körperliche Aktivität (Angriff oder Flucht) wieder abgebaut werden. „Wenn Bewegung

fehlt, nimmt das Gefäßsystem Schaden. Denn jede Stresshormonaus-
schüttung, die nicht kontrolliert abgebaut werden kann, schlägt gewis-
sermaßen eine Kerbe ins Blutgefäß, die nie wieder heilt" (MÜLLER-
WOHLFAHRT)

Erste Schritte

Abweichend vom leistungsbetonten Lauf im sportlichen Wettkampf,
gilt für das Laufen (Joggen) im Fitnesstraining:

- ✓ Der Laufstil ist weniger kraftzehrend und ziemlich locker; trotzdem sollte der Körper nicht gänzlich entspannt sein, gemeint ist
  die muskulär unterstützte Körperhaltung!
- ✓ Typisch sind kleinere, dafür schnellere Schritte, mit denen wir die
  Belastung der Hüft-, Knie- und Fußgelenke minimieren.
- ✓ Der Armschwung passt sich der Schrittfrequenz an und verhindert
  schwungausgleichend das Verdrehen der Schultern zur Hüfte,
  dadurch vermeiden wir eine zu hohe Torsionsbelastung der Wirbelsäule.

Laufstil

Die natürlichste Variante, sich einen ungezwungenen, lockeren Laufstil anzueignen, ist der Wald- oder Querfeldeinlauf. Das setzt allerdings voraus, dass Sie bereits durch Wanderungen oder Walken mit
den Schwierigkeiten des unebenen Geländes vertraut und Muskeln
und Gelenke soweit gefestigt sind, dass Verletzungen durch Umknicken, Stolpern o.a. nicht zu befürchten sind.

Andernfalls beginnen Sie lieber auf ebenen Wegen und dies mit kleinen Schritten, denn eine zu große Schrittlänge ist (fürs gemäßigte Joggen!) unökonomisch, kostet unnötig Kraft; außerdem bremst es den
Schwung ab, wenn die Füße zu weit vor dem Körperschwerpunkt aufsetzen:

- ✓ Insgesamt sind Sie um eine aufrechte Haltung bemüht, mit
  Blickrichtung 10 bis 20 Meter voraus ist der Kopf erhoben.

✓ Die Schultern sind entspannt, überlassen es den rechtwinklig gebeugten Armen, die parallel zum Körper schwingen, das Verdrehen des Rumpfes zur Hüfte zu vermeiden und die Beinarbeit zu unterstützen.

✓ Die Hände bilden eine lockere, unverkrampfte Faust.

✓ Das Becken ist, individuell bedingt, mehr oder weniger nach vorne gekippt.

✓ Die Beinarbeit erfolgt möglichst „leichtfüßig"; bei der Bodenberührung (Lande-, Stütz- und Abdruckphase) sind die Muskeln angespannt und in der Schwungphase bis kurz vor der Landephase locker entspannt.

✓ Die Füße setzen mit der äußeren Ferse auf und knicken dann stoßabsorbierend nach innen bis die ganze Sohle aufliegt; erst nach weiterem Abrollen des Fußes erfolgt der Abstoß über den Großzehenballen.

Es sei nochmals betont: Wir beginnen langsam! Das Laufen (Joggen) sollte nicht nur fit, sondern auch Spaß machen. – Selbst, wenn wir nach einigen wohlüberstandenen Trainingseinheiten weniger in Atemnot geraten und kaum noch Muskelkater verspüren, gilt es zu bedenken, dass unsere Knochen und Gelenke nicht mehr „wie geschmiert" laufen. Im Verhältnis zur Muskulatur und deren Versorgungssysteme benötigen sie mehr Zeit, sich der neuen Herausforderung anzupassen!

Als *Laufeinsteiger* wechseln wir zwanglos zwischen Gehen und Laufen (*Intervalltraining*). Dabei entspricht unser anfängliches Lauftempo dem des schnellen Gehens (Walkens), kommt es doch weniger auf das Tempo, als auf die Laufbewegung an, die sich, wie bereits bemerkt, deutlich vom Gehen unterscheidet.

Zeitprogramm

Bewährt hat sich das einfach zu gestaltende Zeitprogramm, bei dem man in festgelegten Zeitintervallen zwischen Laufen und Gehen wechselt. Je nach Leistungsvermögen beginnt es bei 3 Minuten Gehen im Wechsel mit 2 Minuten Laufen.

Tabelle: Beispiel-Zeitprogramm (30 Min. pro Trainingseinheit) G = Gehen in Minuten L = Laufen in Minuten			
Woche	Tag	Lauf- oder Gehzeit	erreichte Laufzeit
1.	1.	3G–2L–3G–2L–3G–2L–3G–2L–10G	8 Min.
	2.	3G–2L–2G–2L–2G–2L–3G–2L–3G–2L–7G	10 Min.
	3.	wie am 1. Tag	8 Min.
2.	1.	3G–2L–2G–3L–2G–3L–2G–3L–2G–4L–4G	15 Min.
	2.	4G–2L–2G–3L–2G–4L–2G–3L–2G–4L–2G	16 Min.
	3.	wie am 1. Tag	15 Min.

Es bleibt Ihnen überlassen, wie Sie die Geh- und Laufphasen zeitlich verändern oder wie rasch Sie das Gehen durchs Laufen ersetzen.

Versuchen Sie stets, Ihr Leistungsvermögen real einzuschätzen, übertreiben Sie nichts. Nur durch den Spaß am Laufen finden Sie dauerhaft Gefallen an diesem schweißtreibenden Tun. Erfahrungsgemäß können Sie nach 12 Wochen bereits 30 Minuten ohne Gehpausen laufen, dabei sollte es Ihnen vorerst schnuppe sein, wie viele Kilometer Sie in dieser Zeit zurücklegen; eine Orientierung an Kilometern verleitet nur dazu, die Strecke immer schneller überwinden zu wollen!

Je regelmäßiger Sie laufen, desto leichter fällt es Ihnen von Mal zu Mal. Wenn Sie unbedingt mehr wollen, dann sollten Sie vorzugsweise anstelle des Lauftempos die Laufdauer steigern. Gesundheit, Spaß und Motivation gewinnen wir mit jeder Laufminute, die wir *unbeschwert* länger laufen. Das sollte aber nicht dazu führen, nur einmal in der Woche eine Mammutdistanz zu bewältigen; lieber mehrmals in der Woche ein maßvolles Läufchen, das nur soweit anstrengt, dass nach 24 bis 48 Stunden Erholung (→ Kap. „Regeneration") erneut „Lauflust" aufkommt.

Herzfrequenz-Zonen-Programm

Beim Training für *Laufeinsteiger*, das den Wechsel von Geh- und Laufphasen vorsieht, ist es zweckmäßig, in der Herzfrequenz-Zone1 (50 bis 60% der maximalen Herzfrequenz; leichte Belastung) zu bleiben → Kap. „Herzfrequenz-Zonen". Für die exakte Pulskontrolle könnten Sie ein *Pulsmessgerät* (→ Kap. „Pulsmessgeräte") benutzen: Laufen Sie nur so lange und so intensiv, wie Ihre Pulsfrequenz im Rahmen der vorgegebenen 60% der maximalen Herzfrequenz (MHF) bleibt, danach legen Sie eine Gehpause ein, bis sich Ihr Puls wieder auf 50% der MHF beruhigt hat. Wenn die *Pulsberuhigungsphasen*, d.h. die Gehphasen immer länger werden, weil Sie zu forciert liefen bzw. Ihr Leistungsvermögen an seine Grenzen stößt, dann gestalten Sie die Laufphasen weniger intensiv: *„Verringern Sie das Tempo, zugunsten längerer Laufzeiten!"*

Denken Sie immer daran, das Walken beansprucht „nur" ca. 35 % Ihrer Skelettmuskulatur und diese auch noch weniger intensiv; Laufen beansprucht bis zu 75% Ihrer Skelettmuskulatur und dies zum Teil sehr intensiv (ungewohnte „Flugphase"!). – Erst beharrliches, geduldiges Training lässt Sie diese hohen Anforderungen an Ihre Muskulatur und deren Versorgungssysteme verkraften!

Lauftempo

Viele Jogger laufen zu schnell, offenbar ist Langsamlaufen „schwerer" als hemmungslos zu rasen; Langsamlaufen bedarf einer bewussten Kontrolle der Leistungsfähigkeit sowie das nötige Selbstbewusstsein, selbst vor „Publikum" das gewohnte Tempo beizubehalten:

✓ Das Lauftempo wird häufig als 5er-Schnitt, 6er-Schnitt, 7er-Schnitt usw. angegeben. Mit der jeweiligen Zahl benennen wir die pro Kilometer benötigten Minuten. – Als *Laufeinsteiger* sind wir zu Beginn mit einem 10er-, 9er- oder 8er-Schnitt zufrieden, das ist völlig ausreichend. Wenn wir uns bis zu einem 7er-Schnitt qualifizieren, dann sollten wir es eventuell dabei belassen; den Ehrgeiz schneller zu werden, können wir uns zugunsten längerer Laufstrecken verkneifen. *Lieber länger oder öfter – als zu schnell laufen!*

✓ Unser Lauftempo ist ideal, wenn wir uns beim Laufen noch unterhalten „könnten", also nicht in Atemnot geraten, das heißt, wir laufen im aeroben Bereich. – Eine Studie der AOK mit 320 Joggern ergab, dass bei fast der Hälfte der getesteten Läufer ein überhöhter Laktatwert die Belastung im anaeroben Energiestoffwechsel widerspiegelte. Im Ausdauer-Fitnesstraining ist jedoch das Eingehen einer größeren Sauerstoffschuld unerwünscht; für Läufer mit vorgeschädigtem Herz bzw. älteren Läufern kann das sogar gefährlich werden.

✓ Erfolgversprechender für unser Bemühen um Fitness und Gesundheit ist es, wenn wir die unter *Belastungsintensität* beschriebenen Kontrollmöglichkeiten nutzen und dabei den altersbedingten Rückgang der maximalen Pulsfrequenz beachten. → Kap. „Belastungsintensität im Ausdauer-Fitnesstraining" bzw. „Herzleistung"

Merke: Unser Lauftempo ist dann optimal, wenn wir am nächsten oder übernächsten Tag wieder Spaß am Joggen haben, also uns nicht übermäßig belasteten und die zur Erholung angemessene Regenerationszeit einhielten.

Atmung

Unsere Atmung (Respiration) ist ein natürlicher, weitgehend autonom ablaufender Prozess; darum sind Hinweise, man solle bei 3 oder 4 Schritten ein und den folgenden 3 oder 4 ausatmen, *nur* für Laufeinsteiger hilfreich, damit diese sich an das *bewusst tiefe* Ein- und Ausatmen gewöhnen.

Normalerweise nutzen wir das Fassungsvermögen unserer Lunge nur zu etwa 75 Prozent. Durch bewusst tiefes Ein- und Ausatmen können wir jedoch die Luftmenge, die wir in einem Atemzug aufnehmen, nicht nur vergrößern, sondern auch qualitativ verbessern. Denn je mehr „frische" Atemluft in die Lungenbläschen gelangt, umso mehr Sauerstoff kann das Blut aufnehmen und Kohlendioxyd abgeben; der *Wirkungsgrad* beim Gasaustausch wird erhöht. → Kap. „Atemsystem"!

Kurzatmig, also „flach" zu atmen, ist demzufolge unökonomisch, wenn es darum geht, im aeroben Bereich, also mit Sauerstoffüberschuss, die Fett- „Verbrennung" zu intensivieren. – Möglicherweise gelangen wir, vorausgesetzt sei ein moderates Lauftempo, bereits schneller in den aeroben Bereich, wenn wir schon beim Einlaufen bewusst ökonomisch, also tief ein- und ausatmen. Sollten Sie bereits nach den ersten hundert Metern „außer Atem geraten", dann laufen Sie zu schnell oder atmen nicht tief genug! – Legen Sie zum Tilgen der Sauerstoffschuld eine Gehpause ein und versuchen Sie dann erneut, das für Sie geeignete Lauftempo bei ausreichender Sauerstoffzufuhr einzuhalten!

Übrigens: Jeder Tag ist anders, was an einem Tag optimal belastet, kann an einem anderen zum ungewollten Eingehen einer Sauerstoffschuld, Seitenstechen oder anderen „Laufbremsen" führen.

Seitenstiche (Seitenstechen)

Seitenstiche unterhalb des Rippenbogens können mehrere Ursachen haben: Die körperliche Belastung (z.B. das Laufen) erfolgte unmittelbar nach reichlicher Nahrungsaufnahme oder/und das Zwerchfell ist durch eine zu hohe Belastung (z.B. zu schnelles Anfangs- oder generell zu schnelles Lauftempo) überfordert.

Das Zwerchfell ist ein für die Atmung wichtiger Muskel im Bauchraum → Kap. „Atemsystem"! Bei intensiver körperlicher Belastung kommt es zu einer tiefen und schnellen Atmung, die das Zwerchfell stark belastet; zusätzlicher Sauerstoffmangel kann dann zu den krampfartigen Schmerzen im Oberbauch führen. – Abhilfe verschafft ein langsameres Tempo oder ein krampflösendes Dehnen des Zwerchfells durch tiefes Ausatmen, verstärkt durch die Kontraktion der Bauchmuskulatur bzw. einem Druck auf die schmerzende Stelle bei heftigem Ausatmen.

Es muss nicht zum „Seitenstechen" kommen, wenn Sie sich langsam einlaufen, dabei schön tief ein- und ausatmen sowie mindesten zwei Stunden vor dem Lauftraining keine größere Mahlzeit einnehmen.

Dehngymnastik (Stretching)
Zunächst sei festgestellt: Dehngymnastik (Stretching) könnte für die Muskulatur erforderlich sein, falls diese infolge einseitigen Trainings, schlechter Körperhaltung, Stress oder längerer Inaktivität *verspannt* ist oder *„unelastisch" wurde* und es deswegen beim Training oder im Alltag zu zeitweiligen Funktionseinschränkungen kommt. Immerhin kann eine verkürzte, „unelastische" Muskulatur die Körperhaltung negativ beeinflussen, die Beweglichkeit begrenzen oder die Fähigkeit zur optimalen Bewegungskoordination einschränken. → auch Kap. „Beweglichkeit und Bewegungskoordination"

Bis in die 80er Jahre bevorzugten wir die bis dato im Sport übliche Dehngymnastik, mit der wir durch schwungvolle Bewegungen (*dynamisches Dehnen*) wippend und federnd die Reichweite der Bewegungen zu vergrößern suchten. Dabei blieb unbeachtet, dass die *reflektorische* Muskelkontraktion (im Sinne ihrer eigentlichen Bedeutung als Schutzfunktion) gegen Ende der Bewegungsamplitude die Muskulatur sowie die an der Bewegung beteiligten Gelenke vor Verletzungen schützt, d.h. nicht die erwartete Dehnung der Muskulatur erzielt. – Das spricht jedoch nicht gegen das dynamische Dehnen zur unmittelbaren Vorbereitung auf schwungvolle Bewegungsabläufe, weil es zugleich das koordinative Zusammenspiel der beteiligten Muskelgruppen (Synergisten zu Antagonisten) optimiert!

Für Ausdauersportler (speziell sei hier das Joggen genannt) schien das zeitweilig überbewertete *statische Dehnen* günstiger („trendy") zu sein. Beim „Stretching" verharrten wir in der finalen Dehnungsposition etwa 10 bis 20 Sekunden. – Inzwischen gibt es verbesserte Methoden, die vor oder parallel zum Dehnungsreiz eine Anspannung des Muskels, beziehungsweise seines Gegenspielers (Antagonisten) bewirken; womit eine „reflektorische Entspannung" des zu dehnenden Muskels beabsichtigt ist.

Inzwischen gilt: Die Muskeln sollten, ob *dynamisch oder statisch*, nur soweit gedehnt werden, bis ein leichtes Ziehen zu verspüren ist; auf keinen Fall darf bis zur Schmerzgrenze gedehnt werden! Wird deutlich über einen leichten bis mittleren Schmerz hinaus gedehnt oder bereits vorgeschädigtes Gewebe weiter beansprucht, dann könnte das zu Faserrissen an Muskeln, Sehnen oder Bändern, sowie zu Gelenkknorpelschäden führen! – Es spricht aber nichts gegen ein gekonntes, zweckmäßiges Dehnen, weil eine allgemein gute Beweglichkeit, wie sie durch regelmäßige Dehngymnastik erreicht werden kann, auch die Bewegungssicherheit erhöht. Auf Grund dessen kann Dehngymnastik sogar die Wahrscheinlichkeit von Verletzungen durch schlecht koordinierte Bewegungen verringern. – Das Dehnen, ob in aktiv-vorgespannter oder passiver Dehnhaltung, sollte maximal 10 bis 20 Sekunden andauern.

Fraglich ist jedoch, ob für Fitness-Sportler, die sich mit einem moderaten Lauftraining begnügen, Stretching vor dem Laufen notwendig ist. Manche Läufer übertreiben es sogar mit dem Dehnen (exzessives Stretching) oder führen die Dehnübungen nicht korrekt aus. Dadurch verfehlt Stretching vor dem Laufen das gut gemeinte Ziel und führt schlimmstenfalls zu Verletzungen.

Vor einer Laufeinheit mit moderater Belastung, wie wir sie üblicherweise bevorzugen, scheint es sinnvoller, auf das Stretching zu verzichten und sich anstelle dessen die ersten 10 Minuten sehr langsam einzulaufen, um den Körper und die Muskulatur auf Betriebstemperatur zu bringen sowie die Gelenke zu aktivieren (→ Kap. „Warm-up"), anstatt die noch nicht „erwärmte" bzw. nicht „eingearbeitete" und deswegen unelastische Muskulatur zu dehnen (→ Kap. „Energiestoffwechsel, Weichmacherfunktion des ATP").

Fazit: Stretching sollte – falls wir es für notwendig erachten – nicht vor, sondern *nach dem Einlaufen (Warm-up)* durchgeführt werden. Verwiesen sei in diesem Zusammenhang auf das folgende Kap. „Nur Schritt vor Schritt laufen"!

Ob wir *nach der Trainingsbelastung* (z.B. einer Laufeinheit oder dem Krafttraining) die Muskeln dehnen, wie es z.T. üblich ist, gilt es ebenfalls zu überdenken, schließlich haben wir es dann mit einer bereits ermüdeten Muskulatur zu tun!

Vorsicht sei besonders beim „Muskelkater" angebrachten: Die gefühlte Muskelspannung hat im Sinne einer "Schutzspannung" dem geschädigten Gewebe die nötige Ruhe zur Ausheilung zu gewährleisten!

Besser wäre: Gilt es chronische Muskelverkürzungen, zeitweilige Muskelverspannungen sowie „eingerostete" Gelenke wieder fit zu machen, dann sollte dies einer physiotherapeutischen Behandlung oder einem speziellen Beweglichkeitstraining vorbehalten bleiben, bei dem auch das Stretching den ihm gebührenden Platz einnimmt.

Fakt ist, je beweglicher wir sind, desto unbeschwerter können wir unsere Fitness im Ausdauer- und Krafttraining steigern.

Nur Schritt vor Schritt laufen?

Wer, aus welchen Gründen auch immer, sein Fitnesstraining vorwiegend aufs Laufen beschränkt, sollte dabei wenigstens etwas für Abwechslung sorgen, um nicht Opfer seiner einförmigen Trainingsgestaltung zu werden → Kap. „Übertraining".

Aus dem gewohnten, *monotonen Trott*, der letztendlich dazu führt, dass – angefangen beim *Zentralnervensystem* über den *Energiestoffwechsel* bis zur *Anpassungs-* „*Bereitschaft*" der Muskulatur und des Bewegungsapparates – jede weitere Leistungsverbesserung unterbleibt, kommen wir nur heraus, wenn wir Abwechslung in unser Trainingsprogramm bringen.

Zu bedenken wäre auch: Was passiert, wenn wir aus dem „üblichen" Laufschritt ins Stolpern geraten? – Beim normalen Lauf belasten wir z.B. das Kniegelenk mit bis zu 300 kg. Aber wenn wir plötzlich auf einem Bein stolpern, dann prallt die Kraft des mehrfachen Körpergewichts auf das Gelenk des Beines, das den Körper abfängt! Dieser unvorhersehbaren Aufprallkraft widersteht nur ein Gelenk, dessen Bänder, Knorpel und gelenkstabilisierende Muskulatur durch ein vielseitiges Training auf höhere Belastungen vorbereitet ist.

Vorsorglich erinnern wir uns an *Laufeinlagen*, wie den „*Kniehebelauf*", der abweichend vom üblichen Geradeauslauf besonders den Lendendarmbeinmuskel, den vierköpfigen Schenkelmuskel, den Schneidermuskel und den Schenkelbindenspanner belastet.

Der *Kniehebelauf* ist (weil ungewohnt) anstrengender als der übliche Lauf; es empfiehlt sich, diese und die weiteren Laufeinlagen nur als kleinen „Intervall" in den eigentlichen Lauf einzufügen, um nicht wegen erhöhter Intensität den aeroben Bereich zu verlassen!

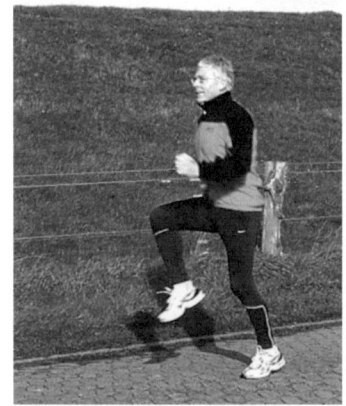

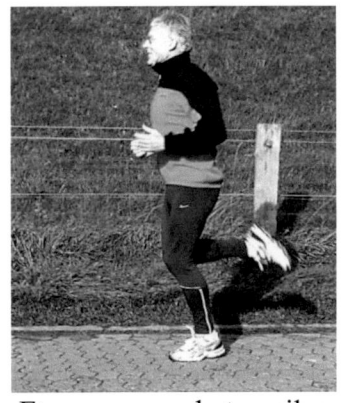

Gleiches gilt fürs *Anfersen*, das besonders den großen Gesäßmuskel, den zweiköpfigen Schenkelmuskel, den Halbsehnenmuskel und den Plattsehnenmuskel belastet.

Etwas ungewohnt, weil noch mehr vom üblichen Geradeauslauf abweichend, ist der *Seitwärtslauf*, der die synergistisch wirkenden Adduktoren (Kamm-Muskel, langer, kurzer und großer Schenkelanzieher, schlanker Muskel) und die Abduktoren (mittlerer und kleiner Gesäßmuskel) beansprucht.

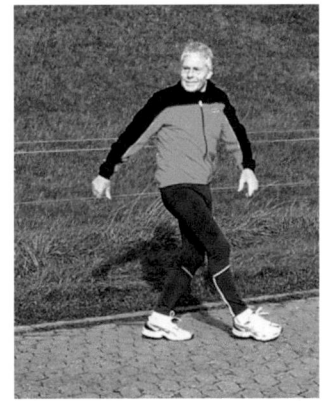

Das Bein, das in seitlicher Bewegungsrichtung vorangeht, ist das „Führungsbein", an dem das „Spielbein" im Wechsel vorn oder hinten überkreuzend vorbeigeführt wird.

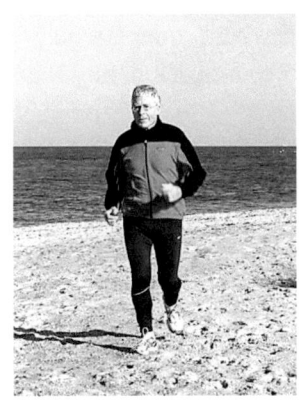

Der Wechsel vom Gehweg oder der Straße ins „*Querfeldein*" oder ins *hügelige Gelände* lockert ebenfalls das einförmige Training auf und belastet sonst wenig beanspruchte Muskelgruppen.

Gleiches bieten *Läufe am Strand*, *Aqualäufe* im knietiefen Wasser oder Läufe auf lockerem Untergrund.

Abwechslungsreich, aber auch sehr anstrengend sind *Bergläufe*; ambitionierte Läufer steigern damit ihre Belastungsverträglichkeit und verbessern ihre Laufökonomie.

Das *Bergauflaufen* zwingt – je nach Steigung – zu kleinen, kraftvollen Schritten. Das bedeutet nicht nur Höchstleistung für unsere Wadenmuskultur, die beim jetzt zweckmäßigen *Vorfußlauf* besonders beansprucht wird.

Gewöhnungsbedürftig ist das *Bergablaufen*; ein kontrollierter Laufstil ist angebracht, weil die Beinmuskulatur ein Mehrfaches des Körpergewichts abfangen muss. Zu empfehlen sind kleinere Schritte, bei denen der erste Bodenkontakt schnell vom Körperschwerpunkt „überlaufen" wird. Den Aufprall mindert es, wenn wir mit dem Mittelfuß bei leicht gebeugtem Kniegelenk aufsetzen. Also den Stemmschritt mit Fersenaufsatz vermeiden! – Mit leicht vorgebeugtem Oberkörper federn wir einen weiteren Anteil der Stoßbelastung ab; steif zurückgelehnt würden das Hüftgelenk und die Wirbelsäule zu stark belasten!

Regeneration

So gewissenhaft wir unseren Körper im Fitnesstraining belasten, genauso sorgsam sollten wir um seine Erholung bemüht sein. Nur das optimale Verhältnis von Belastung (Beanspruchung) und Erholung (Wiederherstellung) ermöglicht auf Dauer weitere Trainingserfolge und vermeidet Stress durch Überbeanspruchung.

„Nach einem sehr intensiven Lauftraining (z.B. Bahn- oder Berglauf) benötigt die Muskulatur zur Regeneration ein Gramm Kohlenhydrate pro Kilogramm Körpergewicht um die entleerten Glykogenspeicher wieder aufzufüllen; außerdem" (je nach Körpergewicht, Alter und Geschlecht) „etwa 10 bis 25 Gramm Protein für den Heil- und Aufbauprozess der Muskeln" (Nancy Clark, RUNNER´S WORLD-Ernährungsexpertin)

Zu unterscheiden wäre zwischen einer aktiven Regeneration während des Trainings und Regenerationsmaßnahmen nach dem Training:

Die *aktive Regeneration* leiten wir *mit dem allmählichen Ausklingen der Trainingseinheit* ein. Ebenso wie wir unseren Körper durch ein etwa 10minütiges Aufwärmen (Warm-up) auf Betriebstemperatur brachten, die Bereitschaft seiner Biosysteme für die Trainingsbelastung herstellten, genauso gewissenhaft gilt es, ihn wieder „abzukühlen" (Cool-down).

Während wir die Belastung allmählich ausklingen lassen, leiten wir aktiv die für die Regeneration notwendigen Wiederherstellungsprozesse ein. Denn die während der Belastung hochaktiven Funktionssysteme bleiben *weiterhin* aktiv, indem sie:

✓ Die Abfallstoffe des Energiestoffwechsels abtransportieren und ausscheiden.

✓ Ohne Unterbrechung die Energiespeicher aus körpereigenen Reserven wieder auffüllen.

✓ Bereits mit der „Reparatur" verschlissener Körperzellen beginnen.

✓ Den abklingenden „Stress" der Belastung durch das Gefühl der Zufriedenheit (Erfolgserlebnis) ersetzen: *„Das ist Balsam für Seele und Geist, eben mentale Regeneration".*

Als *passive Regenerationsmaßnahmen nach dem Training* bieten sich an:

✓ Längeres (10 bis 20 Min.) warmes/heißes *Duschen* (Jahreszeit beachten!), das, je nach Wohlbefinden, in Wechselduschen (warm/kalt) ausklingen kann (Abhärtungseffekt).

✓ *Saunieren*: Unmittelbar nach einer intensiven Trainingseinheit ist es ratsam, die auf „Hochtouren" eingestellten Körperfunktionen beim Duschen oder dem Aufenthalt im Wärmebecken etwas abklingen zu lassen, ehe wir in die Sauna gehen. – Nach einem intensiven Ausdauertraining (starker Flüssigkeitsverlust, hohe Herz-Kreislaufbelastung) sollten wir es bei einem Saunagang belassen!

✓ Nach einem speziellen Muskelkrafttraining o.a. Belastungsformen, bei denen eine weiter nachwirkende, intensive Stoffwechselaktivität wünschenswert wäre, sind mehrere Saunagänge zu empfehlen.

✓ Besonders wir Älteren sollten nach einem Saunagang („Aufguss") nicht gleich den „Kälteschock" unter der kalten Dusche oder im Kaltwasserbecken suchen (hohe Kreislaufbelastung!), sondern uns erst in frischer Luft oder unter einer lauwarmen Dusche etwas abkühlen. – Außerdem bestimmt unser Wohlbefinden die Anzahl (2 bis 3) und die Dauer (8 bis 12 Minuten) der Saunagänge zwischen denen wir uns ausruhen und den Flüssigkeitsverlust durch Obstsäfte oder Mineralwasser kompensieren.

Weitere *aktive Regeneration mit verminderter Belastung* könnte angebracht sein, wenn wir unseren Ehrgeiz nicht zügelten, das biologische Prinzip „optimal belasten und optimal erholen" nicht einhielten und in den (stressigen) *Übertrainingszustand* → Kap. „Übertraining" gerieten.

In dieser Situation sollten wir jedoch nicht total inaktiv sein: Das bestärkt nur das Gefühl der Niedergeschlagenheit und verzögert die Regeneration, hieße *„Den Teufel mit dem Beelzebub austreiben"*. Besser wären:

✓ Laufeinheiten mit verminderter Belastung bzw. Walken
✓ Trainingseinheiten mit anderen Körperübungen (Radfahren, Schwimmen, Inlineskaten o.a.)

Im Prinzip jede andere Aktivität, nur keine absolute Ruhe!

Laufpause …

✓ Wir laufen nicht, wenn wir krank sind!
✓ Bei Fieber besteht ein absolutes Laufverbot, schwere gesundheitliche Schäden wären zu befürchten.

- ✓ Wenn Herzschmerzen auftreten, sollten wir vorsichtshalber unseren Arzt konsultieren.
- ✓ Gleiches gilt bei Verletzungen wie Zerrungen oder Bänderüberdehnungen; der durch sie ausgelöste Schmerz sollte als ernst zu nehmendes Signal der *Körperintelligenz* wahrgenommen werden.
- ✓ „Laufverletzungen" sollten uns aber nicht daran hindern, den ansonsten einsatzfähigen Körper weiterhin fit zu halten. Dafür geeignet wären andere, momentan mögliche Übungsmöglichkeiten: Beispielsweise ein annähernd gleichwertiges Ausdauertraining am „Handkurbel-Ergometer" → Kap. „Kardiogeräte" oder Kraftübungen für die Rumpf-, Schulter- und Armmuskulatur.

Funktionskleidung

Abgesehen von extremen Temperaturen, Gewitter, Sturm, Glatteis oder unzumutbaren Ozonwerten, gehört das Wetter nicht zu den Gründen, die uns vom Laufen, Walken, Radeln, Skilanglauf oder Spaziergang abhalten. Beinahe jeder Witterung trotzen wir durch zweckmäßige Bekleidung, die uns vor Kälte, Wind und Nässe schützt und dennoch die vom Körper abgegebene Feuchte abführt.

Die Auswahl an eben dieser „Funktionskleidung" ist groß, der Außentemperatur angepasst, kommen wir im Sommer mit einer „einlagigen" Bekleidungsschicht aus, während wir bei kälteren Temperaturen mehrere Bekleidungsstücke benutzen, die wir nach bewährtem „Zwiebelprinzip" übereinander tragen.

Bei schweißtreibenden Aktionen bietet Wäsche aus Baumwolle, die direkten Hautkontakt hat, nicht den durch Funktionswäsche möglichen Komfort. Während Baumwolle den Schweiß aufsaugt, sorgt Funktionswäsche aus speziellen Garnen und Fasern, die zu einer besonderen Gewebestruktur vereint sind, für ein angenehmes Mikroklima auf der Haut. Schweiß bzw. Feuchtigkeit auf der Hautoberfläche werden über synthetische Fasern aus Polyester (PES), Polyamid (PA) oder Polypropylen (PP), die selbst nur wenig Feuchtigkeit aufnehmen, durch das Textil nach außen transportiert. Bei höheren Temperaturen als „einlagige" Bekleidungsschicht getragen, kann diese Feuchte sehr schnell an der Oberfläche verdunsten.

Etwas kühleren Temperaturen müssen wir nicht zwangsläufig mit zu warmer Kleidung trotzen. Zweckmäßig angezogen sind wir, wenn wir vor Trainingsbeginn noch etwas frösteln, wohltuend warm wird uns dann beim eigentlichen Training. Als Übergangsvariante in die kältere Jahreszeit bewährt sich ein etwas wärmeres Gewirk aus synthetischen Fasern, das auf der Innenseite eine aufgelockerte Struktur aufweist, das unmittelbar über der Haut eine Isolationsschicht aus Luft ermöglicht, deren Feuchtigkeit nach außen abgeleitet wird. Über diese Bekleidungsschicht genügt bei leichtem Wind oder Regen eine atmungsaktive (Feuchtigkeit ableitende) aber dennoch wind- und nässeabweisende Oberbekleidung.

Erst bei tieferen Temperaturen dient eine zweite Schicht im Bekleidungssystem dem Schutz gegen Kälte. Früher hat man über der Unterwäsche einen Wollpulli getragen; heute bevorzugen wir Fleece, ein flauschiges Gewirk aus synthetischen Fasern. Gegenüber dem klassischen Wollpulli hat das nennenswerte Vorteile: Fleece ist leichter, je nach Qualität winddicht, auch bei Nässe absolut formbeständig, kratzt nicht, kann problemlos gewaschen werden und trocknet bedeutend schneller als Wolle.

Darüber wird als dritte Schicht zum Schutz gegen Wind und Nässe eine speziell ausgerüstete Oberbekleidung empfohlen, die durch eine Membran oder Beschichtung ihren funktionellen Wetterschutz bei gleichzeitiger Atmungsaktivität garantiert.

In den Anfängen war diese Oberbekleidung aus einem Material gearbeitet. Neuester Stand der Technik ist Oberbekleidung, bei der unterschiedliche Materialien miteinander kombiniert wurden, um der jeweiligen Sportart angepasst, eine optimale Bewegungsfreiheit zu gewährleisten. Die Gewebe sind an Stellen, bei denen es auf extreme Bewegungsfreiheit ankommt, besonders weich, anschmiegsam und elastisch, dafür an Körperregionen, in denen der Schweiß in Strömen fließt, enorm feuchtigkeitsabführend.

Eine Kombination aus äußerer und mittlerer Bekleidungsschicht bieten so genannte "Soft Shells"; vor dem Kauf sollten Sie aber unbedingt darauf achten, inwieweit Wetterschutz und Atmungsaktivität bei diesem Bekleidungsstück garantiert ist!

Spezielle Bekleidungshinweise für Jogger und Walker

Sommer:
- ✓ Nicht zu warm anziehen (leichtes Frösteln vor dem Einlaufen), dafür eine wärmende Notfall-Bekleidung (für unfreiwillige Pausen) in der Gürteltasche oder dem Rucksack mitführen!
- ✓ Bei starker Sonnenstrahlung helle Kleidung tragen, bei Empfindlichkeit gegenüber UV-Strahlen den Kopf mit einer Schirmmütze schützen, unbedeckte Körperstellen mit Sonnenschutz eincremen.

Winter:
- ✓ Nach dem „Zwiebelprinzip" variabel kleiden.
- ✓ Den Kopf bedecken, da über ihn bis zu 40% Körperwärme abgeführt wird; kalten Schweiß vermeiden.
- ✓ Warme rutschsichere Schuhe tragen.
- ✓ Gründlicheres Aufwärmen; unterwegs nicht durch Laufunterbrechung auskühlen!
- ✓ Möglichst windgeschützte Laufstrecken (Wald, Täler, Senken) nutzen.

✓ Bei absolutem „Sauwetter" lieber ins Fitnessstudio ausweichen, um auf dem Laufband, Ellipsen/Crosstrainer oder anderen Kardio-Geräten zu trainieren!

Laufschuhe

Ein absolutes Muss für den Jogger sind gute Laufschuhe. Was nützt es, wenn Sie bei Ihren ersten Jogging-Versuchen normale „Treter" verwenden und dadurch verursachte Gelenkschmerzen Ihnen das Laufen für immer vergällen.

Übrigens: Wer sich an gute Laufschuhe gewöhnte, wird diese obendrein als bequeme Freizeitschuhe schätzen.

Laufschuhe sollten Ihren individuellen Laufstil unterstützen und gut passen. Mit etwas über 100,- € sind gute Laufschuhe relativ teuer, das ist bei diesem hochspezialisierten „Sportgerät" jedoch akzeptabel: Immerhin müssen diese Schuhe in der *Landephase* den Aufprall[43] dämpfen, in der *Abrollphase* den Fuß stützen und bis zur *Abdruckphase* den Fuß führen.

Für einen Laufeinsteiger mag das große Angebot an Laufschuhen, die mit den unterschiedlichsten Funktionen ausgestattet sind, verwirrend sein. Gut beraten sind Sie in einem Fachgeschäft, in dem ein fachlich kompetenter Verkäufer sich danach erkundigt:

✓ Ob und welche Erfahrungen Sie bereits beim Laufen sammeln konnten.

✓ Wie der Untergrund der Laufstrecken beschaffen ist, auf denen Sie vornehmlich trainieren: Sind es unbefestigte Wege, elastische Waldböden oder harte Untergründe wie Asphalt oder Beton, denn danach richtet sich die Dämpfungseigenschaft des Laufschuhs.

---

[43] Der „Aufprall" kann beim Joggen mehr als das Zweifache Ihres Körpergewichts betragen; nicht zu vergleichen mit den Kräften, die in Sprint- und Sprungdisziplinen der Leichtathletik auftreten, bei denen z.B. die Achillessehne bis 800 Kilogramm verkraften muss.

✓ Welche orthopädischen Eigenheiten zu berücksichtigen sind (Senk-, Knick- oder Hohlfuß), im Zweifelsfalle sollten Sie einen Orthopäden konsultieren.

Wenn Sie bereits zu den erfahrenen Läufern gehören, dann zeigen Sie dem Verkäufer Ihre schon länger benutzten Laufschuhe, diese verraten ihm viel über Ihren Laufstil (bei typischer *Überpronation* verschleißt mehr die Innenseite der Schuhsohle, bei der Unterpronation, auch *Supination* genannt, verschleißt mehr die Außenseite der Schuhsohle); ergänzend informieren Sie ihn über Ihre Erfahrungen mit diesen Schuhen.

Der Fußstellung entsprechend, unterscheiden wir den *Normalfuß*, den *Senkfuß* und den *Hohlfuß*; erkennbar am Abdruck des angefeuchteten Fußes auf einer glatten Fläche. Beim erstmaligen Kauf von Laufschuhen, wäre allerdings eine Laufbandanalyse wünschenswert, bei der per Videokamera Ihr Bewegungsmuster beim Laufen aufgenommen wird. Ergänzt durch das Scannen Ihres Fußumrisses, der, auf einem Bildschirm abgebildet, mit den Schuhmaßen im Rechner abgeglichen wird.

Der Schuh darf weder zu eng noch zu kurz sein; ein daumenbreiter Spielraum zwischen dem großen Zeh und der Schuhspitze ist angemessen. Allgemein gilt, um den Anforderungen der Laufbewegung zu genügen, ist der Laufschuh eine Nummer größer zu wählen als ein Normalschuh.

Die Fersenkappe sollte die Ferse fest umschließen und am oberen Rand weich gepolstert sein, damit sie an der Achillessehne nicht drückt oder scheuert.

Der Schuh müsste bereits ungeschnürt gut passen, denn eine zu straffe Schnürung behindert die Durchblutung des Fußes.

Im Vorfuß sollte der Schuh nicht zu eng und – dem jeweiligen Laufstil entsprechend – mehr oder weniger gedämpft sein.

Gute Laufschuhe müssen beim Lauf auf harten Untergründen das Aufprallgewicht dämpfen, das je nach Laufstil das Zwei- bis Vierfache des Körpergewichts beträgt!

Neutraler Laufschuh

Der Abdruck eines *Normalfußes* markiert sich mit dem Vorfuß und einem verschmälerten Rand zur Ferse. Für ihn ist ein „*Neutralschuh*" die beste Wahl, weil er keine besonderen Stütz- und Ausgleichsfunktion benötigt, denn beim Aufsetzen knickt der Fuß anatomisch bedingt etwas nach innen, was eine gewisse Federung bewirkt; einer so genannten normalen Pronation, die durchaus erwünscht ist.

Neutrale Laufschuhe sind für gesunde Füße, die mit einem guten Kompromiss zwischen Dämpfung und Führung auskommen, geeignet. Sie sind auf der Innen- und Außenseite gleichmäßig weich geschäumt und ausreichend stabil. – Lassen Sie sich keinen teuren Stabilitätsschuh aufschwatzen, wenn Sie zu den Normalfußläufern gehören!

Stabilitätsschuh

Der Stabilitätsschuh soll orthopädische Probleme (*Senk- und Knickfuß*) bzw. eine *Überpronation* ausgleichen.

Die *Pronation* ist eigentlich eine natürliche Dämpfungsbewegung, bei der der Fuß etwas nach innen abknickt!

Als *Überpronation* bezeichnet man das Abknicken der Ferse nach innen, wenn dies über das natürliche Ausmaß hinausreicht und dadurch eine ungleiche Belastung für die Muskulatur von Fuß und Unterschenkel verursacht. Bei extremer Überpronation kann es zu Beschwerden im Bereich der Achillessehne, der Unterschenkel-Muskulatur, möglicherweise auch im Knie- und Hüftgelenk kommen. Ursache der Überpronation können eine falsche Fußstellung (Senk- oder

Plattfuß), Übergewicht oder bei Laufanfängern ein *noch unterentwickeltes Stützsystem* (funktionelles Zusammenspiel von Knochen, Gelenken, Bändern, Sehnen und Muskeln) sein.

Der **Senk- und Knickfuß**, der sich mit seiner gesamten Fußfläche als Abdruck markiert, weil er beim Aufsetzen zu tief einknickt, benötigt eine Innenstützung im Laufschuh, die ein zu starkes Abknicken nach innen verhindert. – Ein Stabilitätsschuh könnte orthopädische Probleme (Senk- und Knickfuß) bzw. eine Überpronation ausgleichen.

Zu bedenken wäre jedoch, dass die Pronation als Teil der natürlichen Bewegung gemeinsam mit dem Einfedern in Hüfte und Knie die Aufprallkräfte dämpft. Lassen Sie sich im Zweifelsfalle keinen Stabilitätsschuh andrehen, ohne vorher Ihren Orthopäden zu konsultieren!

Der *Hohlfuß* markiert in seinem Abdruck nur die Zehen und einen Teil des Vorfußes über einen teilweise unterbrochenen Fußrand zur Ferse. Er zeigt beim Aufsetzen in der Regel keine ausreichende Pronation (Unterpronation bzw. Supination), deshalb benötigt er möglicherweise eine Abstützung am Außenrand des Schuhs, auch hier sollten Sie im Zweifelsfall Ihren Orthopäden konsultieren, der Ihnen möglicherweise Einlagen empfiehlt, die über die ganze Sohle reichen.

Radeln (Radfahren)

Mit Begeisterung nutzen wir das Rad, erweitern radelnd unseren Aktionsradius. Das Erleben der Natur, bisher kaum wahrgenommene Eindrücke in Hülle und Fülle, all das empfinden wir als wohltuend für die Psyche. Die Ermüdung nach ausgiebiger Tour verrät, dass wir ganz „nebenbei" etliche überflüssige Kalorien „wegstrampelten", ohne dabei Muskeln und Gelenke zu überfordern.

Die „Pedaleure" zählen zu den Ausdauerfähigsten unter den Leistungssportlern, nach sportmedizinischen Erkenntnissen verfügen Sie über die höchste maximale Sauerstoffaufnahmefähigkeit (ca. 6 l/min) sowie das größte Herzvolumen. Ihre Ausdauer ergibt sich aus dem ökonomischen Einsatz der Beinmuskulatur („runder Tritt", hohe Tritt-frequenz) bei vorwiegend aerobem Energiestoffwechsel.

Beim Ausnutzen der physikalischen Leistung wird ein Marathonläu-fer um ein Vielfaches vom „Pedaleur" übertroffen, dessen High-Tech-Rad es diesem ermöglicht, seine Leistung fast verlustfrei auf den Vor-trieb zu übertragen. Nur so sind im Radsport Etappen von 180 bis 230 Kilometer innerhalb von 5 bis 7 Stunden mit einer Durchschnittsleis-tung von 300 bis 350 Watt möglich. Dabei verbraucht der Körper ca. 4.500 bis 8.000 kcal!

Was spricht für das Radeln?

Weil Radeln (wie auch das Training auf dem Fahrradergometer) das

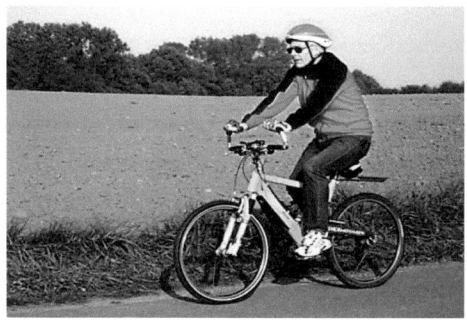

Herz-Kreislaufsystem, die Atmung und den Stoffwech-sel vorrangig beansprucht, ist es nach medizinischen Er-kenntnissen eine der ersten Empfehlung für ein prophy-laktisches Ausdauertraining sowie zur Rehabilitation nach Erkrankungen:

✓ Übergewichtige entscheiden sich für das Radeln, um sowohl „abzuspecken" als auch gelenkschonend ihre Kondition zu ver-bessern.

✓ Radeln beschleunigt die Rekonvaleszenz (Gesundung) des Be-wegungsapparates nach längerer Ruhigstellung (Sportverlet-zung, Krankenhausaufenthalt).

✓ Im Rahmen der Rehabilitation trägt Radeln (vorzugsweise auf dem Fahrradergometer) dazu bei, die Belastbarkeit des Herz-Kreislaufsystems nach einem Infarkt wiederherzustellen.

✓ Das Fahrradergometer eignet sich für ein kontrolliertes Training von Koronarpatienten nach einem vom Arzt vorgegebenen Programm. Die individuelle Belastung wird durch eine symptomlimitierten Ergometerbelastung ermittelte und im Trainingsprogramm vorsichtshalber um ca. 25 % verringert.

Wie viel ist gesund?

Wieder- oder Neueinsteiger sollten gemächlich beginnen, zwei- bis dreimal pro Woche etwa eine Stunde „gemütliches" Radeln wäre eine lohnenswerte Herausforderung. – *Auch beim Radeln beginnen wir, wie bereits beim Walken oder Joggen angemahnt, mit gebremstem Ehrgeiz.*

Denken Sie daran: Das Fahrrad ist eine Erfindung, die uns die Fortbewegung aus eigener Kraft erleichtert, allerdings verbunden mit dem Risiko, dass wir dabei unser Leistungsvermögen überschätzen. Das kann zur Überforderung des Herz-Kreislaufsystems, schlimmstenfalls zu einem Kreislaufkollaps führen! Deshalb auch hier: Nur so intensiv trainieren, dass Sie nicht völlig außer Atem geraten (eine Unterhaltung mit dem Partner sollte noch möglich sein).

Wenn Sie zur Kontrolle der Herzfrequenz ein Pulsmessgerät benutzen, dann achten Sie unbedingt darauf, dass der *Puls etwa 15 Schläge niedriger* liegt, als der für das Joggen oder Walken ermittelte Trainingspuls; mit einer derart verringerten Pulsfrequenz vermeiden Sie beim Radeln eine zu hohe Herz-Kreislaufbelastung! Mäßigen Sie sich besonders bei Bergauffahrten, notfalls steigen Sie ab und schieben das Rad.

Ab einem gewissen Alter fällt es schwer, auf ein „rassiges" Rennrad zu steigen, das Sie ungefedert den Fahrbahnunebenheiten aussetzt und eine Körperhaltung abverlangt, die den Rücken strapaziert. Wenn Ihr Stolz es zulässt: Ein City- oder Trekking-Bike mit einem bequemen „Durchstieg", anstelle des beim Rennrad üblichen Oberrohrs, macht die Handhabung des Velos sicherer; ein Lenker, der mehrere Griffpositionen erlaubt, entlastet die Wirbelsäule, für die ein angemessener Federungskomfort ebenfalls geeigneter wäre.

Unterschätzen wir nicht die Sturzgefahr, der „Absprung" von einem City- oder Trekking-Bike verläuft meist glimpflicher als das „Vornüber" bei einem Rennrad.

Übrigens: Bei Gleichgewichtsstörungen oder Kreislaufproblemen sollten wir das „Radeln" auf dem Fahrradergometer oder auf einem „Dreirad" vorziehen.

Tipps für Fahrstil und Sitzposition

Es muss also nicht das „schnellste" Rad sein, um Sportlichkeit zu beweisen. Ein Tourenrad oder Mountain-Bike erlaubt zwar nicht das mühelose Rasen, aber ruhiges Radeln auf einem etwas schwergängigeren „Komfortrad" kann ebenso anstrengend sein!

Den Könner erkennt man sowieso nur an seinem Fahrstil:

✓ Typisch ist sein „runder Tritt", den wir uns aneignen sollten, weil wir damit die Kraft unsere Beinmuskulatur bei jeder Pedalumdrehung optimal einsetzen. Also nicht nur nach unten treten, weil das „Tretbein" dann nicht nur die Kraft für den Vortrieb aufbringt, sondern zusätzlich das „passive Bein" nach oben drücken muss! Das „passive Bein" wiegt rund 20% des gesamten Körpergewichts, das ergibt ein Mehr von 12 bis 15 Kilogramm, das vom „Tretbein" zusätzlich zu überwinden ist. Eine wesentliche Krafterleichterung verspüren wir sofort, wenn wir das ehemals „passive Bein" beim Treten aktiv nach oben ziehen.

✓ Noch professioneller wird der „runde Tritt", wenn wir das „Tretbein" bewusst vor der oberen Pedalphase (12-Uhr-Position) vorwärts schieben, es über die 3-Uhr-Position kräftig nach unten drücken und in der 6-Uhr-Position noch etwas nach hinten ziehen. Das gegenüberliegende Bein schiebt, zieht und drückt im gleichen

Rhythmus. – Der 7-malige Tour-de-France-Sieger, Lance Armstrong, bediente sich dabei der Vorstellung: Durch die 6-Uhr-Position träte er, als wolle er sich Schmutz unter den Fußsohlen abstreifen, während er in der 12-Uhr-Position ein Fass nach vorne rollt, auf dem er steht.

✓ Vorausgesetzt, ihr Rad ist mit einer mehrgängigen Schaltung ausgestattet, dann könnten Sie die jeweiligen Gänge so wählen, dass eine hohe Trittfrequenz (60 bis 80 Umdrehungen pro Minute) möglich wird. Auf diese Weise wandeln Sie das kräftezehrende „Stampfen" in einen ausdauerbetonten leichtfüßigen Tretrhythmus. Das entspricht dem, was wir beim Fitness-Radeln erreichen wollen, denn unsere ausdauernden Muskelfasern können nur beim leichtfüßigen Treten effektiv, also vorwiegend aerob, arbeiten.

Voraussetzung für die „hohe Kunst" des Radelns ist eine optimale Sitzposition:

✓ Beim Kauf eines Rades sollten Sie auf eine individuell angepasste Rahmengröße achten; es gibt sie in Abstufungen von 2 Zentimeter (46, 48, … 62, 64 Zentimeter). Die für Sie geeignete Rahmenhöhe ergibt sich aus der Schrittlänge, gemessen von der Ferse bis in den Schritt; im Zweifelfall sollten Sie lieber die kleinere Rahmengröße wählen.

✓ Ein moderner Sattel wagt den Kompromiss zwischen angenehmem Sitzkomfort und ergonomischer Formgebung: Das längere Sitzen darf nicht zur Qual, die schnelle Trittfrequenz aber nicht behindert werden. Ein spezieller Frauensattel ist z.B. etwas breiter geschnitten, Aussparungen im Schambeinbereich sollen Druckstellen verhindern.

✓ Die Sitzhöhe ist richtig eingestellt, wenn Sie in der 6-Uhr-Position bei waagerechter Fußstellung das Bein fast gestreckt haben bzw. mit der Ferse auf der Pedale stehen.

✓ Wenn die Pedale sich in der 3-Uhr-Position befindet, sollte das Knie Ihres „Tretbeines" lotrecht über der Pedalachse stehen, die Einstellung erfolgt durch Vor- oder Zurückschieben des Sattels.

✓ Die Oberkörper- und Handhaltung kann bei Fahrradlenkern wie den Renn-, Multifunktions- oder Tourenbügel + Barends (ergometrisch geformte Lenker-Endstücke) variiert werden. Im Obergriff sitzen wir relativ aufrecht, im Untergriff trotzen wir dem Gegenwind. – Rückenschmerzen oder ein Katzenbuckel in gebeugter Sitzhaltung deuten auf eine falsche Sitzposition oder untrainierte Rückenmuskeln hin (→ „Krafttraining").

Zweckmäßige Bekleidung

Auffällig und zweckmäßig sollten wir uns beim Radeln kleiden. Auffällig, damit uns andere Verkehrsteilnehmer nicht übersehen; bei Dunkelheit sind Kleidungsstücke mit Reflektor-Applikationen angebracht. Zweckmäßig, denn Radkleidung müsste leicht, der Temperatur angepasst und möglichst enganliegend sein; eine große Auswahl spezieller Funktionsbekleidung bieten Fachgeschäfte an. Eine Fahrtwind und Feuchtigkeit ableitende Kleidung kühlt wohltuend bei Hitzegraden, aber sobald es kühler wird, sollten vor allem Brust, Nieren, Becken und Beine (besonders die Knie) durch spezielle Einsätze in Hemd bzw. Jacke und Hose vor dem Fahrtwind geschützt sein →Kap. „Funktionskleidung".

„Hungerast"

Hüten wir uns vor dem „Hungerast", wie im Radsport ein plötzlicher Leistungsabfall bezeichnet wird, der durch Kohlenhydratmangel (Hypoglykämie) verursacht ist. Wir sollten nicht glauben, dass beim Radeln nur Körperfett „verbrannt" wird, sondern bedenken, dass es vor allem von unserem Trainingszustand abhängt, wie effektiv unser Ausdauertraining als „Fettkiller" wirkt. Je nach Trainingszustand „verbrennen" wir 40 bis 60 % Fett, der Rest besteht aus Kohlenhydraten;

die bei längeren Ausfahrten schnell aufgebraucht sind, weil allein unser Gehirn davon bis zu 20% benötigt!

Beim schweißtreibenden Radeln bevorzugen wir Sportgetränke ($\rightarrow$ Kap. „Flüssigkeitsmilieu und Dehydration") und bei längeren Touren gönnen wir uns die erforderlichen Pausen, in denen wir Leichtverdauliches zu uns nehmen. Der Appetit verlangt nach Süßigkeiten (Kohlenhydraten), das reicht vom Kuchen über Energieriegel bis zur altbewährten Banane. Dabei sollten wir beachten, dass für das Speichern von Kohlenhydraten im Muskel (als Glykogen) die dreifache Menge an Wasser benötigt wird. Anstelle von Kaffee empfehlen sich Mineralwasser oder mit Wasser verdünnte Fruchtsäfte (Fruchtschorlen).

Skilanglauf

Der Skilanglauf ist ein idealer Fitmacher für Körper und Geist. Als dynamische Ganzkörperbewegung belastet er den Großteil unserer Skelettmuskulatur sowie das Herz-Kreislaufsystem, die Atmung und den Stoffwechsel; obendrein lässt er uns die herrliche Winterlandschaft genießen. Überdies erfährt unser Gehirn durch die variantenreiche Bewegungskoordination der Skilanglauftechnik einen gewaltigen Schub an Verjüngungsimpulsen, denn über das motorische Zentrum wird eine für unser Alter nicht für möglich gehaltene *Hirnplastizität* belebt. $\rightarrow$ Kap. „Körperliche Aktivität belebt die geistige Frische". – Besonders wir Älteren bemerken, dass uns in der schneelosen Zeit das vormals so perfekte „Balancegefühl auf schmalen Brettern" verlorenging.

Klassische Technik

Voraussetzung für das „Auffrischen" der *Klassischen Technik* ist eine gut gespurte Loipe, die vorerst die Skiführung beim Diagonalschritt erleichtert. Immerhin ist der *Diagonalschritt* ($\rightarrow$ Kap. „Nordic-Walking-Technik") beim Skilaufen raumgreifender als der, den wir im

Sommer beim Nordic Walking anwenden, und das Spur- und Balancehalten auf dem schmalen Ski könnte zunächst Schwierigkeiten bereiten. Übung erfordert zudem der *Abdruck mit dem Ski*, der bereits erfolgt, wenn sich der jeweilige Abdruck-Fuß direkt unter dem Körperschwerpunkt befindet, denn nur so kann sich die präparierte Lauffläche des momentanen Abdruckskis für den Abstoß im Schnee „festkrallen".

Unser „Balancegefühl" vervollkommnet sich, wenn wir ohne Stock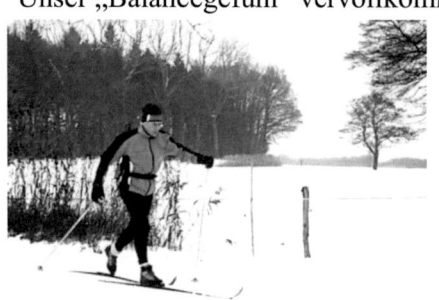einsatz in der Loipe spuren und uns dabei ausschließlich auf den Wechsel von Abdruck und sicheres Gleiten konzentrieren. Durch eine weitere Übungsfolge mit nunmehr betont kraftvollem Stock-Einsatz laufen wir wieder zur gewohnten „Form" auf.

In einer abwärts verlaufenden Loipe beschleunigen wir – je nach Gefälle – durch den *Doppelstockschub* bzw. durch den *Doppelstockschub mit Zwischenschritt*. Bei mehr oder weniger steilen Anstiegen kommt der *Halbgräten-* bzw. *Grätenschritt* zum Einsatz.

Größere Richtungsänderungen meistern wir durch *Bogenlaufen* bzw. *Bogentreten*, wobei der bogeninnere Ski in die gewählte Richtung tritt und der bogenäußere Ski nachgezogen wird.

Bei Abfahrten in der Loipe verringern wir die Geschwindigkeit, indem wir die Skistöcke als *Stockhebelbremse* im Schnee schleifen lassen und durch *Ballendruck* die Bremskraft erhöhen. Zum Bremsen am Hang benutzen wir den *Schneepflug*, bei dem die leicht nach innen gekanteten Ski ein nach hinten geöffnetes „A" bilden. Möglich wäre auch der *Pflugbogen*, bei dem wir durch Gewichtsverlagerung auf je-

weils einen Ski, die direkte Abfahrt durch bogenförmige Richtungsänderungen vermeiden. – Mit Tourenski wären auch Schwünge („We-
deln" mit parallel geführten Ski) und der Stoppschwung möglich.

Für die schneelose Zeit bzw. zur Vorbereitung auf die Skisaison
empfiehlt sich ein Training mit dem *Skiroller*. → Kap. „Rollskilaufen,
Inlineskaten, Nordic Blading, Skike"

Neueinsteiger sollten den Bewegungsablauf des Skilanglaufs, den
sie bereits beim *Nordic Walking* kopierten, unter fachlicher Anleitung
erlernen. Gut beraten ist, wer sich zuvor konditionell und bewegungs-
schulend mit dem Ski- oder Ellipsen/Crosstrainer auf die rhythmische
Ganzkörperbewegung des Skilanglaufs einstellen konnte. → „Training im Fitnessstudio, Kap. Kardiogeräte"

Für uns als „Freizeitsportler" empfiehlt sich ein so genannter „No-
wax"-Ski, dessen Vorteil darin besteht, dass eine spezielle Abdruck-
zone (schuppenähnliches Profil im Mittelteil des Skis) zum Stopper
wird, wodurch der kräftige Abdruck einen intensiven Schneekontakt
ermöglicht.

Der Ski muss Ihrem Körpergewicht angepasst sein, denn nur beim
Abstoß sollte seine Andruckzone stärkeren Bodenkontakt haben, während sie beim Vorwärtsgleiten den Schnee nur leicht (gleitend) berüh-
ren darf.

Zur Kontrolle der Skispannung stellt man sich auf beide Ski, dabei
sollte sich ein etwa fünf Zentimeter breiter Papierstreifen unterhalb
der Bindung zwischen Ski und Boden verschieben lassen.

Die *Länge des Skis* richtet sich nach der Körpergröße, bei ausge-
strecktem Arm könnte die Skispitze bis zum Handgelenk reichen. Un-
geübte wählen den Ski eher kürzer als zu lang, weil ein kürzerer Ski
leichter zu beherrschen ist.

Die *Langlaufstöcke* haben die richtige Länge, wenn sie bis unter die
Achsel reichen. Ihre Enden sind mit Stahlspitzen bewehrt, die etwas
in Laufrichtung gebogen sind. Beim Lauf in präparierter Loipe genügt
ein Allround-Teller.

Die *Langlaufschuhe* sollten im Obermaterial leicht, weich und warm gefüttert sein und müssen auf der relativ steifen Sohle weich abrollen ohne sich seitlich zu verwinden. Die Vorderfußfalte des Obermaterials darf nicht auf den Fuß drücken, die Ferse muss stabil sein und die Zehen dürfen nicht an der Schuhkappe anstoßen. – Beim Kauf der Schuhe ist darauf zu achten, ob diese für die montierte *Skibindung* geeignet sind (seit 2000 gibt es zwei unterschiedliche Standards)!

Selbst bei Minusgraden kommen wir beim Skilanglauf ins Schwitzen. Wie beim Joggen beschrieben, bietet *Funktionswäsche* die beste Gewähr, den Körper trocken und warm zu halten. Den ganzen Körper bedeckende Unterwäsche, darüber je nach Temperatur Skihose und Rollkragenpullover über den bei Wind oder Schneefall eine Windjacke getragen wird. Mehrere dünne Bekleidungsschichten übereinander bieten Variationsmöglichkeiten, mit denen wir uns veränderlichen Temperaturen anpassen; bei längeren Wanderungen ist eine Gürteltasche oder ein Rucksack der ideale Stauraum für Reservekleidung und ein den Schneeverhältnissen angepasstes Wachssortiment.

Skating-Technik

Der Vollständigkeit halber sei die *Skating-Technik* erwähnt: Der auch in der „Klassischen Technik" als zeitweiliger Beschleunigungsschritt benutzte *Schlittschuhschritt* dominiert hier als *Skating-Schritt* und ermöglicht höhere Laufgeschwindigkeiten. Um muskuläre Dysbalancen zu vermeiden, sollte im Freizeitsport der rhythmische Wechsel von Abdruck- und Gleitbein bevorzugt werden (der Abdruck erfolgt von dem nach innen gekanteten Ski des „Stand-beins" auf den flach gestellten Ski des Gleitbeins). Für die schneelose Zeit bzw. zur Vorbereitung auf die Skisaison wäre *Nordic Blading, Skike und Inlineskaten* zu empfehlen. → Kap. „Rollskilaufen, Inlineskaten, Nordic Blading, Skike"

Schwimmen und Aquagymnastik

Schwimmen und Aquagymnastik sind bis ins hohe Alter zu befürworten. Durch den Auftrieb des Wassers scheint der Körper nahezu schwerelos zu sein, ermöglicht selbst Personen mit Gelenk- oder Gewichtsproblemen, sich ungehemmt zu bewegen. Abhängig von der jeweiligen Schwimmlage oder den Gymnastikübungen wird ein Großteil der Skelettmuskulatur beansprucht und bei maßvoller Herz-Kreislaufbelastung leistungssteigernd durchblutet.

Besonderheiten des Mediums „Wasser"

Im Unterschied zum Fitnesstraining an Land bewirkt der *Auftrieb*, der *Wasserwiderstand* und der *Wasserdruck* veränderte Kräfteverhältnisse:

Durch den *Auftrieb* sind Gelenke, Muskeln sowie die Wirbelsäule nebst Bandscheiben weitestgehend entlastet, denn beim voll eingetauchten Körper hat es unser Bewegungsapparat nur noch mit etwa 10% des eigentlichen Körpergewichts zu tun. Dies gestattet Gelenkbewegungen unter erleichterten Bedingungen und optimiert dadurch die Beweglichkeit und Regeneration der Gelenke. Besonders günstig wirkt sich der Auftrieb auf die Wirbelsäule aus, weil diese von ihrer anstrengenden Aufgabe, ständig *die Haltung zu bewahren*, befreit ist. Die „*Haltungsmuskulatur*" entspannt sich, die Wirbelkörper nehmen ihre funktionell vorgegebene Position ein und die Bandscheiben können sich regenerieren.

Der *Wasserwiderstand* (ca. 800mal größer als der Luftwiderstand) gewährleistet einen zügigen Krafteinsatz, der durch seine beim Schwimmen oder der Aquagymnastik rhythmisch wechselnden Spannungs- und Entspannungsfolgen eine sanfte und harmonische Kräftigung der „*Arbeitsmuskulatur*" bewirkt.

Der *Wasserdruck*, der je nach Eintauchtiefe auf den Thorax sowie auf den Bauchraum wirkt, erschwert das Einatmen, erleichtert jedoch das Ausatmen, dies führt ebenfalls zu einer gesteigerten Fitness: Das

Zwerchfell und die Muskulatur, die den Brustkorb beim Einatmen erweitern, kräftigen sich. Zudem wird das Herz-Kreislaufsystem entlastet, weil der Wasserdruck den venösen Rückstrom des Blutes beschleunigt.

In der Regel ist die *Wassertemperatur* geringer als die Körpertemperatur. Weil die Haut die beim Training verursachte Wärme besser ableitet, kann das Herz mehr Blut zur arbeitenden Muskulatur pumpen: Folglich steigt der Belastungspuls weniger an, darum sollte der Trainingspuls 10 bis 20 Schläge niedriger angesetzt werden.

Zu beachten wäre die größere Wärmeleitfähigkeit des Wassers (25-mal höher als die der Luft), das kann beim Training im kalten Wasser zur erhöhten Wärmeabgabe (Gefahr der Auskühlung) und beim zu intensiven Training bei Wassertemperaturen über 30 Grad Celsius zum kreislaufbelastenden Wärmestau führen!

Schwimmstile

Beim Schwimmen werden, abhängig von der Schwimmlage, fast alle Muskeln beansprucht – allerdings mit unterschiedlichem Akzent: Beim Brustschwimmen ist es sowohl die Arm-, Brust- als auch die Beinmuskulatur, indessen ist beim Rücken- und Kraulschwimmen die Beinmuskulatur etwas weniger gefordert. Um die Monotonie beim unaufhörlichen Bahnen-Schwimmen zu vermeiden, lohnt sich ein stetiger Wechsel der Schwimmlage, das bewirkt außerdem eine vielseitigere Belastung der Skelettmuskulatur samt den Körperfunktionen, die sie versorgenden.

Brustschwimmen

Der gebräuchlichste Schwimmstil ist das Brustschwimmen: Es wird fast von jedermann beherrscht und gewährt eine bessere Sicht auf eventuelle Hindernisse. Je nach Kondition, können wir beim Brustschwimmen schnell oder langsam schwimmen und somit das Herz-Kreislaufsystem maßvoll belasten.

Beim ausschließlichen Brustschwimmen besteht allerdings die Gefahr, dass die Kniegelenke wegen der extremen Beinarbeit überstrapaziert bzw. geschädigt werden! Außerdem kommt es zur Verspannung in der Nackenmuskulatur, wenn der Kopf in der Gleitphase nicht (mit dem Gesicht eintauchend) abgesenkt wird.

Rückenschwimmen

Der für die Körperhaltung günstigste Schwimmstil ist das Rückenschwimmen, es beansprucht wohltuend die meist vernachlässigte Rückenmuskulatur (Trapezius, Latissimus und die Rückenstrecker).

Wenn der Körper bis zum Kopf gestreckt, waagerecht im Wasser liegt, nur das Gesicht befindet sich über der Wasseroberfläche, dann ist die Wasserlage optimal. Der Vortrieb erfolgt mit abwechselnden Armzügen neben dem Körper (die Hand greift dabei das Wasser; was ein ausgeprägtes Wassergefühl erfordert!). Nach dem Durchzug schwingt der jeweilige Arm zum erneuten Armzug übers Wasser. Die Beine schlagen abwechselnd (in der Aufwärtsbewegung bei leicht gebeugtem Knie und gestrecktem Fußgelenk und in der Abwärtsbewegung bei sich streckendem Kniegelenk und etwas gebeugtem Fußgelenk) im gleichmäßigen Rhythmus.

Kraulen

Als ökonomischster und schnellster Schwimmstil gilt das Kraulen, in unserer Altersgruppe wird es nur noch von geübten Schwimmern angewandt. Den Hauptvortrieb erzeugt auch hier, ähnlich dem Rückenschwimmen, die Armarbeit.

Die Armzüge und die Beinarbeit sowohl für das Rückenschwimmen als auch des Kraulen können wir mit einer Auftriebshilfe separat üben: Ein so genannter Pull-Boy wird für die Armarbeit zwischen die Beine geklemmt oder ein Schwimmbrett unterstützt bei der Beinarbeit den Auftrieb des Oberkörpers.

*Übrigens: Allein die separate Beinarbeit des Rückenschwimmens o-
der des Kraulens ermöglicht bereits ein abwechslungsreiches und be-
lastendes Schwimmtraining!*

Rücken-Gleit-Zug (Altdeutsch-Rücken)

In Rückenlage imitieren wir bei diesem Schwimmstil die Technik
des Brustschwimmens: Der populäre Rücken-Gleit-Zug ist leicht zu
erlernen und ermöglicht eine bessere Orientierung als beim klassischen Rückenschwimmen: In der Phase des Beinschlags kann man
z.B. (bei leichter Überdehnung im Nacken) die Schwimmrichtung
überschauen, was beim üblichen „Bahnenziehen" in öffentlichen
Schwimmbädern hilft, Zusammenstößen zu vermeiden. Die Arm- und
Beinarbeit erfolgt synchron; nach der Gleitphase werden die Arme für
den erneuten Durchzug über *oder* unter Wasser zurückgeführt!

Aquagymnastik (Wassergymnastik)

Die Aquagymnastik ist ein spezielles Konditions- und Bewegungstraining im Wasser. Durch den Wasserwiderstand sind die Gymnastikübungen anstrengender als außerhalb des Wassers. Weil die Kraft-
und Konditionsübungen die Gelenke, Sehnen und Bänder sowie die
Wirbelsäule im Wasser weniger belasten aber die Muskulatur und das
Herz-Kreislaufsystem effektiv kräftigen, ist diese schonende Gymnastik für unsere Altersgruppe besonders geeignet.

„Aquagymnastik empfiehlt sich bei:
- ✓ Haltungs-, Muskel- und Bindegewebsschwäche.
- ✓ Verschleißerkrankungen der Gelenke, besonders der Hüft-
und Kniegelenke.
- ✓ Wirbelsäulensyndromen (Bewegungseinschränkung, Mus-
kelschmerzen), Verschleiß- und Bandscheibenschäden.
- ✓ Erkrankungen, die mit einem erhöhten Muskelspannungszu-
stand einhergehen, wie Muskelschmerzen, Muskelhärten und
Hexenschuss.

✓ Inaktivitätsatrophie der Muskulatur, hierbei handelt es sich um verstärkten Muskelabbau durch wenig oder keine Bewegung (nach längerer Ruhigstellung, z.B. nach Brüchen).
✓ Trainingsmangel (einschließlich Herz-Kreislauf). Dies umfasst die muskulären Schwächen und die mangelnde Belastbarkeit des Herzens und der Atmung.
✓ Durchblutungsstörungen.
✓ Steigerung der allgemeinen Fitness und Gelenkigkeit.

Aquagymnastik sollte unterbleiben bei:
✓ Allen akuten Infekten und Entzündungen.
✓ Herzinsuffizienz, schweren Herzrhythmusstörungen, gehäuften Angina Pectoris-Anfällen, sehr hohen Blutdruckwerten.
✓ akutem Asthma bronchiale.
✓ Anfallsleiden (z.B. Epilepsie).
✓ offenen Wunden, auch dem offenen Bein bei Venenleiden.
✓ Hauterkrankungen." (MILZ)

Aquagymnastik wird vor allem in Schwimmhallen sowie in dafür ausgerüsteten Rehabilitationseinrichtungen oder Fitnessstudios in Form fachlich begleiteter Kursprogramme angeboten. Das schließt aber ein selbständiges Üben nicht aus, Anleitung dafür finden Sie in speziellen „Ratgebern" für Aquafitness, Aquatraining und Aquajogging.

Tennis, Federball, Tischtennis, Boccia, Kegeln u.a.

Diese und weitere, für unser Alter geeigneten Spiel- und Geschicklichkeitssportarten, lassen uns über den Spaßfaktor, die Spiellaune sowie die abwechslungsreichen Spielsituationen die körperliche Belastung vergessen. Nachhaltig aktivieren Spiel- und Geschicklichkeitssportarten unsere Gehirnfunktionen → Kap. „Körperliche Aktivität belebt die geistige Frische". – Dies, indem sie die Bewegungskoordination (besonders die variantenreiche Auge-Hand-Koor-dina-tion[44]), das Reaktionsvermögen[45], die Geschicklichkeit[46] und die Gewandtheit sowie weitere motorische Fähigkeiten vielseitig trainieren. Anhänger dieser Sportarten sollten so lange es geht weitermachen, zusätzlich könnten Sie Ihre nachlassende Kondition durch spezielle Übungsvarianten des Fitnesstrainings aufbessern.

Rollskilaufen, Inlineskaten, Nordic Blading, Skike

Diese ausdauerfördernden Trendsportarten waren ursprünglich für jene interessant, die das Ski- und Eislaufen imitierten, um in der schnee- und eisfreien Jahreszeit einen annähernd gleichen Effekt bei der Entwicklung ihrer konditionellen Fähigkeiten und motorischen Fertigkeiten zu erzielen. Es ist also nicht nur der Spaß, der inzwischen weitere Fitnessenthusiasten für diese Trendsportarten begeistert.

„Wenn's dem Esel zu wohl ist, geht er aufs Eis!" – Das sei angemerkt, weil bei den genannten Trendsportarten mit einem erhöhten Sturzrisiko auf sehr hartem Untergrund zu rechnen ist. Als „schadensbegrenzende" Voraussetzung sollten Sie zumindest über ausreichende Bewegungserfahrungen im Ski-, Eis- oder Rollschuhlaufen verfügen bzw. in guter körperlicher Verfassung sein! Zudem ist eine Schutzausrüstung (→ „Inline-Skating) angebracht.

Rollskilaufen

Dem Skilanglauf nachempfunden, ermöglicht das Rollskilaufen in der schneelosen Zeit den Skilauf auf Asphalt oder anderen glatten Untergründen; der Trainingseffekt ist dem des Skilanglaufs sehr ähnlich.

---

[44] Als Greif- und Tastorgan war die Hand in Verbindung mit visueller Wahrnehmung ursächlich an der Menschwerdung beteiligt, dies lässt sich u.a. an der Größe der sie innervierenden *Hirnareale* nachweisen.

[45] Antizipation (mentale Vorwegnahme eines künftigen Bewegungsablaufes)

[46] Geschicklichkeit und Gewandtheit ermöglichen es, unnötigen Aufwand und fehlerhafte Bewegungen zu vermeiden.

Für die *klassische Technik* gibt es Rollski in einer Länge von 700 mm mit einem Vorderrad und ein bis zwei Hinterrädern. Die Räder sind mit einer Rücklaufsperre versehen, die den „Andruck" für den Vortrieb simuliert und können außerdem durch Gummiringe, Andruckrollen o.a. Mechanismen in ihrer Rollgeschwindigkeit gebremst werden, wodurch der Rollskilauf mehr dem in der Geschwindigkeit beherrschbaren Gleiten im Schnee entspricht und für Anfänger sicherer wird. Für die Stocklänge empfiehlt sich: Körpergröße x 0,85. Nordic-Walking-Stöcke mit Pads über den Stahlspitzen wären eine Alternative. – Schutzausrüstung → „Inline-Skating"

Skike

Beim Skiken, das dem Nordic Blading ähnelt, benutzen wir anstelle von Inline-Skates die crosstauglichen Skike, mit denen wir uns auch außerhalb von Straßen und Wegen bewegen können. Ermöglicht wird dies durch zwei luftbereifte Räder mit einem Durchmesser von 15 cm, die sich jeweils vor und hinter dem Fuß befinden. Über ein robustes Bremssystem, das mit der Wade bedient wird, ist eine bessere Verkehrssicherheit gewährleistet. Praktisch ist auch die Bindung mittels Klettverschlüssen, so dass die Skike an üblichen Sportschuhen befestigt werden können! – Als Schutzausrüstung sind Ellenbogenschützer und ein Schutzhelm zu empfehlen!

Der Bewegungsablauf entspricht der *Skating-Technik* des Skilanglaufs, der Stockeinsatz erfolgt mit Stöcken, die denen des → „Nordic Blading" entsprechen.

Als gelenkschonende Ausdauersportart bzw. zur Vorbereitung auf die Skisaison ist das relativ verkehrssichere Skiken zu empfehlen.

Inlineskaten

Rollschuh- oder Schlittschuhlaufen, dieses Vergnügen aus unserer Kindes- und Jugendzeit, findet sich in dem für Ältere mit Vorbehalt empfehlenswerten Inline-Skating wieder. Es ermöglicht eine relativ gelenkschonende Fortbewegung, mit der vor allem die Ausdauer trainiert wird – wenn da nicht das Sturzrisiko wäre, das zur Vorsicht mahnt. Eine gute körperliche Verfassung (stabile Knochen, gefestigte Gelenke und kräftige Muskeln) vorausgesetzt, sollten die „ersten Schritte" unbedingt unter fachlicher Anleitung erfolgen. Sicheres Bremsen, gekonntes Fallen muss gelernt sein, ehe wir uns, ausgerüstet mit Handgelenk-, Knie- und Ellenbogenschützer, nicht zu vergessen ein Schutzhelm, allein auf die „Piste" wagen!

Nordic Blading

Nordic Blading ist als Inlineskaten mit Stockeinsatz ebenfalls eine Ausdauersportart. Im Vergleich zum Inlineskaten ist das Training beim Nordic Blading durch den Stockeinsatz etwas anstrengender, weil – ähnlich der *Skating-Technik des Skilanglaufs* – die Muskulatur des Schultergürtels, der Arme und des Rumpfes intensiver eingesetzt werden. Die Stocklänge errechnet sich aus: Körpergröße x 0,9; die robusten Stockspitzen sind aus Hartmetall, über die man auch profilierte Gummipads stülpen kann, in die mehrere kleine Hartmetalldorne eingearbeitet sind. Trainiert wird auf flachen, ausreichend breiten Wegen (Stockeinsatz), zur optimalen Entwicklung der Grundlagenausdauer sollte man etwa 1 Stunde bei mittlerer Herzfrequenz unterwegs sein. – Schutzausrüstung → „Inline-Skating"

Ausdauer-Kraft-Übungen mit „Kleingeräten"

Das Training der „Ausdauerkraft", als auch der „moderaten Kraftausdauer" (siehe unter „Krafttraining": „Methode-Ausdauerkraft" und „Methode-moderate Ausdauer") dürfte für jene interessant sein, die ausschließlich die bis hier genannten Aktivitäten bevorzugen, denen aber bewusst ist, dass sie ihre Leistungsfähigkeit erhöhen sowie weitere Muskeln stärken könnten, wenn sie im Sinne komplexer Konditionierung weitere Übungen in ihr Trainingsprogramm einbeziehen.

Dafür gibt es eine Unzahl an Kleingeräten, die zu jeder Zeit und an jedem Ort eingesetzt werden können. Genannt seien die altbewährten Expander, Impander, elastische Zugseile oder der Pezziball für variantenreiche Körper-Übungen.

Der Multipander

An dieser Stelle sei es gestattet, ein vom Autor entwickeltes „Universalgerät" nebst einigen Beispiel-Übungsmöglichkeiten vorzustellen.

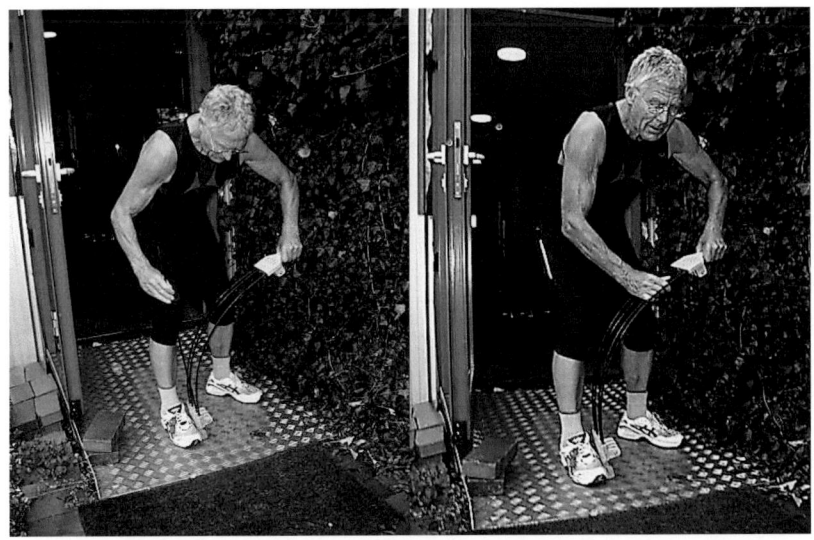

Belastungsdosierung durch Auswechseln der elastischen Stäbe
Bild 1: Ein Stab wird aus dem unteren Griff entfernt oder hineingesteckt.
Bild: 2: Der Stab wird in den oberen Griff hineingesteckt bzw. entfernt.

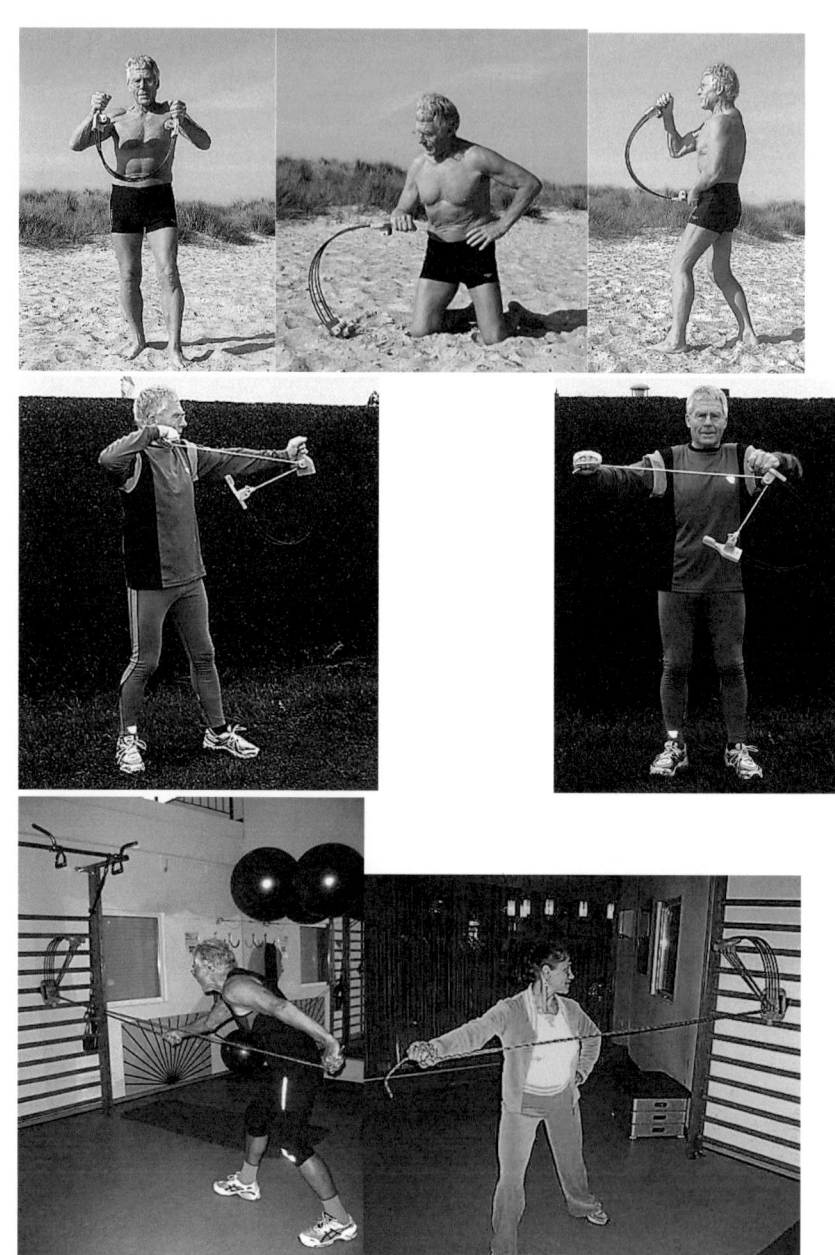

Insgesamt ist es durch den Multipander möglich, mit rund 200 Übungen alle Muskel bzw. Muskelgruppen unseres Körpers hinsichtlich Kraftausdauer und Belastungsvielfalt zu trainieren. Denn wie in den vorangestellten Abb. erkennbar, lässt sich nicht nur die Anzahl der elastischen Stäbe variieren, sondern bei Verwendung als Expander oder Seilzuggerät ermöglichen die an den Griffen angebrachten Rollen ein Mehr oder Weniger an Umlenkungen im Sinne des Flaschenzug-Prinzips.

Vormals als „Unipander" auf meinen Namen patentiert, diente das Gerät der Rekonvaleszenz von Leistungssportlern bzw. ihrem Abtrainieren am Karriere-Ende. Zum „Multipander" modifiziert, wäre es nicht nur für die weitere Konditionierung. sondern auch in der Physiotherapie sowie für die selbständige Nachsorge der Patienten geeignet.

Belastungskriterien im Ausdauertraining

Mit dem Ausdauerfitnesstraining beabsichtigen wir, unsere Ausdauerfähigkeit (insbesondere eine alltagstaugliche → *Grundlagenausdauer*) zu verbessern und – wenn nötig – überflüssige Kalorien zu „verbrennen". Wie bereits im Kapitel „Energiestoffwechsel" beschrieben, ist außer dem *Anteil der am Training beteiligten Muskulatur*, die *Intensität* der Muskelarbeit ein charakteristisches Merkmal für die Höhe der Belastung, die beim Grundlagenausdauertraining vornehmlich im aeroben Bereich, dem Training mit Sauerstoffüberschuss, liegen sollte.

Empfindungsskala (Kriterium Atemintensität)

Beim Training mit Sauerstoffüberschuss (aerob) lässt sich die Belastungsintensität mit Hilfe der Empfindungsskala *einschätzen*:

Grundsätzlich trainieren wir im Bereich des Sauerstoffüberschusses, wenn wir während des Ausdauertrainings *nicht* „außer Atem kommen", also uns noch unterhalten *könnten*. Deren obere Grenze beim

Spazierengehen, Wandern, Walken, Joggen, Radfahren, Schwimmen
o.a. wäre „schwerer Atem", bei dem Sprechen *fast* unmöglich ist!
  Kurzatmigkeit bzw. keuchender Atem signalisiert eine zu hohe Belastung, wir führen dem Körper nicht mehr die erforderliche Sauerstoffmenge zu.
  *Dieses Signal, die Atemnot, empfinden wir sofort, während der Puls,
als Signal des Herz-Kreislaufsystems, momentan noch im Bereich des
Normalen liegen könnte!*
  Die folgende Empfindungsskala verdeutlicht, wie nuanciert die Atmung eines *Ausdauertrainierten* die optimale Belastung der jeweiligen Beispielaktivität widerspiegelt. Das schließt nicht aus, dass ein
weitgehend *Untrainierter* bereits das flotte Wandern oder Walking als
sehr intensiv empfindet, weil er bereits seine obere Belastungs-Grenze
im Ausdauertraining erreichte!

Empfindungsskala eines Ausdauersportlers

Empfindung	Beispiel-Aktivität	Atmung	Kriterium
leicht	Sitzen, Liegen	flach	-Atmung *unauffällig*
mittel	Spazierengehen	normal	-Atmung *spürbar*
schwerer	Wandern	tiefer	-Atmung *bewusst*
anstrengend	Walking	betont tiefer	-Unterhaltung *möglich*
intensiv	Nordic Walking	bewusst tiefer	-Sprechen *noch möglich*
sehr intensiv	Jogging	beschleunigt	-Sprechen *schwer*

*Übrigens: Durch den Vergleich der Atemintensität mit den Daten der
Pulskontrolle (→ Kap. „Herzfrequenz-Zonen") schulen wir unser
Körpergefühl, bleiben auch ohne Pulskontrolle im optimalen Bereich.*

*Besonders zu Beginn einer Trainingseinheit, dem „Warm-up", regelt
sich unser Puls erst allmählich auf eine relativ konstante Schlagzahl
ein, während die Intensität der Atmung sofort signalisiert, ob wir eine
zu große Sauerstoffschuld eingehen, die den anaeroben Energiestoffwechsel beansprucht. Was wiederum zur stärkeren „Übersäuerung"
der tätigen Muskulatur führt und so ein weiteres Training im aeroben
Energiestoffwechsel beeinträchtigt → Kap. „Energiestoffwechsel".*

Steuerung der Belastungsintensität mittels Pulskontrolle

Als bewährtes Merkmal zum *exakten* Einhalten der Belastungsintensität im Ausdauertraining gilt die Herzfrequenz (Herzschlagzahl), die
wir als Puls pro Minute messen.

Aerobe Pulsfrequenzzone nach der Altersformel

Für die Berechnung der altersabhängigen aeroben Pulsfrequenzzone
wurde für ältere Sporteinsteiger die Empfehlung des Sportmediziners
BAUM bevorzugt: *„180 minus Lebensalter ergibt die höchste Puls-
zahl für das Training im aeroben Bereich. "* Dabei wird berücksichtigt,
dass wir Belastungen im jüngeren Alter problemlos mit höheren Pulsfrequenzen *kompensierten*, aber im fortgeschrittenen Alter auf ver-
gleichbare Belastungen mit *niedrigeren* Herzfrequenzen bei *erhöhtem*
systolischen Blutdruck *reagieren*, was die Arbeit unseres Herzens
deutlich erschwert!

Betrachten wir es als einen altersbedingten aber nicht besorgniserre-
genden Vorgang, dass sich unsere Herzfrequenz mit zunehmendem
Alter verringert. Ursache dafür könnte unser mehr auf Schongang ein-
gestelltes vegetatives Nervensystem sein:

✓ Der Einfluss des Sympathikus (der als Arbeitsnerv den Puls und
  die Atmung beschleunigt sowie die Stoffwechselaktivität erhöht)
  verringert sich im Altersgang;

✓ während der Einfluss seines Gegenspielers, des Parasympathikus (der als Ruhe- bzw. Erholungsnerv die Reaktionen von Herz, Lunge, Magen und Großteile des Darmes steuert) zunimmt.

Das bedeutet für die Belastungsintensität im Ausdauertraining, dass wir Älteren unseren Ehrgeiz beim Walken, Laufen, Radfahren o.a. zügeln sollten, wenn wir nach jahrelanger Sportabstinenz an ehemals erbrachte Leistungen anknüpfen oder uns mit langjährig trainierten Altersgenossen bzw. Jüngeren vergleichen wollen: Es ist durchaus möglich, dass bei gleicher Belastung unsere Herzfrequenz vergleichbar hoch wie die unseres guttrainierten oder jüngeren Trainingspartners ist. Was indes die Herzarbeit anbelangt, laufen die Genannten wahrscheinlich noch relativ unbeschwert, während wir bereits „am Limit hängen", weil unser Herz mit einem überhöhten inneren sowie peripheren Blutdruck zu kämpfen hat! → Kap. „Arteriosklerose"

Gesundheitlich anfälligen *Wieder- und Neueinsteigern* wäre deshalb zu Beginn des Ausdauertrainings dringend eine ärztliche Voruntersuchung zu empfehlen, vor allem wenn:

✓ Sie Ihr jugendliches Höchstleistungsalter bereits um zig Jahre überschritten haben.
✓ In den letzten 5 Jahren eine vorwiegend sitzende Lebensweise nicht durch sportliche Aktivitäten ausglichen.
✓ *Übergewicht*, Rauchen, hoher *Blutdruck* und ein zu hoher *Cholesterinspiegel* zum metabolischen Syndrom führten.
✓ Anzeichen oder Symptome auf eine Erkrankung hindeuten.
✓ Sie schwer erkrankt waren, operiert wurden oder in der Rekonvaleszenz (Zeitraum der Genesung) sind.
✓ Sie Medikamente (zum Regulieren des Blutdrucks, Herzmittel o.a.) einnehmen.
✓ Sie schwanger sind.
✓ Sie bereits unter Atembeschwerden litten.
✓ Sie einen Herzschrittmacher o.a. implantierte Elektronik tragen.

Ihr Hausarzt verwendet beim Gesundheitsscheck für gewöhnlich den „Stepptest", ein Sportarzt den Belastungstest auf dem Fahrradergometer, um die Leistungsfähigkeit Ihres Herzens zu ermitteln. Insbesondere die stufenweise erhöhte Belastung auf dem Fahrradergometer, bei der sich Ihre physische Leistungsfähigkeit, gemessen in Watt (jeweilige Belastungsstufe), ins Verhältnis zur Herzfrequenz und zum Blutdruck setzen lässt, bietet dem Arzt die Möglichkeit, Ihren augenblicklichen Fitnesslevel beurteilen zu können. Daraus ergibt sich, ob der nach der Altersformel (180 minus Lebensalter) berechnete Trainingspuls als Obergrenze für Ihr gesundheitsförderndes Ausdauertraining geeignet oder gemäß Ihres derzeitigen Fitnesslevels zu korrigieren ist.

Modifikation der „Baum-Regel": Der *altersabhängige Wert nach Baum* (180 minus Lebensalter) wurde von MAFFETONE wie folgt, abhängig vom jeweiligen Befinden korrigiert:

✓ Rekonvaleszenten (nach Operationen, Erkrankungen oder bei notwendiger Medikamenteneinnahme) subtrahieren 10 bis 15.

✓ Neueinsteiger, Allergiker sowie gesundheitlich Anfällige subtrahieren 5.

✓ Langjährig Trainierende addieren 5

Für das Verwenden von „Puls-Uhren" (z.B. beim Joggen bzw. Laufen) empfiehlt man sogar einen Richtwert von 220 minus Lebensalter, wobei mehrere Belastungszonen das Training individuell kontrollieren. Siehe: Kap. „Herzfrequenz-Zonen"

Spiroergometrie

Mit der aufwändigeren Spiroergometrie lassen sich die individuelle Ausdauerleistungsfähigkeit und damit der trainingswirksame Pulsbereich genauer ermitteln. Optimal ist es, wenn der Test im Bewegungsablauf der bevorzugten Sportart durchgeführt wird:

Also nicht ausschließlich eine Fahrradergometerbelastung, wenn wir eigentlich Walken, Laufen, Schwimmen, Rudern, Treppensteigen

(Steppen) o.a. wollen. Denn die sportartspezifische Variante der Muskelarbeit sowie die Größe der aktivierten Muskelmasse stellen unterschiedliche Anforderungen an die *äußere* und *innere Atmung*, was sich für die Belastungssteuerung im Training in sehr spezifischen Pulsfrequenzen widerspiegelt!

Mit dem Spiroergometrie-Messgerät (Atemgasmessgerät) wird bei normierter Belastungssteigerung das *Atemminutenvolumen* (Volumen der Luft, die innerhalb einer Minute ein- und wieder ausgeatmet wird), die *Sauerstoffaufnahme*, die *Kohlendioxidabgabe* und die *Atemfrequenz* ermittelt. – Während der Messung trägt die Testperson eine Gesichtsmaske; mit der sich das Volumen der Ausatemluft (Exspirationsluft) und deren Gasgehalt im Verhältnis zur Umgebungsluft analysieren lässt

Äußere Atmung: Das Atemminutenvolumen beträgt bei einem Erwachsenen ca. 10 Liter (z.B. 16 Atemzüge pro 600 ml); bei körperlicher Belastung kann es auf das 3 bis 4-fache gesteigert werden.

Innere Atmung: Zur weiteren Beurteilung der Ausdauerleistungsfähigkeit wird die maximale Sauerstoffaufnahme (VO_{2max}, also die höchste Sauerstoffaufnahme während ansteigender körperlicher Belastung) gemessen, um die *aerob/anaerobe Schwelle* (Schlüsselstelle des Energiestoffwechsels), d.h. die obere Pulsgrenze im aeroben Belastungsbereich zu ermitteln.

Im Vergleich mit Normwerten aus der Spiroergometrie können Rückschlüsse auf Ihre Stärken und Schwäche hinsichtlich der *äußeren Atmung* (Funktionstüchtigkeit der Lungen) bzw. der *inneren Atmung* (Herz-Kreislaufsystem, Energiestoffwechsel, Laktattoleranz u.a.) gezogen werden.

Laktattest

Mit diesem Test lässt sich ebenfalls die Ausdauerleistungsfähigkeit bestimmen. Kriterium ist die Laktatkonzentration im Blut bei körperlicher Belastung: Die Höhe der Laktatkonzentration hängt vornehmlich von der Sauerstoffversorgung der arbeitenden Muskulatur und von der Fähigkeit des Körpers zur Laktatentsorgung (Laktattoleranz) ab.

Je intensiver die Belastung, umso kritischer wird die Sauerstoffzufuhr und die Laktatentsorgung, die Konzentration an Laktat im Blut steigt an, was durch Blutentnahme aus einer Fingerkuppe bzw. dem Ohrläppchen bei stufenweise erhöhter Belastung messbar wird.

Die sogenannte „aerob-anaerobe Schwelle" liegt bei 4 mmol/l, bei einem weiteren Anstieg der Laktatkonzentration sollte die Belastung abgebrochen werden, weil der pH-Wert abfällt, der Muskel „sauer" und verletzungsanfällig wird.

Dieser zwar sehr genaue, aber aufwendige Test dürfte Ausdauerenthusiasten vorbehalten bleiben, die bis an die Grenze ihrer Belastungsfähigkeit gehen wollen.

Es bleibt anzumerken, dass man durch geplantes Überschreiten der „aerob-anaeroben Schwelle" die Laktattoleranz des Körpers erweitern kann → Kap. „Energiestoffwechsel". – Dies sei jedoch nur langjährig Trainierten empfohlen.

Belastung nach Herzfrequenz–Zonen

Praktikabel, individuell und zuverlässig besonders für *Neu-* und *Wiedereinsteiger* ist das Ausdauertraining nach erprobten Herzfrequenz-Zonen. Dies besonders dann, wenn zu befürchten ist, dass nach Jahren der Inaktivität die Herzkranzgefäße sowie die peripheren Blutgefäße durch Arteriosklerose verengt sind und der ungenügend mit sauerstoffreichem Blut versorgte Herzmuskel überfordert ist, falls er mit einer unkontrolliert hohen Belastungsintensität konfrontiert wird. Schlimmstenfalls kommt es durch das Missverhältnis zwischen Sauerstoffbedarf und Sauerstoffangebot zur Koronarinsuffizienz, was zum Herzinfarkt führen kann! Ein Grund mehr für eine sportärztliche Untersuchung vor Beginn des Fitnesstrainings!

Ermittlung der maximalen Herzfrequenz

Voraussetzung für das Training in Herzfrequenz-Zonen ist die Ermittlung der maximalen Herzfrequenz (MHF). Diese könnte nach der Altersformel (220 minus Lebensalter ist die *ungefähre maximale Herzfrequenz*) *eingeschätzt* werden. *Ein genauer Wert lässt sich jedoch nur im Test ermitteln!*

Fahrradergometer-Test

Der bereits beschriebene Fahrradergometer-Test, bei dem die Belastung stufenweise erhöht und der jeweilige Blutdruckanstieg mit der Herzfrequenz verglichen wird, lässt schlussfolgern, ob diese Altersformel zur Berechnung der *maximalen Herzfrequenz* (220 minus Lebensalter) für Sie geeignet ist, um Ausgangswert für die prozentuale Ableitung ihrer individuellen Herzfrequenz-Zonen im Ausdauertraining zu sein. – Beherzigen Sie die Ratschläge des Arztes, der den Ausgangswert entsprechend Ihres gesundheitlichen Zustandes abändert!

Sportartspezifischer Eigentest

Den folgenden Test sollten nur *gesunde, langjährig trainierte Ausdauersportler* durchführen, um ihre maximalen Herzfrequenz zu ermitteln:

Nach einer Aufwärmphase von ca. 20 min erfolgt in *der von Ihnen bevorzugten Sportart* ein Zwischenspurt, der Sie außer Atem bringt aber nicht zur völligen Ausbelastung führt.

Mit Blick aufs → *Herzfrequenz-Messgerät* registrieren Sie die Herzfrequenz, die Sie noch ohne Schwierigkeiten erreichten.

Nach dieser maximalen Belastung erholen Sie sich bei geringer Intensität (Cool-down)!

Hinweis: Eigentests zur Ermittlung der (maximalen) höchsten Herzfrequenz sind unbedingt in der jeweils bevorzugten Sportart durchzuführen!

Eigentest im Fitnessstudio

Auf den Kardio-Geräten (Fahrradergometer, Laufband, Ellipsentrainer, Rudertrainer o.a. können Sie bei geschultem Körpergefühl[47], Ihre Atemaktivität mit den Pulswerten vergleichen, um die Obergrenze Ihrer Leistung im aerober Bereich *einzuschätzen*. Notieren Sie die Werte und vergleichen Sie diese nach 8 - 12 Wochen mit den neuen Werten, die Sie unter gleichen Bedingungen erneut getestet haben.

Moderne Kardio-Geräte zeigen außerdem die Leistung (Watt), Geschwindigkeit (m/s oder km/h), Energieverbrauch (kcal) und andere für die Leistung bedeutsame Werte an. Dadurch wird die Interpretation Ihres augenblicklichen Leistungsvermögens noch präziser und weitere Hinweise für das Training sind möglich.

Qualifizierte Fitnesstrainer erarbeiten Ihnen anhand der Messdaten einen Trainingsplan!

Manuelle Pulskontrolle

Bei der manuellen Pulskontrolle ertasten wir unseren Puls mit drei Fingern am Handgelenk oder (leichter zu finden!) an der Halsschlagader:

- ✓ Zur Kontrolle des **Ruhepulses** zählen wir die Schläge innerhalb einer Minute (oder in 30 Sekunden, die wir mit 2 multiplizieren), um auf den Minutenpuls zu kommen.
- ✓ Zur Kontrolle des **Belastungspulses** zählen wir die Schläge innerhalb von 10 Sekunden und multiplizieren diese mit 6!

Zwar lässt sich die manuelle Pulskontrolle jederzeit ohne großen Aufwand durchführen, ist aber, unter Trainingsbedingungen gemessen, umständlich und ungenau, denn:

- ✓ Wir müssen den Bewegungsablauf unterbrechen,

---

[47] Vorsicht: Abbruch bei akuter Atemnot, Übelkeit, Gefühl der Enge oder Schmerzen im Brustbereich, Schwindel, Erschöpfung o.a. Überlastungszeichen!

✓ finden in der Aufregung den Puls nicht schnell genug,
✓ womöglich verzählen wir uns (ein Zähler zu viel oder zu wenig mit 6 multipliziert!?)
✓ wodurch der wirkliche Belastungspuls bereits verfälscht ist.

Training mit einem Herzfrequenz–Messgerät

Vor Jahren noch dem Leistungssport vorbehalten, ermöglichen inzwischen preisgünstige und von jedermann handhabbare Herzfrequenz-Messgeräte die Pulsmessung im Fitnessbereich. Mit diesen können wir ohne Unterbrechung des Bewegungsablaufes unsere EKG-genaue Herzfrequenz, angezeigt in Pulszahlen pro Minute, ermitteln. Das ermöglicht uns, die der jeweiligen Trainingsabsicht zugeordnete Belastungsintensität innerhalb einer bestimmten Herzfrequenz-Zone einzuhalten. Gesundheitsschädliche Überforderungen oder trainingsunwirksame Unterforderungen in der Belastungsgestaltung dürften damit der Vergangenheit angehören.

Eine EKG genaue Messung erfolgt über einen Brustgurt (Sender), der in Höhe des Brustbeins das Pulsieren des Herzens misst und die Daten an den Empfänger, die Herzfrequenz-Uhr sendet, die je nach Preisklasse eine üppige Auswahl an Datenverarbeitung ermöglicht.

Bereits relativ preisgünstige Herzfrequenz-Messgeräte für ca. 40 bis 80 € (empfohlen seien die Sportuhren Polar FT1 oder FT7) bieten außer der EKG-genauen Herzfrequenz noch weitere, für unser Training interessante Daten, wie z.B.: Die durchschnittliche Herzfrequenz während des Trainings, die Gesamttrainingszeit, die Trainingszeit innerhalb der gewählten Herzfrequenz-Zone, den Kalorienverbrauch u.a. Sie ermöglichen außerdem die manuelle Eingabe der Zielzone (leichte, mittlere oder hohe Belastungsintensität), bestimmen automatisch die Zielzone nach der Altersformel, visualisieren die momentane Trainings-Herzfrequenz mit einem blinkenden Herzsymbol, alarmiert das Überschreiten der höchst zulässigen Trainings-Herzfrequenz und vieles andere mehr.

Tagesaktuelle Herzfrequenz-Zonen mit der OwnZone®

Mein Modelle M52 und A5 des Marktführers „*POLAR*" (vor 20 Jahren für rund 100 DM gekauft und noch immer benutzt!) ermitteln in einem Test, den ich innerhalb der Aufwärmphase durchführe, meine individuelle „OwnZone®" (aerobe Trainingszielzone: 60 bis 85% der maximalen Herzfrequenz) und errechnen auf Grund dessen die für den jeweiligen Tag günstige Herzfrequenz-Zone unterteilt in:

- Low: ca. 60 bis 75% der maximalen Herzfrequenz
- Basic: ca. 60 bis 80% der maximalen Herzfrequenz
- High: ca. 75 bis 85% der maximalen Herzfrequenz

Der nachfolgend beschriebene Test zur Ermittlung der „OwnZone®" zwingt mich zum langsamen Einlaufen, was bei mir sowieso zum allmählichen Trainingsbeginn zählt. Schließlich wollen alle beteiligten Organe auf die Trainingsbelastung „eingestimmt" werden!

Ermittlung der OwnZone®

OwnZone-Test
Während des Warm-ups (Aufwärmphase) können geübte Läufer den „OwnZone-Test" in folgenden Intensitätsstufen absolvieren:

- > 2 min betont langsames Gehen
- >> 2 min normales Gehen
- >>> 2 min forsches Gehen
- >>>> 2 min betont langsames Laufen (Joggeln)
- >>>>> 2 min Laufen (Joggen) im gewohnten Tempo

Das Display der Uhr signalisiert mit jedem neu hinzu gekommenen „>" Symbol das Ende der jeweiligen Intensitätsstufe.
Zwei Signaltöne machen darauf aufmerksam, dass die errechnete Herzfrequenzzone abgelesen werden kann. (Beachten Sie die speziellen Hinweise der Bedienungsanleitung Ihres jeweiligen Pulsmessgeräts!)

Dieser Test kann auch in anderen Ausdauersportarten oder auf Kardiogeräten bei entsprechend modifizierten Intensitätsstufen durchgeführt werden. Prinzipiell geht es darum, durch systematisches Erhöhen der Trainings-Belastung den „Normalpuls" behutsam auf das Niveau des „Belastungspulses" zu steigern. Dabei wird mit der Polar OwnZone®-Funktion *der Puls gemessen und seine rhythmische Aufeinanderfolge analysiert*: Bedingt durch das Zusammenspiel von Sympathikus und Parasympathikus treten, als natürliche Arbeitsweise des Herzens, Schwankungen in der Herzschlagfolge auf. Das ergibt bei einem gesunden Herz *unter Ruhebedingungen* eine Herzfrequenz-Variabilität von 100 Millisekunden und mehr innerhalb der Herzschlagfolge. Erst *unter Belastungsbedingungen* nimmt diese Herzfrequenz-Variabilität ab und geht gegen null.

Dazu Polar Electro GmbH Deutschland: „Jeder Tag ist anders und jedes Herz schlägt anders. Denn neben den grundlegenden Einflüssen wie Trainingszustand, Alter, Geschlecht und Genetik gibt es auch kurzfristige Einflüsse auf Ihre Herzfrequenz, wie z.B. Stress, Gesundheits- und Erholungszustand. Eine Herzfrequenz von z.B. 120 Schlägen pro Minute bedeutet für Sie nicht immer das Gleiche. Bei jedem Training kann diese Herzfrequenz für Sie aufgrund kurzfristiger Einflüsse ganz unterschiedliche Bedeutungen haben. Dadurch ergeben sich täglich variierende Grenzen Ihrer persönlichen Trainingszone, die Sie mit der Polar OwnZone®-Funktion vor jedem Training schnell und einfach bestimmen können.

OwnZone® bedeutet übersetzt „eigene Zone". Zur Bestimmung der OwnZone® wird neben der Herzfrequenz zusätzlich die Herzfrequenz-Variabilität, also die (Un-) Gleichmäßigkeit der Herzschläge gemessen. Die Herzfrequenz-Variabilität ist ein sehr sensibler und individueller Parameter. Vor allem kurzfristige Einflussfaktoren wie Stress, Erholung und Gesundheit wirken sich hier stark aus. Je erholter und entspannter Sie sind, desto ausgeprägter ist Ihre Herzfrequenz-Variabilität.

Dieser Zusammenhang wird bei der OwnZone®-Bestimmung genutzt. Während des Warm-ups steigern Sie schrittweise Herzfrequenz und Belastungsintensität. Bei zunehmender Belastung nimmt die Herzfrequenz-Variabilität ab, bis eine Gleichmäßigkeit der Herzschläge erreicht wird. An diesem Punkt, der im Schnitt bei ca. 65% der maximalen Herzfrequenz liegt, beginnt Ihr trainingswirksamer Bereich für diese Trainingseinheit. Abhängig von der ermittelten Untergrenze wird je nach gewählter Trainingszone eine angemessene Obergrenze empfohlen."

Herzfrequenz-Zonen

Ob wir walkend, laufend, radelnd, schwimmend usw. oder auf Kardiogeräten unsere Ausdauer trainieren, gemäß unserem augenblicklichen Leistungsvermögen sowie der Trainingsabsicht stehen uns drei erprobte Herzfrequenz-Zonen zur Verfügung. Wobei, korrekt angewandt, jede dieser Herzfrequenz-Zonen spezifische Veränderungen in unserem Organismus bewirkt.

Das sollte uns aber nicht daran hindern, die Herzfrequenz-Zonen so einzusetzen, dass sie in bestimmten Trainingsperioden einander ergänzen oder sich mit anderen Trainingsvarianten kombinieren lassen → Kap. „Kombination von Kraft- und Ausdauertraining".

Für jede Zone gilt: *Die jeweilige Aktivität darf uns nur so intensiv belasten, dass unser Puls innerhalb der vorgegebenen Herzfrequenz-Zone bleibt, nur dann erreichen wir das angestrebte Trainingsziel.*

Reaktionen des Körpers auf spezielle Herzfrequenz-Zonen[48]		
	Zone 1	Zone 2	Zone 3

	Zone 1	*Zone 2*	*Zone 3*
Trainingsziel:	Rehabilitation & Regeneration	Gesundheit & Fitness	Fitness & Leistung
Trainingsart:	sanfte Ausdauer	moderate Ausdauer	gesteigerte Ausdauer
Herzfrequenz:	50 – 60%	60 – 70%	70 – 85% (MHF)
Energiesystem:	aktiviert den Fettstoffwechsel	dominiert den Fettstoffwechsel	Kohlenhydrat u. Fettstoffwechsel
Ort der Energie-Bereitstellung:	Mitochondrien („Zellkraftwerke")		
Herz-Kreislauf-Effekt:	Ökonomisierung und Kapillarisierung		
Regenerationszeit:	ca. 24	ca. 24 – 36	ca. 24 – 48 Std.
Überlastungsrisiko:	gering	mittel	hoch

Herzfrequenz-Zone 1

Diese Zone (50 bis 60% der maximalen Herzfrequenz) steht für *leichte Belastung* bzw. *Regenerationstraining*. Mit dem Ausdauertraining in dieser Herzfrequenz-Zone beabsichtigen wir:

✓ Erste Schritte zur Förderung der Gesundheit, insbesondere bei Bluthochdruck, Diabetes Typ II oder Fettstoffwechselstörungen zu unternehmen.

✓ Uns zu beweisen, dass wir noch nicht zum „alten Eisen" zählen, indem wir mühelos den „inneren Schweinehund" überwinden.

✓ Unseren Fettstoffwechsel zu aktivieren sowie unseren Fitnesslevel zu steigern.

✓ Die Regeneration nach hohen Belastungen zu beschleunigen und das allgemeine Wohlbefinden zu heben.

✓ Psychischen und mentalen Stress aktiv zu bewältigen.

Trainierte nutzen diese Belastungsform zum Erwärmen vor der eigentlichen Trainingsbelastung und zum anschließenden Cool-down

---

[48] Dies ist nur ein Beispiel – andere Hersteller nennen modifizierte Werte.

sowie für das Regenerationstraining nach hochbelastenden Trainingseinheiten bzw. bei Übertrainingserscheinungen.

Wieder- und *Neueinsteiger* können beim Ausdauertraining (längeres Wandern, Walken, Radeln, Schwimmen u.a.) mit geringer Intensität erste Trainingserfolge erzielen, ohne gesundheitliche Schäden zu befürchten. – Immerhin wird diese Belastungsvariante auch für die kardiovaskuläre Rehabilitation nach koronaren Herzerkrankungen und als Prävention bei der Tendenz zum metabolischen Syndrom[49] genutzt, wobei sich in solchen Fällen ein Training auf speziellen Kardiogeräten (Fahrradergometer, Laufband o.a.) besser dosieren lässt.

Nach etwa 12 Wochen kontinuierlichen Trainings, in denen Sie sich 3- bis 4-mal 45 min pro Woche in dieser Herzfrequenz-Zone belasten, hat sich Ihre Fettverbrennungskapazität deutlich vergrößert, dies lässt sich an der veränderten Zusammensetzung Ihrer Blutfette nachweisen (das „gute" HDL-Cholesterin nimmt zu und das „schlechte" LDL-Cholesterin sowie die Konzentration der Trigliceride nimmt ab).

Herzfrequenz-Zone 2

Diese Zone (60 bis 70% der maximalen Herzfrequenz) steht für die von uns bevorzugte *moderate Belastung, bei der die Energiebereitstellung vorzugsweise auf aerober Basis erfolgt.* Beim Walken, Radeln, Nordic Walking, Joggen, Skilanglauf oder beim Training auf Kardiogeräten trainieren wir die aerobe Ausdauer.

Es sei an dieser Stelle an die Ausführungen zum → „Energiestoffwechsel" erinnert: Unter aerober Ausdauer verstehen wir die Fähigkeit des Organismus, in einer bestimmten Belastungsintensität (z.B. Walk- oder Laufgeschwindigkeit) Energie mithilfe einer ausreichenden Zufuhr von Sauerstoff (aerob) bereitzustellen. Erst bei einer erhöhten Belastungsintensität (höhere Walk- oder Laufgeschwindigkeit) wird so

---

[49] Metabolisches Syndrom: Stoffwechselstörungen, Bluthochdruck und Fettleibigkeit zählen zu den Risikofaktoren, die zur koronaren Herzkrankheit führen können.

viel Energie benötigt, dass die durch die Atmung zur Verfügung gestellte Sauerstoffmenge nicht mehr ausreicht, um den Energiebedarf zu decken. In diesem Fall ist der Körper gezwungen, einen Teil der benötigten Energie ohne Sauerstoff (anaerob) zu gewinnen. Als Maß für die aerobe Ausdauer wird die maximale Sauerstoffaufnahme pro Minute benutzt; beim Training in dieser Herzfrequenz-Zone lässt sich die Fähigkeit zur maximalen Sauerstoffaufnahme nachweislich steigern.

Mit dem Ausdauertraining in dieser Herzfrequenz-Zone beabsichtigen wir:
- ✓ Das uns Mögliche an Gesundheit und Fitness zu erreichen bzw. zu erhalten,
- ✓ indem wir vorrangig die *Grundlagenausdauer* entwickeln,
- ✓ den Fettstoffwechsel intensivieren sowie
- ✓ die Funktionsfähigkeit des Herz-Kreislaufsystems und weiterer Organfunktionen steigern.

Dass besonders die aerobe Ausdauer bis ins hohe Alter trainierbar ist, konnte der Kardiologe und Sportmediziner Prof. Hollmann an 300 Probanden (Alter: 55 bis 70 Jahre), die eine *extrem niedrige organische Leistungsfähigkeit* (Kriterium: Maximale Sauerstoffaufnahme und „aerob-anaerobe Schwelle") aufwiesen, sehr detailliert nachweisen. Unterteilt in mehrere Altersgruppen wurden die Probanden dreimal pro Woche wie folgt belastet: Training auf dem Fahrradergometer mit einer Belastungsintensität von 60-70 % der individuellen Höchstleistungsfähigkeit bei einer allmählichen Ausdehnung der Belastungsdauer auf 30 bis 60 Minuten.

„Nach 12 Wochen ergaben sich folgende Befunde:
- ✓ Die maximale Sauerstoffaufnahme, das Gesamtkriterium der Leistungsfähigkeit von Herz, Kreislauf, Atmung und Stoffwechsel, hatte sich in der ältesten Gruppe (65-70 Jahre) um 18 % verbessert.

✓ Die aerob-anaerobe Schwelle, d.h. die höchste Belastungsstufe, welche ohne zusätzliche Milchsäurebildung bewältigt werden konnte, stieg um 24 % an.

✓ In vergleichbarer Größenordnung trat bei ansteigender Belastung auf dem Fahrradergometer erst später ein Beginn der Milchsäurebildung auf. Auch der Atmungsaufwand (das Atemminutenvolumen) fiel auf gegebener Belastungsstufe signifikant niedriger aus und stieg erst in höheren Belastungsstufen an.

✓ Die Ruhe-Herzschlagzahl pro Minute und die Herzfrequenz auf bestimmten Belastungsstufen lagen nach dem Training signifikant niedriger. Gleiches galt für den systolischen und diastolischen Blutdruck. Damit fiel auch das Produkt von Herzfrequenz und systolischem Blutdruck auf bestimmten Belastungsstufen niedriger aus, was einem verringerten Sauerstoffbedarf der Herzmuskulatur während der Arbeit entsprach. Es handelt sich dabei, wenn man so will, um einen Faktor, der die Möglichkeit eines Herzinfarkts in höhere Belastungsstufen verschiebt.

✓ Das Schlagvolumen, d.h. die Blutmenge, welche pro Herzschlag vom Herzen befördert wird, vergrößert sich. Dementsprechend nahm das maximal erreichbare Bluttransportvermögen des Herzens zu.

✓ Die Skelettmuskulatur der Beine ließ nach dem Training einen verlangsamten Anstieg der Milchsäurebildung erkennen, ein Ausdruck der vergrößerten aeroben Leistungsfähigkeit.

✓ In muskelbioptischen Untersuchungen wurden den Personen mit einer Biopsienadel jeweils wenige Gramm Skelettmuskulatur entnommen. Wir stellten eine Vermehrung der Zahl der Kapillaren fest, verbunden mit einer Zunahme des Mitochondrienvolumens und der Aktivität von aerob wirksamen Enzymen. Diese Befunde dokumentieren die Ursachen der gestiegenen aeroben Leistungsfähigkeit.

✓ Die Größenordnung der Glykogendepots (energieliefernde Depots in der Muskelzelle) hatte ebenfalls zugenommen.

✓ Im Fettstoffwechsel zeigte sich eine Verbesserung des Quotienten LDL-Cholesterin/HDL-Cholesterin im Sinne einer Größenabnahme. Auch der Insulinspiegel hatte sich gesenkt."

Diese Befunde zeigten international erstmalig: *„Ältere Menschen sind qualitativ genauso trainierbar wie jüngere! Die Leistungssteigerung ist prozentual bei älteren Menschen sogar größer, da der Ausgangswert geringer ist.*

Die genannten Ergebnisse ließen gleichzeitig darauf schließen, dass bei den trainierten Personen die theoretische Gefahr eines Herzinfarkts als Folge des Trainings vermindert war."

Auf der Grundlage dieser Befunde prägte Prof. Hollmann bereits 1974 den für uns so bedeutsamen Satz: *„**Durch ein geeignetes körperliches Training gelingt es, 20 Jahre lang 40 Jahre alt zu bleiben.**"*

Für das Ausdauertraining in der *Herzfrequenz-Zone 2* bevorzugen wir die extensive Dauermethode: Mit den uns vertrauten Ausdauersportarten bzw. dem Ausdauertraining auf Kardiogeräten absolvieren wir jeweils längere, ununterbrochene Belastungen, bei denen wir möglichst konstant 60 bis 70% unserer maximalen Herzfrequenz einhalten; vorzugsweise kontrollieren wir das mit einem Herzfrequenz-Messgerät. Optimal wäre für den Anfang eine Belastungsdauer von 30 min. Ziel sollte es jedoch sein, die Belastungsdauer allmählich auf 45 bis 60 min auszudehnen (beim Wandern, Radeln, Inline-Skating, Skilanglauf wäre eine noch längere Belastungsdauer empfehlenswert).

Auf das Laufen von Ausdauertrainierten bezogen, nimmt nach Prof. Hottenrott „mit zunehmender Belastungsdauer die Fettverbrennung zu. Je länger Sie das Training zeitlich ausbauen, umso effektiver wird es. Während in den erste 20 Minuten der Anteil an der Fettverbrennung am Gesamtenergieumsatz etwa 25 bis 30 Prozent beträgt, erhöht sich der Wert nach 45 Minuten auf etwa 40 Prozent und kann nach mehreren Stunden bis auf 95 Prozent ansteigen. Trainieren Sie deshalb im vorgeschriebenen Intensitätsbereich.

Bei Anfängern steigt die Herzfrequenz beim Laufen teilweise über die obere Grenze hinaus. Laufen wäre in diesem Fall nicht die geeignete Form. (…) Beim zügigen Gehen oder Walking wird der Fettstoffwechsel optimal angeregt."

Wie oft wir pro Woche walken, laufen, radeln, schwimmen usw. oder mit der extensiven Dauermethode auf Kardio-Geräten trainieren, hängt von dem Gesamtumfang unseres Trainings ab:

Wer sich nur auf das Ausdauertraining konzentriert, der sollte nach dem – nicht nur auf das Laufen bezogenen – Hinweis von Prof. Mader handeln: *„Laufe in der jeweiligen Woche so oft und so lange, wie Du dich wohl fühlst und Du das Bedürfnis zum Laufen hast, aber mache daraus kein leistungssportliches Training."*

Wer jedoch ein vielseitigeres Training, z. B. den „Spagat" zwischen Ausdauer- und Krafttraining bevorzugt, der sollte andere Akzente setzen → Kap. „Kombination von Kraft- und Ausdauertraining".

Herzfrequenz–Zone 3

Diese Zone (70 bis 85% der maximalen Herzfrequenz) steht für *anstrengende Belastung; die Energiebereitstellung erfolgt auf aerober bis anaerober Basis.* Ob wir beim Training in dieser Herzfrequenz-Zone überwiegend Kohlenhydrat (Glucose) und Fett (Fettsäuren) aerob verstoffwechseln, hängt von unserem maximalen Sauerstoffaufnahmevermögen ab.

	Untrainierte	Hobbyläufer	trainierter Läufer
männl.	2,8 bis 3,3 l/min	3 bis 4 l/min	4,5 l/min
weibl.	1,8 bis 2,2 l/min	2 bis 2,8 l/min	3 l/min

Wie aus der Tabelle ersichtlich, ist das maximale Sauerstoffaufnahmevermögen von unserem Trainingszustand abhängig:

Als relativ „Untrainierter" (*Wieder- und Neueinsteiger*) sollten wir vorerst in der 1. und 2. Herzfrequenz-Zone die funktionellen Voraussetzungen für eine gesteigerte maximale Sauerstoffaufnahme trainieren!

Nur *gut trainierten Läufern, Radlern, Skilangläufern unserer Altersgruppe* ist die Belastung in dieser Herzfrequenz-Zone als *intensive Dauermethode* zu empfehlen, wobei es sicher „keine Schande ist", wenn wir z.B. bergauf die schnelle mit einer ruhigen „Gangart" entschärfen!

Beim Training im hügeligen Gelände, veränderlichem Wind, eingestreuten Tempointervallen o.a. Belastungsspitzen wechseln wir zeitweilig zur anaeroben Energiebereitstellung mit dem Ergebnis, dass sich unsere Laktattoleranz verbessert und wir außerdem die Fähigkeit zum Laktatabbau *während der Belastung* trainieren.

Mit dem Ausdauertraining in dieser Herzfrequenz-Zone beabsichtigen wir:

- ✓ Das Niveau der Grundlagenausdauer weiter zu erhöhen.
- ✓ Das zeitweilige Wechselverhältnis von aerober und anaerober Energiebereitstellung zu trainieren.
- ✓ Die leistungsbestimmenden Organfunktionen auf höherem Niveau zu optimieren.
- ✓ Den durch die kurzzeitigen Belastungsspitzen entstehenden physischen und psychischen Stress zu tolerieren.

Sklave der Pulskontrolle?

Im fortgeschrittenen Alter sind für *Einsteiger* und *Wiedereinsteiger* Pulskontrollen unerlässlich, weil unkontrolliert die individuelle Leistungsfähigkeit oft überschätzt wird. – Solche Fehleinschätzungen passieren sogar Läufern, denen trotz jahrelanger Erfahrung nicht bewusst wird: Wie sehr z.B. ihr Herz-Kreislaufsystem bei sommerlichen Temperaturen unter der Hitzebelastung leidet, falls sie versuchen, ihre sonst übliche „Renngeschwindigkeit" einzuhalten. Eine Pulsmessung würde in diesem Falle die höhere Belastung, der ihr Körper unter diesen Bedingungen ausgesetzt ist, exakter widerspiegeln, als das vom Ehrgeiz getrübte Empfinden; gesundheitsschädliche Überforderungen könnten vermieden werden.

Zur totalen Abhängigkeit vom Herzfrequenz-Messgerät sollten solche Extremsituationen jedoch nicht führen, *das aufmerksame Beobachten des Körpers in außergewöhnlichen Belastungssituationen können technische Hilfsmittel nicht ersetzen!* Weil die körperliche Reaktion auf Belastungen sehr individuell ist, ermöglicht die Messung der Herzfrequenz nur eingeschränkte Rückschlüsse auf den Energie- und Fettverbrauch, auf den mentalen Zustand oder körperliche Beeinträchtigungen.

Übrigens: Wer mehr will, dem sei die „Polar M400 GPS Sportuhr" für zu Zeit 269,- € empfohlen. – Abgesehen davon gibt es nicht nur bei „Polar" eine Vielzahl an „Aktivitäts-Uhren" nebst „Aktivitäts-Trackern", die einem Tag und Nacht die augenblickliche Herzfrequenz mitteilt (besonders interessant für Hypochonder). Außerdem leitet man von der Herzfrequenz allerlei zum Teil vage physische Einflüsse ab, nach denen im Internet individuelle Trainings-Hinweise abrufen werden können.

Kraft- und Ausdauertraining im Studio

Interview mit Prof. Dr. Dietmar Döring, 80 Jahre

Frage: Sie kommen fast täglich ins Fitness-Studio und trainieren mit schweren Gewichten – was motiviert Sie?

Antwort: Nach eigenen Beobachtungen und aus der Literatur war mir bekannt, dass sich mit zunehmendem Alter die Figur des Mannes

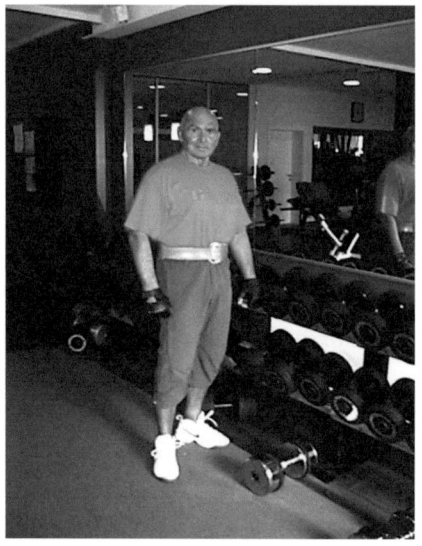

dahingehend verändert, dass besonders im Oberkörper die Muskulatur schwindet und sich in der Körpermitte Fett ablagert. Um dem entgegenzuwirken, begann ich als 30jähriger mit Liegestützen, Kniebeugen und einem Expander zu trainieren.

Als in den 80ger Jahren in Deutschland Fitness-Studios entstanden, nahm ich als 50jähriger ein regelmäßiges Krafttraining auf. – Um auch die wissenschaftlichen Grundlagen zu beherrschen, erwarb ich mit 63 Jahren an der BSA Saarbrücken eine Lizenz als Fitness-Trainer. Da ich gegenwärtig noch in der Lehre tätig bin, will ich den Studenten auch mit meinem äußeren Erscheinungsbild Vorbild sein.

Frage: Würden Sie auch Gleichaltrigen, deren Muskelmasse sich im Altersgang verringerte, nahelegen, mit einem dem Leistungsvermögen angepassten Krafttraining zu beginnen?

Ich kann nur jedem empfehlen: Es ist nie zu spät, mit einem gezielten Krafttraining zu beginnen. Sie werden den „inneren Schweinehund" überwinden, sich schinden und sich danach physisch und psychisch viel wohler fühlen.

Unsere Muskeln sind bis ins hohe Alter trainierbar!

Von den über 600 Muskeln, mit denen unser Körper die unterschiedlichsten Aufgaben erfüllt, können wir einen Großteil der über 300 Skelettmuskeln durch ein gezieltes Krafttraining beeinflussen
→ Kap. „Die Muskulatur".

Beim Krafttraining passiert folgendes: Die von uns willkürlich ausgelösten Nervenimpulse aktivieren die beanspruchten Muskeln über das gewohnte Maß, führen faktisch zu deren Überlastung und erschöpfen ihre Energiereserven. Das ist der *Trainingsimpuls*, auf den der Körper reagiert, indem er die Folgen der Überforderung beseitigt. Er regeneriert innerhalb von 24 bis 48 Stunden die in Mitleidenschaft gezogenen Muskeln; heilt Mikroschäden und füllt Energiereserven wieder auf. Wie bereits im →Kap. „Anpassung" beschrieben, kommt es dabei zur *Überkompensation*; die Muskeln regenerieren sich auf einem höheren Niveau, um erneuten Belastungen besser gewachsen zu sein.

Wird in dieser *Phase der gewachsenen Leistungsfähigkeit* erneut ein *überhöhter* Trainingsimpuls gesetzt, dann löst das wiederum eine Überlastung der Muskeln und deren Regeneration bis zur erneuten Überkompensation aus. Auf diese Weise könnte – *rein theoretisch* – die Leistungsfähigkeit der Muskulatur von Überkompensation zu Überkompensation gesteigert werden.

Allerdings sind dem individuelle Grenzen gesetzt, die genetische und altersbedingte Ursachen haben sowie vom augenblicklichen Leistungsstand abhängig sind. Beispielsweise setzen Hochtrainierte überhöhte Trainingsimpulse *nicht kontinuierlich, sondern periodisch* ein, um ihre Leistungsfähigkeit allmählich zu steigern: Das heißt, *nach einem „Leistungssprung" folgt eine Phase der „Leistungsstabilisierung", ehe ein erneuter „Leistungssprung" erzwungen wird!*

Ein kontinuierlicher Leistungszuwachs der Muskulatur wäre ohnehin nicht ratsam, weil, wie bereits zur „Anpassungsfähigkeit unseres

Organismus" ausgeführt, der passive Bewegungsapparat sich bedeutend langsamer auf die gewachsene Leistungsfähigkeit der Muskulatur einstellt: *Es könnte also zur Überlastung von Gelenken, Bänder, Sehnen und Knochen führen, wenn deren allmähliche Anpassung an die höhere Beanspruchung nicht gewährleistet ist!*

Die gute Nachricht: Wenn auch zwischen dem 40. und 80. Lebensjahr den Männern pro Dekade im Durchschnitt etwa 5 % und Frauen etwa 2,5 % an *aktiver* Muskelmasse verloren gehen, muss das nicht bedeuten, dass sich die Zahl der Muskelfasern innerhalb eines Muskels verringert; die Fasern werden infolge „Nichtgebrauchs" nur dünner und sind funktionell eingeschränkt.

Dieser Verlust an jederzeit verfügbarer Muskelkraft ist keinesfalls nur eine Folge des Alterns, sondern eine durch Bewegungsmangel ausgelöste Unterfunktion der Muskulatur. Es ist also durchaus möglich, verloren geglaubte Muskelmasse durch gezieltes Training wieder zu aktivieren.

Nach Dr. Müller-Wohlfahrt „ist es nie zu spät, mit Krafttraining zu beginnen. Etliche Studien mit untrainierten 63- bis 90-jährigen Probanden haben eindrucksvoll belegt, dass sich Muskeln jederzeit wieder aufbauen lassen. Kraftübungen, dreimal wöchentlich ausgeführt, schlugen schon nach acht bis zwölf Wochen deutlich an: Die Muskelkraft wuchs um 50 Prozent."

Das Manko einer nachlassenden Anpassungsfähigkeit sowie der reduzierten Belastbarkeit im fortschreitenden Alter können wir verringern, indem wir das ganze Spektrum der uns verbliebenen Anpassungsmöglichkeiten nutzen, um die „verkümmerten" Muskelzellen im Einklang mit weiteren Körperfunktionen erneut zu „beleben".

Besonders geeignet sind dafür Körperübungen, die eine Vielzahl von Muskeln und Muskelgruppen aktivieren, und Trainingsmethoden,

die das verloren gegangene Kraftpotential in Verbindung mit alltags-
tauglicher Ausdauerqualität mobilisieren → Kap. „Ausdauerkraft",
„Moderate Kraftausdauer" sowie „Optimale Kraftausdauer".

Diese, dem fortschreitenden Alter angemessenen Trainingsmethoden, *mit denen wir die Kraft im Zusammenwirken mit Ausdauerquali-
täten entwickeln,* stellen zugleich hohe Anforderungen an den Energiestoffwechsel, der im Zuge der Energie-Nachschubreaktion weitere
Körperfunktionen, wie das Herz-Kreislaufsystem, die Atmung, den
Stoffwechsel, die Regelung der Körpertemperatur etc., zu gesundheitsfördernder Aktivität mobilisiert → Kap. „Homöostase".

Indem wir bewusst eine pure Kraftentwicklung vermeiden, berücksichtigen wir unsere verminderte Belastungsverträglichkeit hinsichtlich extremer oder zu rascher Steigerung der Muskelkraft. Denn während sich die Muskulatur, das Herz-Kreislaufsystem, die Atmung und
der Stoffwechsel relativ schnell gesteigerten Trainingsbelastungen anpassen, müssen wir – wie bereits bemerkt – besonders auf das straffe
Binde- und Stützgewebe (Sehnen Bänder, Gelenkkapseln, Faszien)
sowie die Knochenstruktur Rücksicht nehmen, weil diese Bestandteile
des „passiven Bewegungsapparats" sich in Zeiten der Untätigkeit
ebenfalls zurückgebildet haben.

Fazit: *Eine zu schnelle Steigerung der Muskelkraft könnte zu Verletzungen und Fehlbelastungen am passiven Bewegungsapparat führen, dementsprechend sollten wir die Trainingsbelastung nur schrittweise erhöhen.*

Bei der Planung eines gesundheitsfördernden Krafttrainings ist ohnehin unsere körperliche Verfassung besonders zu beachten. Ausgehend von unserem Vorleben wären z.B. muskuläre Dysbalancen auszugleichen, die – als Folge des Bewegungsmangels, einseitiger kör-

perlicher Beanspruchung im Berufsleben, Verletzungen oder Erkrankungen – unsere Mobilität beeinträchtigen oder zu degenerativen Veränderungen am passiven Bewegungsapparat führten.

Weitere Ziele eines fitnessorientierten Krafttrainings wären:
- ✓ Überschüssige Kalorien bzw. Körperfett im „Schlaf" zu „verbrennen"; immerhin erhöht sich durch eine zunehmende Muskelmasse der *Grundumsatz* beträchtlich → Kap. „Jo-Jo-Effekt"
- ✓ Das *Immunsystem* zu stärken, um die Anfälligkeit für Infektionen bzw. das Krebsrisiko zu senken → Kap. „Immunsystem".
- ✓ Über bekannte bzw. neu zu erlernende *Muskelkoordinationen*
  die motorischen Funktionen des Zentralnervensystems zu aktivieren und zu erweitern, um unsere geistige Frische zu erhalten
  → Kap. „Körperliche Aktivität belebt die geistige Frische".

Resümee*: Das fitnessorientierte Krafttraining - ergänzt durch ein
dem angepasstes Ausdauerfitnesstraining - ist ein wesentlicher Bei-
trag zur Leistungssteigerung bzw. zum Erhalt wichtiger Körperfunktionen!*

Warum im Fitnessstudio trainieren?

Es gibt gute Gründe, das Krafttraining im Fitnessstudio zu absolvieren:[50] Sie treffen auf Gleichgesinnte, deren Trainingseifer ansteckend
wirkt, mit denen Sie Erfahrungen austauschen und Freundschaften
schließen können. Zudem steht Ihnen eine Vielfalt an weitern Trainingsmöglichkeiten zur Verfügung.

Wählen Sie mit Bedacht ein für Sie geeignetes Fitnessstudio, ehe Sie
einen langfristigen Vertrag abschließen! Sie sollten die Gewissheit haben, sich in dem Studio unter Gleichgesinnten wohl zu fühlen.

---

[50] Erfahrungsgemäß bedarf es den Ehrgeiz eines Arnold Schwarzeneggers,
um konsequent und erfolgreich im „Stillen Kämmerlein" zu trainieren!

Zur *Vorauswahl* nehmen Sie möglicherweise mehrere Studios „*unter die Lupe*":

Einführungsgespräch

Bestenfalls erkundigt sich ein erfahrener Trainer eingehend nach Ihrem Befinden, ehe er Ihnen bestimmte Übungen empfiehlt. In einem „Probetraining" erklärt er Ihnen die Handhabung der für Sie geeigneten Kraftmaschinen bzw. Übungsgeräte. An diesen können Sie Ihren augenblicklichen Leistungsstand testen, indem Sie versuchsweise einige Übungsserien zum Eingewöhnen bewältigen. Im Anschluss daran wird der Trainer mit Ihnen ein Trainingsprogramm erarbeiten und Sie in Zukunft bei Ihrem weiteren Training unterstützen.

Erleichtern Sie Ihrem Trainer diese verantwortungsvolle Aufgabe, indem Sie ihm beispielsweise mitteilen, wieso Sie sich für ein fitnessorientiertes Krafttraining entschieden haben:

✓ Geht es Ihnen „nur" um eine harmonische Kräftigung der Muskulatur hinsichtlich weiterer körperlicher Vervollkommnung? - Als langjährig trainierender Kraftsportler könnten Sie beabsichtigen, Ihre Kraftfähigkeit weiter zu erhalten; stattdessen möchte ein engagierter Ausdauersportler nur bestimmte Muskelgruppen bevorzugt kräftigen, um einen Ausgleich für das Ausdauertraining zu finden.

✓ Haben Sie irgendwelche körperlichen Wehwehchen, die auf eine untrainierte Muskulatur bzw. auf bestimmte untrainierte Muskelgruppen hinweisen? – Möglicherweise hat Ihr Arzt Sie auf Haltungsschwächen bzw. Haltungsschäden aufmerksam gemacht, die durch muskuläre Dysbalancen entstanden oder er hat Sie generell auf Muskelschwächen hingewiesen, die sich negativ auf Ihr körperliches Wohlbefinden auswirken könnten. Sie haben z.B. oft Rückenschmerzen, dann wären außer Dehnübun-

gen eine spezielle Kräftigung der Rückenstreck- und Rumpfmuskulatur vonnöten, wobei besonders auf das muskuläre
Gleichgewicht zwischen Rumpfbeugern und Rückenstreckern
zu achten ist → *Muskuläres Gleichgewicht*!

✓ Verschweigen Sie keinesfalls, dass Sie zu hohem Blutdruck neigen oder bereits eine Hypertonie besteht! – In diesem Falle sollten Sie sich nur mit Methoden des moderaten Krafttrainings belasten, mit denen Sie eine Pressatmung und den Blutdruckanstieg vermeiden. → *Methode: Ausdauerkraft bzw. moderate
Kraftausdauer!*

Trainingseinweisung

Zum Eingewöhnen sowie als Probetraining macht Ihr Trainer Sie
mit Übungen vertraut, die Ihnen das Krafttraining nach individuellem
Bedürfnis ermöglichen.

Für *Neueinsteiger* sind Übungen an Kraftmaschinen besonders geeignet, weil diese einen für das Krafttraining erprobten Bewegungsablauf vorgeben, also vorerst nur geringe Anforderungen an die Bewegungskoordination stellen. Ihr Trainer steht Ihnen korrigierend zur
Seite, wenn Sie bei niedriger Widerstandseinstellung etwa 20 Übungswiederholungen ausführen, um den Bewegungsablauf der Übung zu
erlernen. Je nachdem wie Sie die „Schwere" des Widerstandes empfinden, wird dieser für weitere Übungswiederholungen von Serie zu
Serie kontinuierlich erhöht, bis Sie an Ihre derzeitige Leistungsgrenze
(→**MW = Maximalwiederholungen**) kommen, d.h. Ihre Muskeln gegen Ende einer Serie mit vorgegebener Wiederholungszahl spürbar
„ermüden".

Typische Kraftübungen für das Fitnesstraining

Nach dem Belastungsgrad und der Möglichkeit zur komplexen bzw. detaillierten Beanspruchung unterscheiden wir Ganzkörper- und Teilkörperübungen.

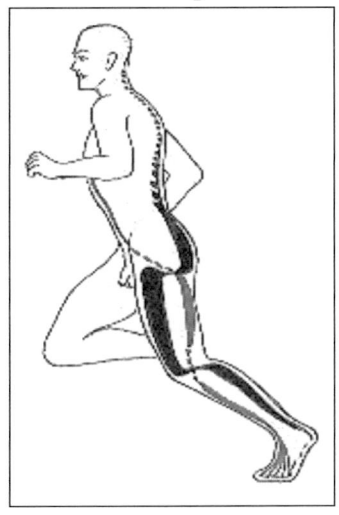

Ganzkörperübungen (z.B. Übung 5c) dienen der komplexen Kräftigung vieler Muskeln bzw. Muskelgruppen in möglichst *lebensnaher* Bewegungskoordination. In diesem Zusammenhang sprechen wir von **Muskelschlingen**, das sind Muskelgruppen, die sich zum gemeinsamen Handeln zusammenschließen. – Muskelschlingen machen Bewegungsabläufe als Ganzheitsleistung verständlicher!

Diese Abbildungen zeigt die Streckschlinge (schwarz) bei einem Läufer.

Die Belastung für den Gesamtorganismus ist relativ groß, denn Ganzkörperübungen stellen hohe Anforderungen an die neuromuskuläre Koordination sowie den Energiestoffwechsel und sind deshalb für die Kombination mit weiteren Übungen im Satz- oder Kreistraining wenig geeignet.

Teilkörperübungen verwenden wir, um lediglich bestimmte Muskeln bzw. Muskelgruppen gezielt zu kräftigen oder muskuläre Dysbalancen auszugleichen.

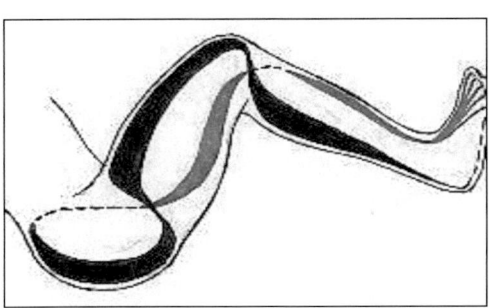

Diese Abbildung zeigt die Streckschlinge beim Beinstrecken. (Übung 5b)

Ganzkörperübungen dienen der komplexen Kräftigung vieler Muskeln bzw. Muskelgruppen in möglichst <u>lebensnaher</u> Bewegungskoordination,

→ **Übung**: Bein-, Hüft- u. Fußstrecken (5c), Reißen vor dem Körper (3d), Kniebeuge mit der Hantel auf der Schulter (5d) u.a. Die Belastung für den Gesamtorganismus ist relativ groß, denn Ganzkörperübungen stellen hohe Anforderungen an die neuromuskuläre Koordination sowie den Energiestoffwechsel und sind deshalb für die Kombination mit weiteren Übungen im Satz- oder Kreistraining wenig geeignet.

Teilkörperübungen verwenden wir, um nur bestimmte Muskeln bzw. Muskelgruppen gezielt zu kräftigen,

→ **Übung**: Armstrecken an der Maschine (8a), Armbeugen bei fixiertem Oberarm (9a) u.a. Dabei wird jeweils nur ein ausgewählter Teil der Muskulatur beansprucht; die Belastung für den Gesamtorganismus und infolgedessen die Anforderung an den Stoffwechsel sowie die neuromuskuläre Koordination ist relativ gering. Teilkörperübungen eignen sich für die Kombination mit gleichartigen Übungen im Satz- und Kreistraining.

Nach dem Grundsatz: „*Alle Bewegungen gehen von der Körpermitte aus*" ist eine weitere Unterteilung der Übungen möglich und zwar in solche, die besonders die „*Haltemuskulatur*" der Wirbelsäule einbeziehen, und solche, die mehr der „*Arbeitsmuskulatur*" (Schultergürtel-, Arm-, Hüft- und Beinmuskulatur) vorbehalten sind.

(1a) Brustpresse im Sitz

Muskulatur: Großer Brustmuskel, vordere Anteil des Deltamuskels, teilweise dreiköpfiger Armstrecker

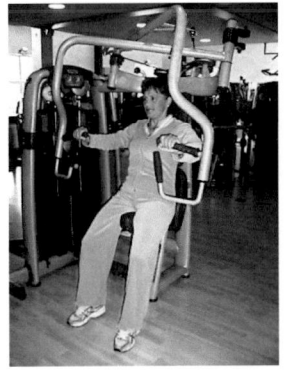

Maschineneinstellung: Die Sitzhöhe ist so einzustellen, dass sich die Griffe bei angelehntem Rücken etwa in Brusthöhe befinden. **Übungsdurchführung**: Die Griffe zügig nach vorne drücken, die Handgelenke bleiben dabei gerade (nicht passiv abknicken!). Die Arme sind in der Endphase der Druckbewegung nur unvollständig zu strecken, damit die Ellenbogen-Gelenke nicht überlastet werden! – Danach folgt die langsame Rückbewegung in die Ausgangsstellung, dies aber nur soweit, wie es das Schultergelenk schmerzfrei zulässt!

(1b) Schrägbankdrücken an der Maschine bzw. Hantelschwinge

Muskulatur: Oberer Teil des Brustmuskels, vordere Anteil des Deltamuskels, vorderer Sägemuskel, z.T. Armstrecker und Knorrenmuskel.

Maschineneinstellung: Der Rücken ist angelehnt, die Sitzhöhe ist so einzustellen, dass die Griffe etwas unterhalb der Schulterhöhe gefasst werden.

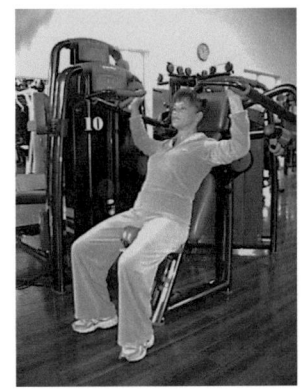

Übungsausführung: Die Griffe werden nach oben gedrückt, dabei sollte der Oberkörper unbedingt angelehnt bleiben (kein Hohlkreuz!); danach langsam in die Ausgangsstellung zurückkehren.

(1c) Butterfly

Muskulatur: Großer Brustmuskel, vordere Anteil des Deltamuskels, Armbeuger und Hakenarmmuskel (nur bei einem Maschinentyp, der die Ausführung mit gestreckten Armen er- 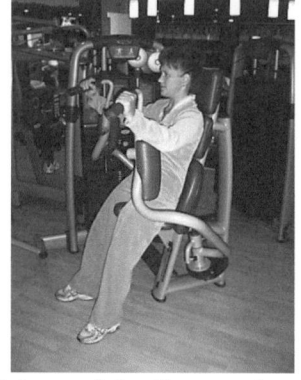 möglicht).

Maschineneinstellung: Die Sitzhöhe ist so einzustellen, dass das Ellenbogengelenk etwas unterhalb der Schulterhöhe an dem Armpolster aufliegt.

Übungsdurchführung: Die Hebelarme der Maschine werden zügig zusammengedrückt; das langsame Zurückkehren in die Ausgangsstellung erfolgt nur soweit, wie es die Schultergelenke zulassen (in der Endphase nicht überstrecken, Schmerzgrenze beachten)!

(1d) Bankdrücken mit Kurzhanteln

Muskulatur: Großer Brustmuskel, vorderer Anteil des Deltamuskels, dreiköpfiger Armstrecker, z.T. vorderer Sägemuskel.

Übungsausführung: In der Rückenlage auf der Flachbank werden die Kurzhan- 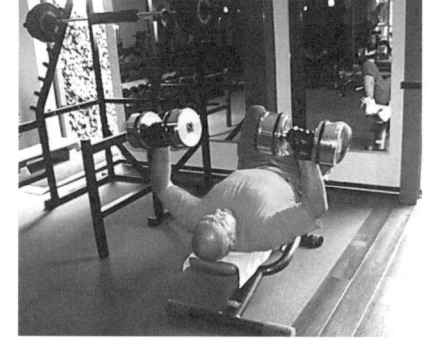 teln aus der Hochhalte bis in Brusthöhe abgesenkt (Vorsicht: Schultergelenke – Schmerzgrenze beachten). Beim Hochdrücken sollte die korrekte Bewegungsausführung des „Bankdrückens" nicht durch eine Hohlkreuzhaltung abgefälscht werden!!! – Schmerzen im Lendenbereich (verursacht durch Hohlkreuzhaltung) lassen sich vermeiden, wenn die Beine in Hockhalte angehoben werden!

(1e) Überzüge

Muskulatur: großer Brustmuskel, breiter Rückenmuskel, langer Kopf des dreiköpfigen Armstreckers (bei gestreckter Armführung), großer

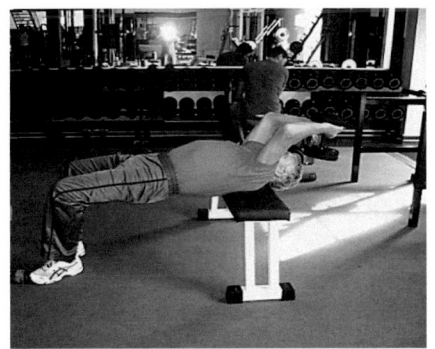

Rundmuskel, vorderer Sägemuskel, gerader Bauchmuskel.

Bei freien Überzügen in Rückenlage auf der Bank (siehe Hinweise fürs Bankdrücken!) sind die Schultern so abzulegen, dass die Schultergelenke „reibungslos" arbeiten können, die Bauchmuskulatur fixiert den Rumpf, um eine Hohlkreuzstellung zu verhindern.

Übungsausführung: In der *„Rückenlage auf oder quer zur Bank"* wird die Hantel aus der Tiefhalte bis in die Hochhalte gezogen (etwas ausatmen, Pressdruck vermeiden), beim Absenken (thoraxweitend einatmen).

(2a) Rudern im Sitz

Muskulatur: Breiter Rückenmuskel, großer Rundmuskel, hintere Anteil des Deltamuskels, Oberarmspeichenmuskel.

Maschineneinstellung: Die Sitzhöhe und

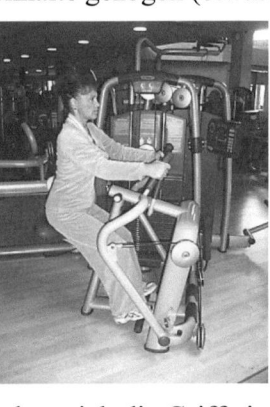

die Brust-
stütze sind

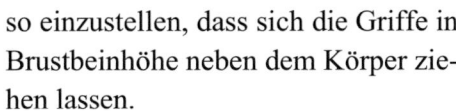

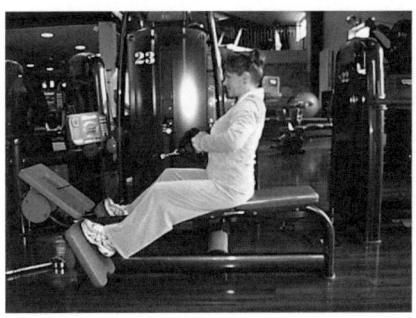

so einzustellen, dass sich die Griffe in Brustbeinhöhe neben dem Körper ziehen lassen.

Übungsdurchführung: Der Oberkörper bleibt an der Bruststütze, während die Griffe soweit es geht neben dem Körper nach hinten gezogen werden.

(2b) Rudern am Seilzug

Muskulatur: Breiter Rückenmuskel, großer Rundmuskel, hintere Anteil des Deltamuskels, zweiköpfiger und innerer Armbeuger, Oberarmspeichenmuskel.

Geräteeinstellung: Der Seilzug sollte so eingestellt sein, dass die Griffe in der Ausgangsposition bei geradem Rücken erfasst werden können!

Übungsausführung: Die Griffe zügig zur Brust ziehen, dabei aufrecht sitzen (Rücken- und Hüftstrecker wirken fixierend) und den Körper mit leicht gebeugten Beinen gegen die Fußauflage stemmen.

(2c) „Butterfly" für den Rücken

Muskulatur: Hintere Anteil des Deltamuskels, Rautenmuskel, großer Rundmuskel, Grätenmuskel, Unterschulterblattmuskel.

Geräteeinstellung: Die Sitzhöhe wird so eingestellt, dass die Oberarme gegen die Armpolster drücken können.

Übungsausführung: Die Arme werden in der Horizontalen mit einer „fliegenden Bewegung" halbkreisförmig so weit es geht nach hinten gezogen. Der Oberkörper lehnt aufrecht am gepolsterten Widerlager.

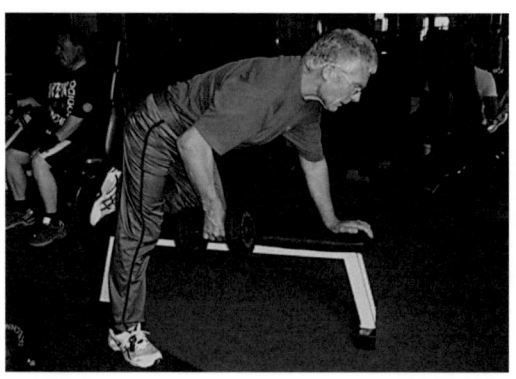

(2d) Einarmiges Rudern im Beugestütz

Muskulatur: Kapuzenmuskel, breiter Rückenmuskel, hintere Anteil des Deltamuskels, großer Rautenmuskel, großer Rundmuskel.

Geräteeinstellung: Ausgangsstellung an der Bank: Der vorgebeugte Oberkörper (Rücken gerade!) wird mit dem Knie und Arm auf der Bank abgestützt.

Übungsausführung: Aus dem Hang wird die Kurzhantel neben dem Körper nach oben gezogen, beim Hochziehen sollte die Schulter nicht angehoben werden!

(3a) Schulterheben (ohne Abb.)

Muskulatur: Kapuzenmuskel, Schulterblattheber, Rautenmuskel, Ober- und Untergrätenmuskel.

Übungsausführung: Aufrechter Stand (Brust gewölbt, Rücken gerade!), Schulterheben und Senken (die mit Kurzhanteln belasteten Arme hängen neben dem Körper), in der oberen Stellung sollten die Schultern abwechselnd vor- oder rückwärts gerollt werden.

(3b) Armseitheben (ohne Abb.)

Muskulatur: Deltamuskel, Kapuzenmuskel. Ober- und Untergrätenmuskel, langer Kopf des zweiköpfigen Armbeugers

Übungsausführung: Aufrechter Stand (Brust gewölbt, Rücken gerade!), Seitheben der Arme mit Hanteln, die Handrücken zeigen dabei nach oben.

(3c) Armheben vor dem Körper

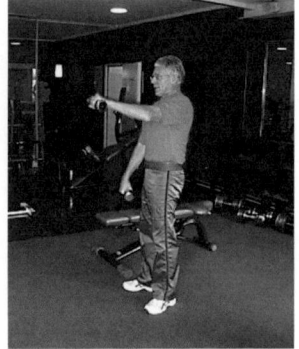

Muskulatur: Vorderer und mittlerer Anteil des Deltamuskels, Schlüsselbeinfasern des großen Brustmuskels, Hakenmuskel, Unterschulterblattmuskel.

Übungsausführung: Aufrechter Stand (Hohlkreuz beim Armheben vermeiden!), die Kurzhanteln mit gestreckten Armen im Wechsel vor dem Körper bis zur Waagerechten heben und senken, dabei zeigen die Handrücken nach oben.

(3d) Reißen vor dem Körper

Muskulatur: Kapuzenmuskel, Deltamuskel, zweiköpfiger Armbeuger, innerer Armbeuger, Oberarmspeichenmuskel.

Übungsausführung: Aus der Tiefhalte die Hantel bis in Höhe des Kinns reißen:

1. Variante: Bei der enger Grifffassung sind die Ellenbogen weit nach oben zu ziehen, um die Handgelenke nicht zu überlasten.

2. Variante: Bei schulterbreiter Grifffassung werden die Ellenbogen nur bis in Schulterhöhe gezogen, um die Hand- und Schultergelenke nicht zu überlasten.

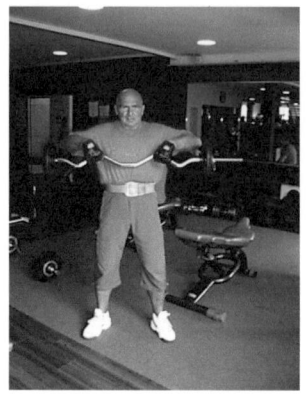

(4a) Lat-Ziehen an der Maschine

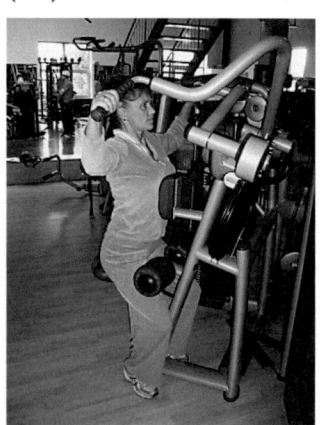

Muskulatur: Rückenmuskulatur (untere Fasern des Kapuzenmuskels, breiter Rückenmuskel, Rundmuskel), Bizeps, Armbeuger, Oberarmspeichenmuskel.

Maschineneinstellung: Die Brust sollte an der Brustauflage anliegen

Übungsausführung: Im aufrechten Sitz sind die Griffe zügig neben dem Körper nach unten zu ziehen.

(4b) Lat-Ziehen vertikal am Seilzug

Muskulatur: Breiter Rückenmuskel, großer Rundmuskel, untere Fasern des Kapuzenmuskels, breiter Rückenmuskel, zweiköpfiger sowie innerer Armbeuger, Oberarmspeichenmuskel.

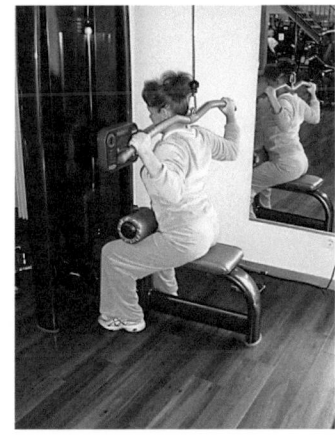

Geräteeinstellung: Sitzen oder Knien unter dem Seilzug, sodass bei aufrechtem oder leicht vorgebeugtem Oberkörper der Zug bis in den Nacken möglich ist, ohne dabei ins Hohlkreuz gehen zu müssen.

Übungsausführung: Die breit gefasste Stange aus leicht gebeugter Armhaltung (Ellenbogengelenk nicht überstrecken!) bis in den Nacken ziehen (Arme neben dem Körper). – **Abwandlung**: Enge Grifffassung, Ziehen vor dem Körper, Rücken gerade halten (gerade Bauch- und tiefe Rückenmuskel wirken fixierend).

(4c) Dips bzw. Barrenstütz

Muskulatur: Großer Brustmuskel, dreiköpfiger Armstrecker, vorde-

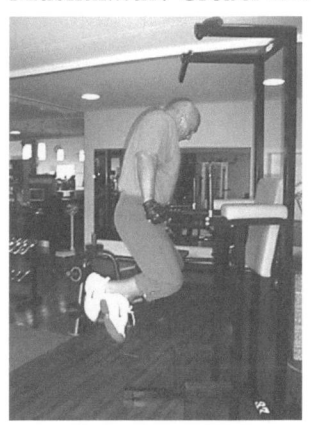

rer Anteil des Deltamuskels, Knorrenmuskel; beim Aufstemmen an der Maschine (senkrechte Körperhaltung) ist außerdem der breite Rückenmuskel und der große Rundmuskel an der Bewegung beteiligt!

Geräteeinstellung: Die Einstellung der Stützholme kann der Schulterbreite und dem Leistungsvermögen angepasst werden. Mit Zusatz- oder Erleichterungsgewichten (Maschine) lässt sich der Belastungswiderstand variieren.

Übungsausführung: Absenken und Aufstemmen zwischen den Holmen (Schmerzgrenze beim Absenken beachten, Aufstemmen bis hoch aus der Schulter!)

(4d) Armsenken vor dem Körper

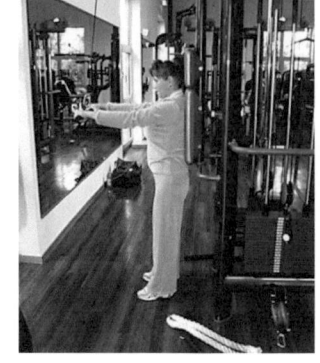

Muskulatur: Breiter Rückenmuskel, dreiköpfiger Armstrecker, großer Rundmuskel.
Übungsausführung: Bei fixiertem Oberkörper (am Polster o.a. angelehnt) wird die Griffstange des vertikalen Seilzugs erfasst und vor dem Körper mit fast gestreckten Armen herabgezogen.

(5a) Beinstrecken an der Maschine

Muskulatur: Vierköpfiger Schenkelmuskel (Quadrizeps).
Maschineneinstellung: Den Sitz so einstellen, dass die Kniegelenke mit dem Drehpunkt der Maschine überein-stimmen! In der Ausgangsstellung sollten die Knie nicht mehr als 90 Grad gebeugt sein und der Oberkörper an der etwas nach hinten geneigten Lehne anliegen.
Übungsausführung: Mit dem Fußrist bis zur Beinstreckung gegen

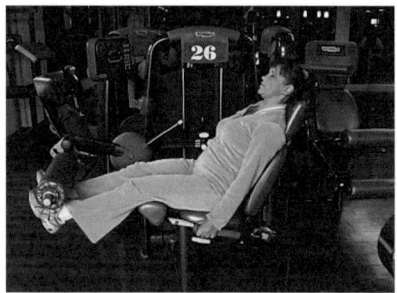

den Maschinenwiderstand drücken.
Nach der Maschinen-Übung für die Beinstrecker sollten deren Antagonisten, an der folgenden Übung (Beinbeugen an der Maschine) mit gleicher Dosierung trainiert werden, um das muskuläre Gleichgewicht zu wahren.

(Antagonist zu 5a) Beinbeugen an der Maschine

Muskulatur: Zweiköpfiger Beinbeuger, Zwillingswadenmuskel, Halbsehnenmuskel, Plattsehnenmuskel.

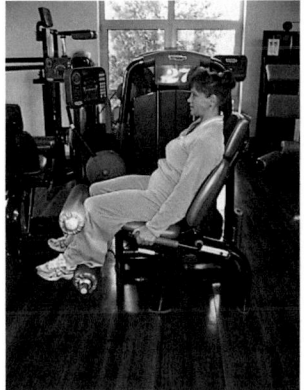

Maschineneinstellung: Der Sitz bzw. die Liegefläche ist je nach Maschinentyp so einzustellen, dass die Kniegelenke mit dem Drehpunkt der Maschine übereinstimmen! In der Ausgangsstellung sollten die Knie nicht vollständig gestreckt sein!

Übungsausführung: Beim Beinbeugen wird in Höhe der Achillesferse gegen den Maschinenwiderstand gedrückt.

(5b) Beinstrecken an der Beinpresse

Muskulatur: Großer Gesäßmuskel (als *„Hüftstrecker"*); zweiköpfige Beinbeuger (als Synergisten des Gesäßmuskels); vierköpfiger Schenkelmuskel, Halbsehnen- und Plattsehnenmuskel (als *„Beinstrecker"*); bei Streckung im Fußgelenk: Zwillingswadenmuskel, Schollenmuskel, Zehenbeuger (als *„Fußgelenkstrecker"*).

Maschineneinstellung: Der Sitz ist so einzustellen, dass die Beine in der Ausgangsstellung nicht mehr als 90 Grad gebeugt sind! Etwa hüftbreit stemmen die Füße gegen die Andruckplatte, dabei sind zwei Varianten möglich:

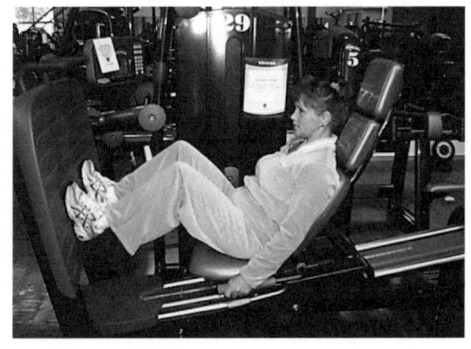

1. Variante: Stemmen die Füße gegen den oberen Abschnitt der Andruckplatte, dann werden mehr die *Hüftstrecker* und die *Beinbeuger* belastet.

2. Variante: Stemmen die Füße gegen den unteren Abschnitt der Andruckplatte, dann werden die *Beinstrecker* mehr belastet.

Übungsausführung: Zügiges Beinstrecken, in der Endphase könnte ein maßvolles Fußgelenksstrecken erfolgen! – Beim Stemmen gegen die Andruckplatte sind ein Hohlkreuz und das Abheben des Gesäßes zu vermeiden!

(5c) Bein-, Hüft- und Fußstrecken an der Wadenmaschine

Muskulatur: Großer Gesäßmuskel, vierköpfiger Schenkelmuskel,

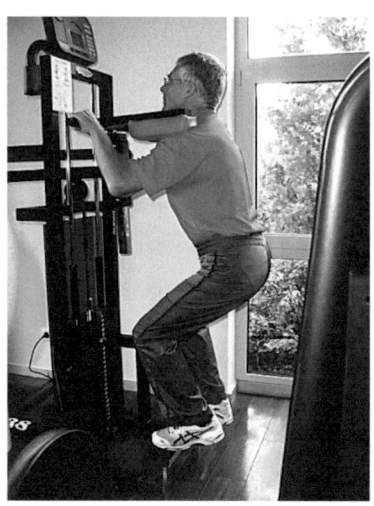

Zwillingswadenmuskel, Schollenmuskel, Zehenbeuger, z.T. zweiköpfiger Beinbeuger. – Mit dem Rückenstrecker und der Rumpfmuskulatur wird die Wirbelsäule stabilisiert!

Maschineneinstellung: In der Ausgangsstellung unter der Schulterauflage beträgt der Kniewinkel etwa 100 bis120 Grad.

Übungsausführung: Strecken aus der eben genannter Ausgangsstellung im Hüft-, Knie-, und zuletzt im Fußgelenk, dabei den Oberkörper nicht nach vorne „abtauchen" lassen! – **Typische Ganzkörperübung zur komplexen Kräftigung der unteren Gliedmaßen.**

(5d) Kniebeuge mit der Hantel auf der Schulter (ohne Abb.)

Muskulatur: großer und mittlerer Gesäßmuskel, vierköpfiger Schenkelmuskel, zweiköpfiger Beinbeuger, Zwillingswaden- und Schollenmuskel; Rückenstrecker und Rumpfmuskulatur stabilisieren die Wirbelsäule

Geräteeinstellung: Im Hantelgleitgerüst (Feststeller nutzen) bzw. in der freien Kniebeuge (Partnerhilfe).

Übungsausführung: Die Knie nicht mehr als 90 Grad beugen, Oberkörper nur soweit vorbeugen, dass die Hantel in Balance über den Füßen bleibt. Beim Kniestrecken nicht mit dem Oberkörper nach vorn unten ausweichen!

(6a) Rumpf– und Hüftbeugen am Bauchmuskeltrainer

Muskulatur: Gerader, äußerer schräger und innerer schräger Bauchmuskel als „*Rumpfbeuger*" sowie der Lenden-Darmbeinmuskel als „*Hüftbeuger*"

Maschineneinstellung: Individuell gemäß dem Maschinentyp; das „Einrollen" des Oberkörpers muss ohne Bewegungseinschränkung möglich sein.

Übungsausführung je nach Maschinentyp:

1. Variante: Oberkörper mittels der Bauchmuskulatur „einrollen", Füße an der Halterung fixieren.

2. Variante: Oberkörper mittels Bauchmuskulatur „einrollen", die Knie nähern sich beim Rumpfbeugen dem Oberkörper (ohne Abb.).

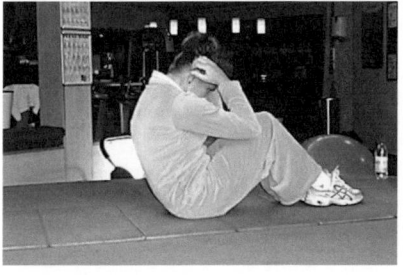

(6b) Rumpf– und Hüftbeugen in weiteren Varianten

Muskulatur: Gerader, äußerer schräger und innerer schräger Bauchmuskel sowie der Lenden-Darmbeinmuskel.

Übungsausführung:*1. Variante*: Rückenlage, Beine angewinkelt, den Oberkörper mit Armschwung hochrollen (leicht), schwerer wird es, je weiter Sie die Arme neben oder über dem Kopf halten.

2. Variante: Am „Power Roller", den Oberkörper in der vom „Power Roller" vorgegebenen Bewegungsmöglichkeit einrollen. Der „Roller" sichert ein gleichmäßiges Einrollen!

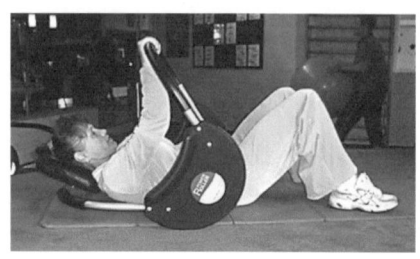

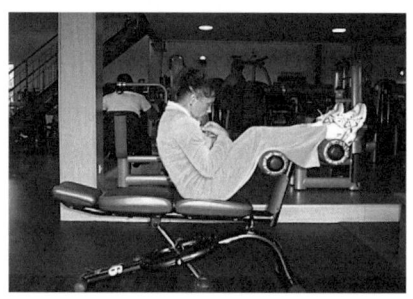

3. Variante: Rückenlage auf der „Spezial-Bank", Beine auf der Halterung ablegen, Aufrollen des Oberkörpers (Dosierung durch Halten der Arme wie bei der 1.Variante möglich!)

4. Variante: Sitz auf der „Spezial-Bank" deren Sitzfläche schräg nach unten abfallend eingestellt ist (gleiche Variante am „Schrägbrett" möglich!), die gebeugten Beine sind in der Halterung bzw. in Fußschlaufen fixiert. Aus dieser Position wird der Oberkörper bei ange-spannter Muskulatur abgesenkt (nicht ablegen!!!) und wieder auf-gerichtet:

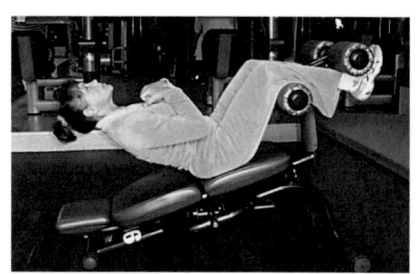

Abwandlung a: Oberkörper ge-streckt absenken und ebenso wie-der aufrichten (*„Hüftbeuger"* ar-beiten dynamisch, *„Rumpfbeu-ger"* arbeiten statisch)

Abwandlung b: Oberkörper beim Ablegen strecken und beim Aufrich-ten „aufrollend" beugen (*„Hüftbeuger"* arbeitet statisch, *„Rumpfbeu-ger"* arbeiten dynamisch).

(6c) Rumpf– „Verdrehen" in der Rückenlage (ohne Abb.)

Muskulatur: Äußerer schräge Bauchmuskel, innerer schräger Bauchmuskel, gerader Bauchmuskel.

Übungsausführung: In der Rückenlage werden die in Hochhalte gebeugten oder gestreckten Beine im Wechsel nach links und rechts abgesenkt; mit seitwärts ausgestreckten Armen fixieren Sie den Oberkörper in einer stabilen Rückenlage.

(7a) Rumpf– und Hüftstrecken am Rückentrainer

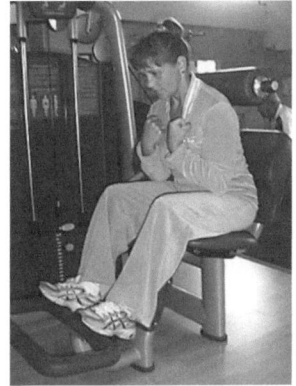

Muskulatur: Langmuskel des Rückens, Darmbein-Rippenmuskel, Dornmuskel usw. (*„Rückenstrecker"*) sowie großer, mittlerer und kleiner Gesäßmuskel, langer Kopf des zweiköpfigen Schenkelmuskels, Platt- und Halbsehnenmuskel (*„Hüftstrecker"*)

Maschineneinstellung: Das Schulterpolster sollte in Höhe der Schulterblätter anliegen!

Übungsausführung: Den Oberkörper aus der Vorbeuge zügig gegen das Schulterpolster drücken, dabei nicht ins Hohlkreuz gehen, beim langsamen Zurückgehen und am Umkehrpunkt die Muskelspannung halten.

(7b) Rumpfheben aus der Bauchlage

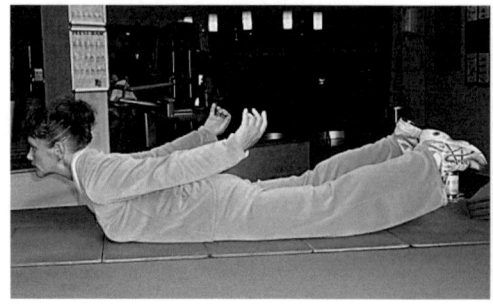

Muskulatur: „Rückenstrecker", „Hüftstrecker", „Beinbeuger"

Übungsausführung:

1. Variante: Aus der Bauchlage, die Beine sind gestreckt, den Oberkörper anheben **leicht**: Arme wie in der Abb. halten; **schwerer**: je weiter Sie die Arme neben oder über dem Kopf halten.

2. Variante: In der Bauchlage auf einem Pezziball, die Beine sind fixiert (durch Partner o.a.), den Oberkörper absenken und wieder anheben (Armhaltung wie bei der 1. Variante) – ein kurzer Halt bei gestrecktem Körper über dem Pezziball entspräche dem statischen Krafttraining.

(7c) Diagonalstreckung in der Bankstellung

Muskulatur: *„Rückenstrecker"*, *„Hüftstrecker"* und Schultergürtelmuskulatur

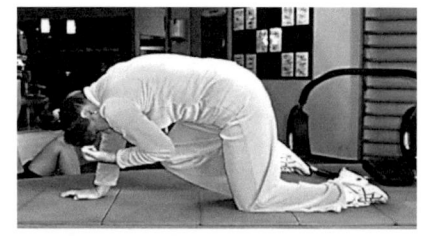

Übungsausführung: Aus der Bankstellung gehen Sie in die Diagonalstellung: Der rechte Arm und das linke Bein (Kniestand) stützen den gekrümmten Oberkörper. Aus der Diagonalstellung werden der linke Arm und das rechte Bein bis zur Waagerechten an-

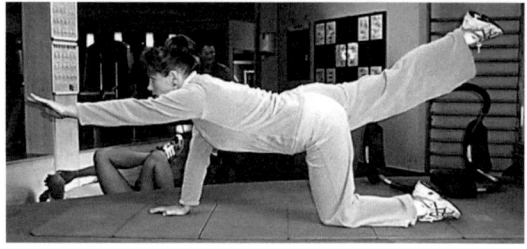

gehoben sowie der gekrümmte Rücken gestreckt. Danach wird der Rücken wieder gekrümmt und der rechte Arm wieder an das

Knie des linken Beines zurückgeführt. Nach einigen Wiederholungen wird <u>mit gleicher Wiederholungszahl</u> widergleich (rechter Arm, linkes Bein) geübt!

(7d) Rumpf- und Hüftstrecken am Gerät

Muskulatur: „Rückenstrecker", „Hüftstrecker", „Beinbeuger"
Übungsausführung: Bei fixierten Beinen wird die Hüfte am Polster abgestützt:

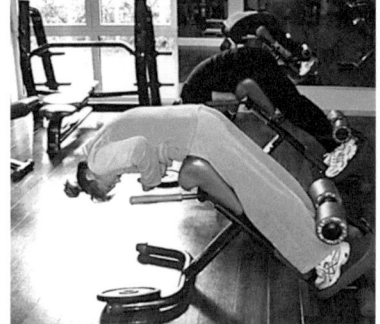

1. Variante: Den sich leicht beugenden Oberkörper bis über die Waagerechte absenken (Schmerzgrenze beachten!) und danach wieder aufrichten (nicht bis ins Hohlkreuz, Abheben vom Polster vermeiden!)
2. Variante: Das Absenken erfolgt mit einem vom Kopf ausgehenden vorsichtigem Einrollen der Wirbelsäule (indivi-duelle Beweglichkeit der Wirbelsäule beachten, Schmerzgrenze!), danach in gleicher Weise bei der Aufwärtsbewegung wieder aufrollen.

(8a) Armstrecken an der Maschine

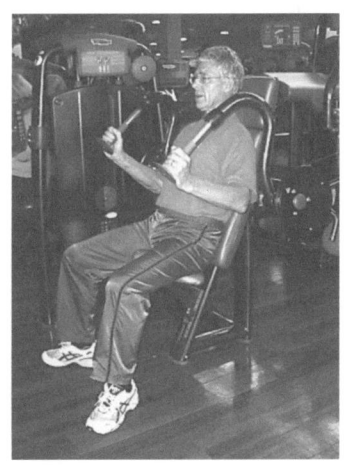

Muskulatur: Dreiköpfiger Armstrecker.
Übungsausführung: Die Sitzhöhe ist so einzustellen, dass das Ellenbogengelenk auf gleicher Höhe mit der Drehachse der Maschine liegt, um ein gelenkschonendes Armstrecken gegen den Maschinenwiderstand zu ermöglichen.

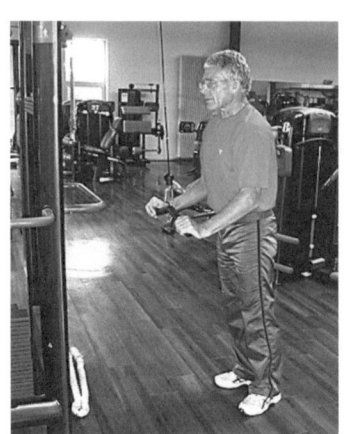

(8b) Armstrecken am Seilzug

Muskulatur: Armstrecker, die Schultergürtelmuskulatur (fixiert die Oberarme).

Übungsausführung: Aus dem Stand vor dem vertikalen Seilzug wird die Griffstange durch Armstrecken nach unten gedrückt; die Oberarme sind durch die Schultergürtelmuskulatur neben dem Körper zu fixieren!

(8c) Armstrecken mit Kurzhantel (ohne Abb.)

Muskulatur: Armstrecker, Schultergürtelmuskulatur (fixiert den Oberarm).

Übungsausführung: Rückenlage auf der Bank, den mit freien Arm in der Hochhalte fixierten Arm im Ellenbogengelenk beugen und anschließend wieder strecken.

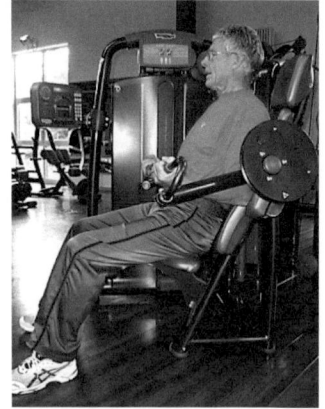

(9a) Armbeugen an der Maschine

Muskulatur: Zweiköpfiger Armbeuger, innerer Armbeuger, Oberarmspeichenmuskel

Übungsausführung: Die Sitzhöhe ist so einzustellen, dass das Ellenbogengelenk auf gleicher Höhe mit der Drehachse der Maschine liegt und die Armauflage das zügige Armbeugen und Absenken nicht behindert.

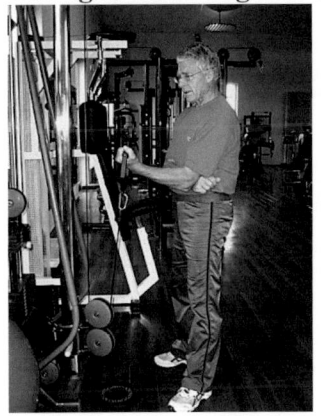

(9b) Armbeugen am Seilzug
Muskulatur: zweiköpfiger Armbeuger, innerer Armbeuger und Oberarmspeichenmuskel, Schultergürtelmuskulatur (fixiert den Oberarm)

Übungsausführung: Im Stand vor dem Seilzug einarmiges Armbeugen; der jeweils aktive Arm wird im Ellenbogengelenk mit Hilfe des anderen Arms fixiert.

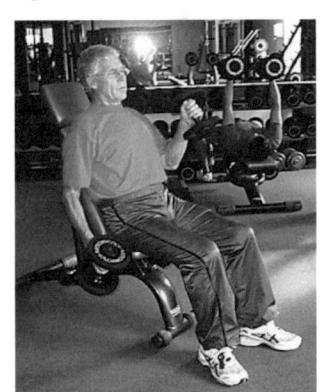

(9c) Armbeugen mit Kurzhanteln
Muskulatur: Zweiköpfiger Armbeuger, innerer Armbeuger, Oberarmspeichenmuskel.

Übungsausführung: Im Sitz auf der Schrägbank (Lehne 40 bis 60 Grad geneigt) wechselseitig die Arme beugen und wieder strecken. Der Kopf ist etwas nach vorne gebeugt, um ein Hohlkreuz zu vermeiden, die Kurzhanteln könnten auch im Kammgriff (der Handrücken zeigt nach unten) gefasst werden.

(10) Beinabspreizen an der Maschine
Muskulatur: Mittlerer und großer Gesäßmuskel, gerader Schenkelstrecker als Abduktoren.

Maschineneinstellung: Der Bewegungsspielraum des Hüftgelenks sollte mit dem Drehpunkt der Maschine übereinstimmen!
Übungsausführung: Die Oberschenkel gegen den Widerstand der Maschine abspreizen.

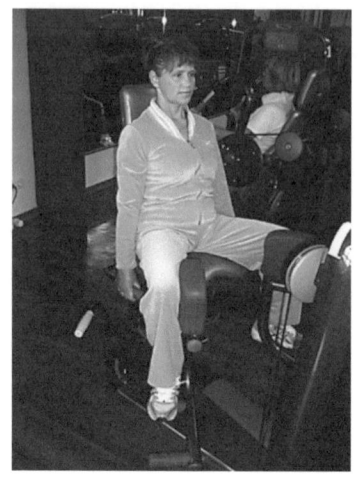

(11) Beinanziehen an der Maschine

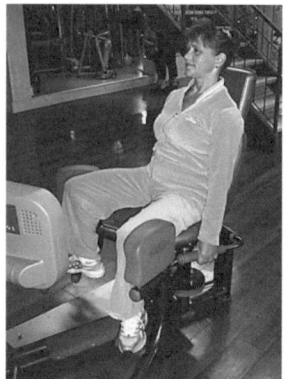

Muskulatur: Großer, langer und kurzer Schenkelanzieher, großer Gesäßmuskel als Adduktoren.
Maschineneinstellung: Der Bewegungsspielraum des Hüftgelenks sollte mit dem Drehpunkt der Maschine übereinstimmen!
Übungsausführung: Die Oberschenkel gegen den Widerstand der Maschine zusammenführen.

(12) Seilzug-/Zugturmübungen

Der Seilzug, mit dem Sie gut dosiert und aus unterschiedlichen Zugrichtungen insbesondere die Muskelgruppen der Arme, Beine und des Schultergürtels kräftigen, ermöglicht eine variantenreiche Bewegungsausführung, bei der zumeist im freien Stand oder Sitz gegen den Zugwiderstand gearbeitet wird. Über die Muskelkontraktion, die den

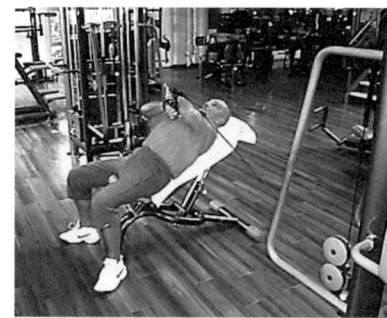

Zug bewirkt, ist außerdem die Muskulatur gefordert, die beim freien Stand den Körperschwerpunkt in der Balance hält, dies ermöglicht ein lebensnahes Üben.

Freihantel-Übungen

Bevor ausgeklügelte Kraftmaschinen oder Seilzugübungen die Übungsmöglichkeiten im Krafttraining erweiterten, dominierten die Freihantel-Übungen, die bei einwandfreier Ausführung zahlreiche Übungsvarianten in allen möglichen Körperhaltungen zulassen. Mit der richtigen Handhabung von Lang- und Kurzhanteln lässt sich das Repertoire an Kraftübungen um ein Vielfaches erweitern.

Wobei zu beachten wäre, dass ein freies Üben mit Rundgewichten, Kurz- oder Langhanteln mehr Umsicht verlangt: Partnerhilfe, Erfahrung und Besonnenheit im Umgang mit dem Gewicht sind die Voraussetzung, um Verletzungen sowie Unfälle zu vermeiden!

Methoden und organisatorische Verfahren

Die Intensität der Belastung und ihre Anwendung in bewährten trainingsmethodischen Verfahren sind der Anpassungsimpuls für die Muskulatur beim Krafttraining. In *Prozent zur Maximalkraft* oder in Form von *Maximalwiederholungen* lässt sich die Belastungsintensität individuell dosieren.

Belastungsintensität in Prozent zur Maximalkraft

Im *sportartspezifischen* Krafttraining des Leistungssports wird die *Belastungsintensität* ausgehend von der *Maximalkraft* (höchstmögliche Kraft, die wir willkürlich ausüben können) in Prozenten angegeben. Voraussetzung dafür ist ein Test *mit der jeweiligen Kraft-Übung*. – Für unser fitnessorientiertes Krafttraining sollten wir *Maximalkrafttests* jedoch vermeiden, weil sie uns unnötigerweise an die Grenzen unseres Leistungsvermögens führen (Verletzungsgefahr)!

Tabelle: Intensitätsbereiche im Verhältnis zur persönlichen Bestleistung im Krafttraining nach HARTMANN/TÜNNEMANN

Prozente zur persönlichen Bestleistung (Maximalkraft)	Bezeichnung der Intensität
30 bis 50%	gering
50 bis 70%	leicht
70 bis 80%	mittel
80 bis 90%	submaximal
90 bis 100%	maximal

Belastungsintensität mit Maximalwiederholungen (MW)

Anstelle des aufwändigen Test-Verfahrens, das zur Ermittlung der maximalen Muskelkraft hoch belastende Serien für jede Kraft-Übung voraussetzt, verwenden wir im fitnessorientierten Krafttraining *Maximalwiederholungen (MW)* zur Dosierung der Belastungsintensität: Für die jeweilige Serie der Kraft-Übung (Übungsserie) wählen wir den

Belastungswiderstand so hoch, dass die durch ihn verursachte Belastungsintensität innerhalb eines vorgegebenen *MW-Bereichs* zum momentanen Versagen der beanspruchten Muskulatur führt.

Hinweis: Die pausenlos aneinandergereihten Wiederholungen einer Kraft-Übung bezeichnen wir als *Übungsserie*. Bei einer Belastungsintensität von 20 bis 30 *MW* pro Übungsserie belasten Sie sich also mit etwa 50% Ihrer Maximalkraft (→ *Tabelle: Maximalwiederholungen*), *vorausgesetzt, es kommt innerhalb des MW-Bereichs (hier: zwischen der 20 und 30 Wiederholung) zum momentanen Muskel-Versagen!* – Unterbrochen von einer *Serienpause*, folgen weitere Übungsserien. Nach dem gleichen Belastungsprinzip können sich weitere Übungsserien (für andere Muskelgruppen) anschließen.

Wenn Sie nach mehreren Trainingseinheiten feststellen, dass Ihre Muskeln sich soweit kräftigten, dass Sie mühelos mehr Wiederholungen schaffen, als es die zuvor ermittelte *MW-Zahl* vorgibt, dann steigern Sie den *Belastungswiderstand* für die jeweilige Übung so, dass Ihre Muskulatur wieder *innerhalb* des vorgegebenen *MW-Bereichs* ihre Arbeit versagt!

Tabelle: Anteil der Maximalkraft innerhalb der Maximalwiederholungen nach Erfahrungswerten

Anteil (%) der Maximalkraft	Anzahl der Maximalwiederholungen
50 %	20 bis 30
60 %	16 bis 20
65 %	14 bis 15
70 %	12 bis 13
75 %	10 bis 11
80 %	8 bis 9
85 %	6 bis 7
90 %	4 bis 5
95 %	2 bis 3
100 %	1

Die Belastungsgestaltung innerhalb eines Bereichs erprobter Maximalwiederholungen ist für unser Fitnesstraining zweckmäßiger, weil es den jeweiligen Krafteinsatz ins Verhältnis zur Ermüdungswiderstandsfähigkeit (Ausdauerkomponente) der Muskulatur setzt und zudem das individuelle Verhältnis der Muskelfaserzusammensetzung (ST- zu FT-Fasern) berücksichtigt! → Kap. *„Merkmale der Muskelfasertypen"*

Anpassungseffekt: Nach einigen Trainingseinheiten erleben wir, wie sich unsere Muskulatur der Belastung angepasst hat; besonders eindrucksvoll zeigt sich das bei *Ganzkörperübungen*, die mehrere Muskeln oder Muskelgruppen aktivieren:

Als ersten Trainingseffekt können wir dies als Ergebnis des *motorischen Lernens* werten. Das heißt, die Zusammenarbeit der Muskel (→ *„intermuskuläre Koordination"*) sowie das Ausmaß deren Kraftentfaltung (→ *„intramuskuläre Kontraktion"*) werden vom Zentralnervensystem wirkungsvoller gesteuert.

In der Folge führt das dazu, dass sich weitere, an diesem Trainingseffekt beteiligte Organsysteme darauf einstellen, den erhöhten Energiebedarf der verstärkten Muskelarbeit zu sichern. Im Sinne der „Überkompensation" sind also zusätzliche, den *Energiestoffwechsel* betreffende Leistungssteigerungen zu erwarten → *„Anpassung".*

Letztendlich passen sich auch die Muskeln selbst an: In ihnen erhöht sich die Zahl der Mitochondrien und der Muskelquerschnitt vergrößert sich. Der Trainingsabsicht (Ausdauerkraft, moderate Kraftausdauer, optimale Kraftausdauer oder Maximalkraft) entsprechend, kommt es zu weiteren, sehr speziellen Anpassungseffekten, die wir vervollkommnen, wenn wir die *Belastung* periodisch steigern. → Kap. „Anpassung" unter: „Homöostase"

Intermuskuläre Koordination

Jede Übung oder Bewegungsfolge, die wir beim Training erlernen, wird im Zentralnervensystem als motorisches Steuerprogramm gespeichert. Anfangs noch unvollkommen und instabil, verfeinert sich das Programm, indem es das Zusammenspiel der an der Bewegung beteiligten Muskel, genauer gesagt, der Agonisten („Spieler"), Synergisten („Mitspieler") sowie deren Antagonisten („Gegenspieler"), durch entsprechende Nervenimpulse zweckmäßiger koordiniert:

- ✓ Bei einer *Teilkörperübung*, z.B. „Armbeugen" bei fixiertem Oberarm, werden alle daran beteiligten Muskel (Agonisten und Synergisten) mit dem Ziel aktiviert, im aufeinander abgestimmten Einsatz die angestrebte Kraftleistung zu erbringen.

- ✓ Das optimal zeitlich und kräftemäßig abgestimmte Zusammenspiel von Agonisten, Synergisten und Antagonisten in einer *Ganzkörperübung*, z.B. „Kniebeugen" mit einer Hantel auf der Schulter, erfordert bereits eine kompliziertere Koordination. – *Gleiches trifft ebenso auf Bewegungsfolgen im Ausdauerfitnesstraining z.B. Walken, Joggen, Radeln etc. zu!*

Intermuskuläre Bewegungskoordinationen sind bewegungsspezifisch, ihre im Zentralnervensystem gespeicherten Steuerprogramme lassen sich nicht ohne weiteres von einer Übung auf eine anders strukturierte Übung übertragen! Das heißt, jede neue Übung oder Bewegungsfolge erfordert ein spezielles motorisches Steuerprogramm.

Demnach erweitern Bewegungsfolgen, die wir sowohl beim Ausdauerfitnesstraining als auch im Krafttraining verwenden, unser Repertoire an Bewegungserfahrungen, aktivieren und „beleben" die dafür „zuständigen" Areale des Zentralnervensystems →Kap. „Körperliche Aktivität belebt die geistige Frische".

Resümee: Das Vervollkommnen sowie die im Training immer wiederkehrende Inanspruchnahme des jeweiligen Steuerprogramms hält das Zentralnervensystem fit und erweitert unseren Schatz an Bewegungserfahrungen.

Spezielles Einarbeiten

Die *Einstimmung* auf eine Trainingseinheit erfolgt für gewöhnlich durch eine lockere Gymnastik oder einem ca. 10minütigen „Warm-up" auf Kardio-Geräten; dies mit der Absicht, sich ganz allgemein auf körperliche Anforderungen vorzubereiten.

Das schließt jedoch nicht aus, dass wir uns beim Krafttraining vor *jeder Übung speziell einarbeiten*: *Bei Kraftübungen, die wir bereits beherrschen*, genügt es, die ersten Serien mit verringerter Belastung zu beginnen, ehe wir uns mit dem optimal wirksamen Trainingswiderstand in weiteren Serien schaffen. So bereiten wir die bei der Übung beanspruchten Sehnen, Bänder und Gelenke auf die höhere Belastung vor und stellt das Herz-Kreislaufsystem auf eine intensivere Durchblutung der jeweils beanspruchten Muskulatur ein (erhöhte Herzfrequenz, Blutdruckanstieg sowie Anpassung der Blutzirkulation)! – Dieses Vorgehen hilft eine momentane Überlastung des Bewegungsapparates sowie des Herz-Kreislaufsystems zu vermeiden!

Bei jeder folgenden Kraftübung, die sich in weiteren Übungsserien anschließt, sollten wir uns erneut einarbeiten! Letzteres besonders dann, wenn es *Ganzkörperübungen* sind, in deren Aufeinanderfolge es dem Kreislauf möglich sein muss, das ihm zur Verfügung stehende „Quäntchen" Blut problemlos auf Muskelgruppen *umzuverteilen*, die entsprechend der nun anders strukturierten Übung, einer verstärkten Durchblutung bedürfen.

Methode: Ausdauerkraft

Mit dieser Variante (geringer Krafteinsatz, hohe Wiederholungszahl) sollten *Neu- oder Wiedereinsteiger* ihren *Einstieg* ins Krafttrai-

ning beginnen, um zielgerichtet ihre durch Bewegungsmangel verkümmerten (atrophierten) oder einseitig beanspruchten Muskeln
„wiederzubeleben".

Zugleich mobilisiert dieses Vorgehen Sehnen, Bänder und Gelenke
und schafft damit die Voraussetzung für ein weitgehend beschwerde-
freies Kraft- und Ausdauerfitnesstraining.

Trainierte, die sich z.B. vorwiegend dem Schwimmen, Walken, Radeln, oder Laufen „verschrieben haben" könnten Ihr gewohntes Ausdauertraining ergänzen, indem Sie muskuläre Dysbalancen sowie einseitige Belastungen des Bewegungsapparates durch diese Variante des
Krafttrainings ausgleichen.

Trainingswirkung: Mit den im → Kap. „*Gefäßsystem*" beschriebenen gesundheitsfördernden Effekten, verbessert sich die Blutzirkulation: Die jeweils belasteten Muskeln wollen intensiver versorgt sein,
dementsprechend nimmt die Zahl der Kapillaren innerhalb der Muskulatur zu.

Im Sinne einer erhöhten Leistungsbereitschaft vergrößert sich der
Gehalt an Myoglobin (kommt in der Skelett- und Herzmuskulatur vor;
seine biologische Funktion ist die Speicherung und der Transport von
Sauerstoff innerhalb der Muskelzelle), verbessert sich die Fähigkeit
zur kurzzeitigen Laktattoleranz und vergrößern sich die Glykogenspeicher → Kap. „*Energiestoffwechsel*".

Belastungsintensität: 20 bis 30 Maximalwiederholungen

Bewegungsgeschwindigkeit: zügig

Reizdichte (Pause zwischen den Serien): 1 bis 2 Minuten

Belastungsumfang: 2 bis 3 Serien pro Übung; bei 8 bis 10 Übungen
pro Trainingseinheit

Organisationsmethodisches Verfahren: Stationstraining − Jede
Übung wird mit der vorgegebenen Serienzahl an einer Übungsstation
trainiert, bevor wir zur nächsten Station wechseln.

Methode: moderate Kraftausdauer

Mit dieser Belastungsdosierung (leichte Krafteinsätze, mittlere Wiederholungszahl) konditionieren wir unsere Muskulatur im Sinne einer vielseitigen Fitness! – Besonders geeignet für Frauen, die über das Krafttraining gestraffte Arme und Schenkel, einen flachen Bauch, einen knackigen Apfel-Po, eine schlanke Taille und kräftigere Schultern erreichen wollen – aber ihre Muskulatur nicht im Sinne der Muskel-Hypertrophie zu sehr „verdicken" möchten. – Außerdem steigern die aktivierten Muskeln den weiteren Kalorienabbau nach dem Training → „Grundumsatz" im Kap. „Stoffwechsel"!

Trainingswirkung: Der aerob-anaeroben Energiestoffwechsel verbessert sich: Die Muskulatur wird intensiver durchblutet (Kapillarisierung), spezifische Enzyme fördern den Energiestoffwechsel und durch Substratanreicherung (Myoglobin, Glykogenspeicher, Hämoglobin) erhöht sich das Energiepotenzial der Muskulatur.

Außerdem kommt es zur effektiveren intermuskulären Koordination: Das optimale Zusammenspiel von Agonisten und Antagonisten im Wechselspiel von Anspannung und Entspannung führt zu motivierenden Erfolgserlebnissen.

Bei gezielter Übungsauswahl können muskuläre Voraussetzungen für weitere Fitnessaktivitäten erschlossen und der passive Bewegungsapparat demgemäß stabilisiert werden.

Belastungsintensität: 15 bis 20 Maximalwiederholungen

Bewegungsgeschwindigkeit: zügig

Reizdichte (Pause zwischen den Seien): 45 bis 60 Sekunden (unvollkommene Wiederherstellung, d.h. die folgende Serie ist noch mit Ermüdungsresten der vorangegangenen Serie belastet – dies steigert die Ermüdungswiderstandsfähigkeit und trägt zur oben genannten Trainingswirkung bei)

Belastungsumfang: 2 bis 4 Serien pro Übung; bei 8 bis 10 Übungen pro Trainingseinheit

Organisationsmethodisches Verfahren: Stationstraining

Eventuell *Kreistraining*: Kombiniert vornehmlich Teilkörperübungen in einer sinnvollen Aneinanderreihung (abwechselnde Belastung unterschiedlicher Muskelgruppen) zu einem „Kreis", in dem bei verkürzten Pausen von einer Übung zur anderen gewechselt wird: Steigert u.a. die „Laktattoleranz". – *Warnung*: Nur für Guttrainierte geeignet, könnte den Kreislauf überfordern!

Methode: optimale Kraftausdauer

Mit dieser Belastungsdosierung (mittlere Krafteinsätze, niedrige Wiederholungszahl) *verstärken* wir die Anpassungsreize für den passiven Bewegungsapparat (optimiert die Knochenstruktur im Sinne einer Osteoporose-Prophylaxe, stabilisiert die Gelenke, festigt Sehnen und Bänder) und steigern das Kraftpotenzial der Muskulatur. Bei entsprechender Übungsauswahl können wir gezielt muskuläre Dysbalancen ausgleichen!

Trainingswirkung: Die intermuskuläre Koordination sowie eine moderate Muskelhypertrophie schaffen die Voraussetzung für kraftvolle und gekonnte Bewegungsabläufe. Die Muskulatur wird intensiver durchblutet (Kapillarisierung) und belebt durch den gesteigerten Energiestoffwechsel weitere Körperfunktionen; das erhöht den Grundumsatz (Kalorienabbau auch nach dem Training). Die schonende Belastung des passiven Bewegungsapparats wirkt stabilisierend aber nicht überfordernd.

Belastungsintensität: 12 bis 16 Maximalwiederholungen

Bewegungsgeschwindigkeit: zügig bis langsam; zur alltagstauglichen Kräftigung der Rücken- und Hüftstrecker auch z.T. haltend (isometrisch) → „Kraftübungen 7a bis 7d"

Reizdichte (Pause zwischen den Serien): 60 bis 90 Sekunden

Belastungsumfang: 2 bis 4 Serien pro Übung; bei 6 bis 8 Übungen pro Trainingseinheit

Organisationsmethodisches Verfahren: Stationstraining

244

Für Hochtrainierte eventuell ab und zu *Satztraining*, bei dem zwei bis drei Übungen miteinander zu einem Satz kombiniert werden und innerhalb des Satzes bei verkürzter Pause von einer Übung zur anderen gewechselt wird.

Methode: Maximalkraftausdauer

Mit dieser Belastungsdosierung (submaximale Krafteinsätze, geringe Wiederholungszahl) erhalten bzw. steigern ambitionierte Fitnesssportler ihr relativ ermüdungswiderstandsfähiges hohes Kraftpotenzial (Maximalkraftanteil > 75%).

Trainingswirkung: Muskelhypertrophie (Substratanreicherung), erhöhtes anaerobes Energiepotential (u.a. „Sofortenergie" → Kap. „Nerv-Muskelsystem"), gesteigerte Laktattoleranz, intramuskuläre Koordination → *„Maximalkrafttraining"*.

Belastungsintensität: 8 bis 12 Maximalwiederholungen (70 bis 80% der Maximalkraft). – Wenn die letzten 3 bis 2 Maximalwiederholungen tatsächlich mit letzter Kraftanstrengung durchgeführt werden (maximales Ausschöpfen der Phosphat- und Glykogenspeicher, Übersäuerung), verbessert sich die lokale Muskelausdauer auf einem relativ hohen Kraftniveau! Die dadurch erzielte Substratanreicherung (Vergrößerung der Phosphat- und Glykogenspeicher, mehr Mitochondrien dienen der Atmung und dem Zellstoffwechsel], Anreicherung des Muskels mit Myoglobin [dient in Verbindung mit einer verbesserten Kapillarisierung der Sauerstoffversorgung]), ermöglicht beschleunigte Wiederherstellungsprozesse (verkürzt und optimiert die Regenerationsphase!) und ist die Grundlage für eine effektive Maximalkraftsteigerung → *„Maximalkrafttraining"*!

Bewegungsgeschwindigkeit: zügig bis langsam

Reizdichte (Pause zwischen den Serien): 3 bis 4 Minuten im periodischen Wechsel mit 2 bis 3 Minuten (unvollkommene Wiederherstellung!)

Belastungsumfang: 3 bis 6 Serien pro Übung; bei 4 bis 6 Übungen pro Trainingseinheit

Organisationsmethodisches Verfahren: Wenn für das Training der gesamten Skelettmuskulatur 12 und mehr Kraftübungen benutzt werden, erfolgt eine Aufteilung (Splitting) des Trainings auf zwei oder mehrere Trainingseinheiten). *oder*

Eine Aufteilung der Übungen in Sätze (dafür kombiniert man zwei Übungen, die unterschiedliche Muskelgruppen beanspruchen, zu einem Satz). Die einzelnen Sätze werden mehrmals absolviert (*Satztraining*). Ein Trainingsprogramm kann aus zwei bis vier Sätzen bestehen. Der häufige Übungswechsel erlaubt kürzere Pausen (etwa 1 bis 2 Minuten) zwischen den Übungsserien.

Regeneration der Phosphat- und Glykogenspeicher

Für die Wiederbelastung nach Serien mit hoher Intensität, die sowohl die Phosphat- als auch die Glykogenspeicher der Muskulatur maximal ausschöpfen, ist die Dauer der Phosphat-Resynthese und der Laktatabbau im Interesse optimaler Regenerationszeiten (Pause zwischen den Übungsserien) zu beachten.

ATP wird normalerweise kontinuierlich resynthetisiert, selbst bei Ausbelastung bis auf 40% der Ausgangsmenge, kann es innerhalb weniger Sekunden wieder ersetzt werden.

Kreatinphosphat kann maximal bis auf 20% abgebaut werden; nach einer Minute sind ca. 90% und nach 3 Minuten ist seine vollständige Resynthese über die laktazide Energiegewinnung abgeschlossen.

Das bedeutet, eine Reizdichte (Pause zwischen den Serien) von 3 Minuten wäre für die Regeneration der Phosphatspeicher ausreichend; der Laktatabbau ist aber noch nicht abgeschlossen!

Laktat wird, je nach Intensität der Belastung, z.T. im arbeitenden Muskel sowie während der Serienpause im ruhenden Muskel wieder zu Glykogen aufgebaut. Außerdem gelangt über die Muskeldurchblutung überschüssiges Laktat in die Leber und Nieren sowie zur „Verbrennung" in den Herzmuskel. Der Laktatabbau könnte innerhalb von 3 bis 5 Minuten soweit abgeschlossen sein, dass die Muskulatur erneut intensiv belastbar ist; ein gutes Niveau der *Grundlagenausdauer* beschleunigt diesen Prozess!

Spezieller Hinweis für ambitionierte Kraft-Sportler: Selbst, wenn ATP immer resynthetisiert wird, könnte dieser Prozess intensiver ablaufen, wenn das dabei anfallende Laktat in der Muskulatur, in der Leber sowie im Herzmuskel schneller abgebaut wird. Das erfordert allerdings eine bestmögliche Durchblutung des Muskels.

Deswegen sei an dieser Stelle besonders hervorgehoben: Für schnelle und ausreichende Regenerationsvorgänge im Muskel ist eine optimale Verzweigung der kleinen Blutgefäße (Kapillarisierung) erforderlich. Dem widerspricht allerdings jedes *einseitig* auf Muskelhypertrophie (Vergrößerung des Muskelquerschnitts) angelegte Maximalkrafttraining, weil es das Verhältnis der Kapillarisierung zur Proportion der Muskelfaser beeinträchtigt: Die Diffusionsmöglichkeit für den Energienachschub verschlechtert sich durch die Hypertrophie! – Eine gut entwickelte → *"Grundlagenausdauer"* kann diese Unzulänglichkeit, die den optimalen Laktatabbau einschränkt, verhindern; darum sollten selbst ambitionierte Kraft-Sportler ein gewisses Maß an Ausdauertraining absolvieren → Kap. „Ausdauertraining"!

Maximalkrafttraining

Wie bereits erwähnt, entsprechen die bisher genannten Belastungsmethoden, die die Kraft in Verbindung mit aeroben/anaeroben Ausdauereigenschaften zum Ziel haben, mehr unseren im fortgeschrittenen Alter verbliebenen Anpassungsmöglichkeiten (*Anpassungsreserve und Belastbarkeit*).

Das bedeutet jedoch nicht, dass *langjährig trainierende Kraftsportler*, deren passiver Bewegungsapparat (*Knochen, Gelenke, Bänder und Sehnen*) an submaximale bis maximale Kraftleistungen gewöhnt ist, mit zunehmendem Alter ihr bisher gepflegtes Maximalkrafttraining abrupt beenden sollten.

Im Gegenteil: Erhaltet es, solange euch dies möglich ist; wobei wir akzeptieren müssen, dass mit dem Älterwerden, die für maximale Kraftleistungen angestrebte Muskelhypertrophie durch die jeweils individuelle Anpassungsreserve (*Neubildung von Muskelprotein*) begrenzt ist. Ein dem Maximalkrafttraining angepasstes A*usdauertraining* wäre m Sinne eines guten Gesundheitszustandes empfehlenswert!

Einsteigern bzw. Wiedereinsteigern wäre im Hinblick auf eine Osteoporose-Prophylaxe sowie muskulär stabilisierter Gelenke (*einschließlich der Wirbelsäule*) ein maßvolles Maximalkrafttraining nur dann zu empfehlen, wenn die dafür geeigneten körperlichen Voraussetzungen vorhanden sind bzw. dem Training ein kontinuierliches Steigern der Belastungsverträglichkeit vorausging!

Die *Maximalkraft* ist die höchstmögliche Kraft, die das Nerv-Muskelsystem *willkürlich* gegen einen Widerstand auszuüben vermag. Stärker als die Maximalkraft ist die *Absolutkraft*, die nur unter besonderen Bedingungen (*Todesangst, Hypnose etc.*) erreicht werden kann. Sie setzt sich aus der Maximalkraft und den willkürlich nicht erschließbaren Kraftreserven zusammen. Im Leistungssport ist die Maximalkraft *eine* Grundlage sportartspezifischer Schnellkraft und Kraftausdauer.

Maximalkraftleistungen werden mit speziellen Belastungsvarianten trainiert, die Belastungsintensitäten von über 70% der momentanen Maximalkraft in speziellen Belastungsverfahren beanspruchen. Abhängig von der Zielstellung im Maximalkrafttraining, gibt es zwei unterschiedliche Methoden, die *Hypertrophiemethode* (*vergrößert die strukturellen und energetischen Voraussetzungen der Muskelfasern*) und die *IK-Methode* (*optimiert die intermuskuläre Kontraktion*). Sowohl die strukturellen und energetischen Voraussetzungen als auch die optimale intermuskuläre Kontraktion sind die Voraussetzung für maximale Kraftleistungen und können durch ein differenziertes Vorgehen verstärkt gefördert werden. Hochtrainierten Kraftsportlern ist zu empfehlen, die eine oder andere Methode im periodischen Wechsel akzentuiert anzuwenden.

*Übrigens: Durch eine sportartspezifische Akzentuierung kann man vornehmlich die „**Relative Kraft**" trainieren, wie sie für Turner, Eiskunstläufer, leichtathletische Sprungdisziplinen usw. leistungsbestimmend ist: Dafür bevorzugt man die **IK-Methode**, um ein hohes Kraftpotential bei relativ geringer Zunahme des Körpergewichts (Muskelhypertrophie) zu erzielen.*

Hypertrophiemethode

Zur Muskelhypertrophie mit verstärkter Neubildung von Muskelprotein kommt es, wenn pro Serie eine optimale Muskelzugspannung über eine längere Anspannungsdauer (ca. 20 bis 30 Sekunden und länger) zur maximalen Ausschöpfung der Phosphatspeicher (ATP und Kreatinphosphat) und zur Übersäuerung des Muskels führen. Durch die Aufsummierung von 5 bis 10 solcher erschöpfenden Serien kommt es über die Aktivierung der Nukleinsäuren zur Eiweißsynthese in Form der Muskelhypertrophie. – (Nukleinsäuren sind aus einzelnen Bausteinen, den Nukleotiden, aufgebaute Makromoleküle. Neben ihrer Aufgabe als Informationsspeicher können Nukleinsäuren auch als Signalüberträger dienen oder biochemische Reaktionen katalysieren, indem sie die Bildung der Eiweißstoffe, Enzyme und Hormone des Körpers steuern.)

Trainingswirkung: Muskelquerschnittsvergrößerung (ST- und FT-Fasern), maximierte Phosphat- und Glykogenspeicher, optimierter alaktazider und laktazider Stoffwechsel als Grundlage gesteigerter Maximalkraft.

Belastungsintensität: individuell höchstmögliche Wiederholungszahl *bis zur maximalen Ausbelastung* in den Serien bei submaximalen Widerständen zwischen 70 bis 90 Prozent *der Maximalkraft* (wenig Trainierte beginnen mit 60 %!)

Bewegungsgeschwindigkeit: langsam, zügig

Reizdichte (Pausen zwischen den Serien): 2 bis 5 Minuten

Belastungsumfang: Langjährig Trainierte: 5 bis 10 Serien pro Übung (etwa 80 bis 120 Einzelbelastungen pro Muskelgruppe) bei 2 bis 3 Übungen

Wenig Trainierte: 4 bis 7 Serien bei 3 bis 5 Übungen

Organisationsmethodisches Verfahren: *Stationstraining* mit unterschiedlichen Varianten:

1. gleichbleibende Serien: zwischen 70 und 80%
2. ansteigende Serien: 60-70-80-90%
3. an- und absteigende Serien: 60-70-80-90-80-70-60% (optimiert den alaktaziden und laktaziden Stoffwechsel).
4. Variante **exzentrisch**: Absenken übermaximaler Lasten (z.B. Kniebeugen mit mehr als 100% der Maximalkraft im Hantelgleitgerüst oder an der Hantelschwinge bei Begrenzung der Absenkhöhe). Durch betont langsames Absenken entsteht ein hochwirksamer Reiz für die Muskelhypertrophie (bei der Ausführung ist Hilfeleistung erforderlich)!

IK-Methode

Diese Methode bedient sich *maximaler Krafteinsätze* (85 bis 100 Prozent der Maximalkraft), um mittels ausgeprägter intramuskulärer Kontraktion → *„Intramuskuläre Kontraktion"*, das durch den Muskelquerschnitt vorgegebene Kraftpotenzial als leistungswirksame Maximalkraftfähigkeit freizusetzen.

Trainingswirkung: Höchstmögliches Erschließen der intramuskulären Kontraktion (Rekrutierung der an der Kontraktion beteiligten Muskelfasern von üblicherweise 65% bis auf 95%)

Belastungsintensität: individuell höchstmögliche Wiederholungszahl *bis zur lokalen Muskelerschöpfung* bei 85 bis 100% der Maximalkraft

Bewegungsgeschwindigkeit: zügig; aber bei der konzentrisch-exzentrischen Muskelkontraktion: zügig bis schnell

Reizdichte (Pause zwischen den Serien): 2 bis 4 Minuten (hängt von der individuellen Wiederherstellungsfähigkeit zwischen maximalen Krafteinsätzen ab)

Belastungsumfang: 5 Serien; bei konzentrisch-exzentrischen Maximalkontraktionen: 3 bis 5 Serien

Organisationsmethodisches Verfahren: Stationstraining

Variante konzentrisch: 5 x 75% - 3 x 85% - 2 x 90% - 1 x 95% - 1 x 100%

Variante konzentrisch-exzentrisch: Geeignet sind dafür Bankdrücken, Barrenstütze, Überzüge, Halb- und Viertelkniebeugen, Nieder-Hochsprünge sowie weitere Übungen, bei denen aus dem plötzlichen Abbremsen des schnell abgesenkten Belastungswiderstands (Last, Körpergewicht o.a.) sofort die konzentrische Kontraktion erfolgt. Weil *exzentrische Belastungen* zu Mikroverletzungen im Sarkomer wie im Bindegewebe führen könnten, muss die optimale Belastungsintensität individuell erprobt sein und sollte dementsprechend angewandt werden. Dabei ist zu beachten, dass sich die Belastungsintensität von 85 bis 100% bei der konzentrisch-exzentrischen Variante auf die konzentrische Maximalkraft (100%) bezieht, die sich bei abbremsender (exzentrischer) Muskelarbeit um 25 bis 40% erhöht!!!

Intramuskuläre Kontraktion

Das Nerv-Muskel-System verfügt über mehrere Mechanismen, sich einem erhöhten Kraftbedarf anzupassen. Die Kontraktionskraft hängt sowohl von der *Anzahl der beteiligten motorischen Einheiten* (*kleinste Funktionseinheiten des neuromuskulären Systems, bestehend aus der Nervenfaser sowie den von ihr innervierten Muskelfasern*) als auch von den *Impulsfrequenzen* (*der Anzahl der Nervenreize pro Zeiteinheit zum Auslösen der Muskelkontraktion*) ab. Am Kontraktionsvorgang werden jeweils nur so viele motorische Einheiten eines Muskels beteiligt, wie es zur geforderten Kraftentfaltung notwendig ist.

Synchronisation: Die an der Krafterzeugung beteiligten motorischen Einheiten eines Muskels werden prinzipiell alternierend (*sich einander abwechselnd*) aktiviert. Sind maximale Krafteinsätze gefordert, kann eine größere Anzahl motorischer Einheiten eines Muskels gleichzeitig (*synchron*) zugeschaltet werden.

Rekrutierung: Wenn der Kraftbedarf ansteigt, werden in der Regel größere, *höherschwellige* motorische Einheiten zugeschaltet (*rekrutiert*), die mehr Muskelfasern innervieren und damit einen höheren Kraftbetrag liefern können.

Die langsam zuckenden ermüdungsresistenten ST-Fasern haben eine sehr *niedrige Reizschwelle* und können bereits bei geringen Kraftanforderungen aktiviert werden. Demgegenüber ist die Reizschwelle der schnell zuckenden FT-Fasern sehr hoch, ansteigend von den weniger schnell ermüdenden FTO-Fasern (*oxidativ ausgeprägt*) zu den rasch ermüdbaren FTG-Fasern (*glykolytisch ausgelegt*). Daraus ergibt sich bei Kraftanforderungen eine typische Rekrutierungsfolge: Zuerst kontrahieren die langsamen ST-Fasern; bei ansteigenden und höheren Kraftanforderungen werden die schwächeren FTO-Fasern und letztendlich die starken FTG-Fasern zugeschaltet (Henne-mannsches Prinzip).

Die Kraft kann zudem verstärkt werden, indem zuvor bereits tätige motorische Einheiten ihre *Entladungsfrequenz* erhöhen, wie es bei isometrischer Krafterzeugung nachgewiesen werden konnte.

Statisches Krafttraining

Diese auch als „Isometrische Methode"[51] bezeichnete Form des Krafttrainings wird besonders in der Therapie und Rehabilitation angewandt, um ausgewählte Muskelgruppen gezielt zu kräftigen ohne verletzte oder geschwächte Körperregionen übermäßig zu belasten. Wie bereits im Kap. Gelenke → „Wirbelsäule" bemerkt, könnte eine

---

[51] Die Kraft erhöht sich bei gleichbleibender Länge des Muskels (haltend-statisch) – rein physikalisch wird keine Arbeit geleistet.

Kombination von dynamischem und isometrischem Krafttraining die Rumpfmuskulatur hinsichtlich ihrer vielseitigen Funktion wirkungsvoller sowie gelenkschonender belasten.

1. Übungsvariante: Im Bewegungsablauf einer Kraftübung (z.B. Rumpf- und Hüftstrecken) wird die dynamische Kontraktionsphase in bestimmten Winkelstellungen durch eine isometrische Kontraktion (zeitweilige Halte) unterbrochen.

Bewegungsausführung: langsam, pro Bewegungsablauf erfolgt in 2 bis 3 Winkelstellungen eine Halte von 3 bis 6 Sekunden → „Übung (7a), Rumpf- und Hüftstrecken am Rückentrainer".

Belastungsintensität: allmähliche Steigerung über einen längeren Zeitraum von 40 auf 60% der Maximalkraft (Knochen, Knorpel, Sehnen und Bänder benötigen mehr Zeit für die Anpassung als die Muskeln!)

Reizdichte (Pausen zwischen den Serien): 2 bis 3 Minuten

Belastungsumfang: 2 bis 3 Serien mit jeweils 3 bis 4 Wiederholungen.

2. Übungsvariante: Bei bestimmten Kraftübungen wird bei bewusst muskulär fixierter Wirbelsäule auf die Rückenlehne oder andere Hilfsmittel *verzichtet*, die eigentlich den Rumpf (sprich: die Wirbelsäule, speziell deren „Haltemuskulatur") entlasten sollten, während die Extremitäten oder der Schultergürtel mit dynamischen Muskelkontraktionen trainiert werden.

Bewegungsausführung – Beispielsweise „Rudern" *im freien Sitz* am Seilzug: langsam bis zügig, → „Übung (2b)". Unbedingte Voraussetzung: Aufrechter Sitz, *bei geradem Rücken* und angemessenem Belastungswiderstand!!!

Belastungsintensität: Rudern mit 12 bis 16 Maximalwiederholungen

Reizdichte (Pausen zwischen den Serien): 90 bis 120 Sekunden

Belastungsumfang: 2 bis 4 Serien; nach dieser Übung könnte im Verlauf der Trainingseinheit eventuell auf die spezielle Übung,

„Rumpf- und Hüftstrecken am Rückentrainer" → „Übung (7)", verzichtet werden!

Hinweis: Bei „isometrischen Muskelkontraktionen" ist eine „Pressatmung" unbedingt zu vermeiden! Versuchen Sie wie üblich oder zumindest „hechelnd" zu atmen (kein Luftanhalten)

Für ältere bzw. mit Herz-Kreislaufproblemen vorbelastete Personen kann das „statische Krafttraining" durch den momentan überhöhten Blutdruck problematisch werden!

Trainingshäufigkeit

In der jeweiligen Trainingseinheit erhalten die Muskeln ihre Anpassungsreize, die jedoch erst in der nachfolgenden Regenerationsphase verwirklicht werden. Diese Phase dauert je nach Intensität und beanspruchter Muskulatur 1 bis 2 Tage; bei erschöpfender Muskelbelastung sogar 3 bis 4 Tage.

Trainingsanfängern wäre pro Trainingseinheit entweder ein Ganzkörpertraining zu empfehlen → „Beispielübungen 1 bis 9", das alle 3 bis 4 Tage zu absolvieren ist. Machbar wäre jedoch auch ein Teilkörpertraining → „Beispielübungen 1, 2, 3, 4, 8 u. 9", denen nach einer ein- bis zweitägigen Regenerationsphase die „Beispielübungen 5, 6, 7, 10 u. 11" folgen.

Trainierten, die eine forcierte Kraftentwicklung anstreben, sei eine ähnliche Aufteilung (Splitting) der Übungen auf 2 bis 3 Tage empfohlen, wenn sie täglich jeweils andere Muskelgruppen trainieren.

Auch beim Krafttraining gilt, die *Trainingshäufigkeit* sollte vor dem *Belastungsumfang* und dieser vor der *Belastungsintensität* gesteigert werden, um ein Übertraining durch zu hohe Trainingsbelastung zu vermeiden → Kap. „Übertraining"!

Gegensätzliche Anpassungen

Für sehr ambitionierte Fitnesssportler, die entweder ihre Kraft *oder* ihre Ausdauer ausgeprägter trainieren wollen, mag die Problematik der gegensätzlichen Anpassung interessant sein:

- ✓ Ein umfangreiches Grundlagenausdauertraining, das man in allen Sportarten nutzt, um die Belastbarkeit zu erhöhen und die Regenerationsprozesse zu beschleunigen, schwächt kurzfristig das Niveau von Kraft- und Schnellkraftleistungen ab. Sehr konzentriertes aerobes Ausdauertraining kann die Funktionsfähigkeit anaerober Prozesse hemmend beeinflussen.

- ✓ Im Umkehrschluss wirkt sich ein umfangreiches Maximalkrafttraining, wie es z.B. Ausdauersportler zeitweilig betreiben (z.B. Ruderer und Rennkanuten) ungünstig auf die aerob dominierende Grundlagenausdauer aus.

- ✓ Andererseits erweist sich die Maximalkraft gegenüber Ausdaueranforderungen relativ stabil. In einer sinnvollen Trainingsplanung (Periodisierung) wird dies berücksichtigt, indem zeitweilig das Grundlagenausdauertraining dominiert, auf dem sich das weitere Kraft- oder Schnellkrafttraining aufbaut.

Für das moderate Fitnesstraining unserer Altersgruppe, das eine vielseitige Fitness zum Ziel hat, sollte die Akzentuierung in Kraft- oder Ausdauertraining nicht so streng gehandhabt werden:

Nach einer Kraft-Trainingseinheit, *die alle Hauptmuskelgruppen* beanspruchte, ist eine Regenerationsphase von ca. 2 bis 3 Tagen angebracht, um erst danach die Muskeln erneut im Krafttraining zu belasten → *Überkompensation*. Es wäre aber möglich, diese Regenerationsphase durch Ausdauertrainingseinheiten im Bereich der Herzfrequenz-Zone 1 oder 2 auszufüllen → Kap. „Belastungsintensität im Ausdauertraining". Mit dieser Trainingsgestaltung lässt sich äußerst effektiv sowohl die Kraft als auch die Grundlagenausdauer entwickeln! – Möglich wäre z.B.:

Für *Guttrainierte*: 1. Tag: Krafttraining – 2. Tag: aktive Regeneration durch Walken, Radeln o.a. – 3. Tag: Walken, Nordic Walking oder Laufen (Joggen) – 4. Tag: Krafttraining.

Für **Einsteiger** oder **Wiedereinsteiger**: 1. Tag: Krafttraining – 2. Tag: aktive Regeneration durch mäßiges Walken oder Radeln (im Bereich der Herzfrequenz-Zone 1) oder Ruhetag! – 3. Tag: Walken, Radeln (im Bereich der Herzfrequenz-Zone 1 oder 2) – 4. Tag: Krafttraining usw.

Hinweis: Im Kap. „Training im Fitnessstudio" wird besonders auf die Kombination von Kraft- und Ausdauertrainingsbelastungen in einer Trainingseinheit eingegangen!

Auswahl und Anwendung der Übungen

Auch wenn wir uns nicht mehr hangelnd von Baum zu Baum schwingen, Wild erlegen und es über weite Entfernung nach „Hause" tragen – die genetisch für den Lebenserhalt vorgesehene Muskulatur blieb uns! Mit zeitgemäßen Übungsvarianten, die wir nach sportwissenschaftlichen Grundsätzen anwenden, aktivieren wir ein schlummerndes Potenzial, das weiterhin unsere Vitalität gewährleistet.

Muskuläre Dysbalancen

Unter *muskulären Dysbalancen* versteht man ein funktionelles Ungleichgewicht hinsichtlich der Kraft- und/oder der Dehnfähigkeit zwischen dem *Agonisten* (momentan Bewegungs- oder Haltearbeit verrichtender Muskel) zu seinem mehr oder weniger hemmenden Gegenspieler, dem *Antagonisten*. Dieses Missverhältnis kann durch ungenügende körperliche Beanspruchung, einseitige Belastungen beim Sport oder im Alltag, falsche Bewegungsausführungen, Verletzungen am Bewegungsapparat aber auch durch nicht ausreichende Regeneration verursacht sein. Auf Dauer kommt es zu einer ungünstigen Belastungsverteilung zwischen Muskel und Gelenk. Man spricht von einer gestörten Muskel-Gelenk-Beziehung, in deren Folge schmerzhafte

Muskelverspannungen, Überlastung der Sehnen, muskuläre Koordinations- und Funktionsstörungen sowie die Abnutzung des Gelenkknorpels nicht auszuschließen sind!

Typische Beispiele für muskuläre Dysbalancen an der Wirbelsäule wären:

- ✓ Der *Rundrücken*, zumeist verursacht durch eine geschwächte Rückenmuskulatur und verkürzter Brustmuskulatur. Um die optimale Muskelbalance wiederherzustellen ist die Rückenmuskulatur zu kräftigen und die Brustmuskulatur zu dehnen sowie im harmonischen Verhältnis zur leistungsgesteigerten Rückenmuskultur zu kräftigen.

- ✓ Der *Greisen*- oder *Witwenbuggel*, verursacht durch geschwächte Rückenstrecker vornehmlich im Bereich der Brustwirbelsäule (BWS) und einem „eingefallenen" Brustkorb. Wenn es noch nicht zu einer dauerhaft gestörten Muskel-Gelenk-Beziehung kam, wären eine Kräftigung der Rückenstrecker und eine Dehnung des Brustkorbs angebracht. – (Allerdings nicht zu empfehlen, wenn angeborene oder durch Osteoporose bedingte Wirbelkörperdeformationen vorliegen – Orthopäden konsultieren!)

- ✓ Das *Hohlkreuz* (übernormale Lenden-Lordose) verbunden mit einer abgeflachten Brustkyphose und einem nach vorn abgekippten Becken ist eine typische Fehlhaltung bei konstitutionsschwachen Personen. Es empfiehlt sich die vorrangige Kräftigung der Hüft- und Rumpfbeuger im ausgewogenen Verhältnis zu deren Antagonisten (Hüft- und Rumpfstrecker).

- ✓ Der *hohlrunde Rücken* weist eine Verstärkung der normalen Wirbelsäulenkrümmungen auf, die durch eine nicht genügende Aufrichtung des Beckens verursacht und demzufolge durch eine betonte Lendenlordose und Brustkyphose kompensiert werden. Es empfiehlt sich die vorrangige Kräftigung der Hüftbeuger und Rumpfstrecker im ausgeglichenen Verhältnis zu deren Antagonisten (Hüftstrecker und Rumpfbeuger)

Fazit: *Einförmige Belastungen, die zu muskulären Dysbalancen oder einseitiger Überbeanspruchung des passiven Bewegungsapparates führen, lassen sich vermeiden, wenn wir ein möglichst vielseitiges Übungsrepertoire nutzen und damit das Krafttraining abwechslungsreich gestalten. Nach dem Prinzip: „Eine Kette ist so stark wie ihr schwächstes Glied!" gilt es Muskeln, Sehnen und Gelenke demgemäß zu trainieren.*

Kräftigung der Rumpf- und Rückenmuskulatur

Wie bereits im →Kap. „Wirbelsäule" bemerkt, „verspannt" die Bauch-, Hüft- und tiefe Rückenmuskulatur die Wirbelsäule ähnlich einem Bootsmast und hält so unseren Körper aufrecht, verleiht ihm Stabilität. In ihrer vornehmlichen Funktion als *„Haltemuskulatur"* sollten wir die genannten Muskelgruppen speziell kräftigen. Denn außer beim Heben, Tragen und anderen dynamischen Kraftanforderungen wird diese Muskulatur überwiegt beim Sitzen, Stehen und Ruhen in der Kombination isometrisch/dynamischer Kraft beansprucht →Kap. „Methode: optimale *Kraftausdauer* (*es überwiegt die isometrische Kontraktion*)".

Beispielübungen zur Kräftigung der „Haltemuskulatur"

leichter Level:	Methode:
Rumpfbeugen (6a)	Ausdauerkraft, muskuläres
Rumpfstrecken (7a)	Gleichgewicht beachten!
mittlerer Level:	
Rumpfbeugen (6b)	moderate Kraftausdauer oder
Rumpfheben (7b)	statisches Krafttraining
optimaler Level:	
Hüft- und Rumpfbeugen (6b)	optimale Kraftausdauer oder
Rumpfheben (7d)	statisches Krafttraining

Krafttraining und passiver Bewegungsapparat

Was zu beachten wäre: Durch das Krafttraining passen sich Knochen, Sehnen und Bänder ebenfalls der Belastung an, dies allerdings äußerst langsam. *Darum sei noch einmal betont*, ein forciertes Training der Muskulatur ohne Rücksicht auf die Anpassungsfähigkeit des *passiven Bewegungsapparates* könnte eher schaden als nutzen!

Im fortschreitenden Alter verändern sich Gelenke in Form und Aufbau de 'facto nicht mehr! Damit sie nicht vorzeitig verschleißen, sind beim Training ihre funktionell vorgegebenen Bewegungs-Spielräume (→ *Vermeiden von Verletzungen anhand der Übungsbeispiele!*) durch eine korrekte Übungsausführung einzuhalten sowie die sie umgebenden Muskeln, Sehnen und Bänder gezielt zu kräftigen (Problemzonen: Knie-, Schulter-, Hüftgelenk sowie die Wirbelsäule).

Die gute Nachricht: Moderate Druck- und Zugbelastungen auf Knochen und Gelenke, wie sie besonders im fitnessorientierten Krafttraining benutzt werden, helfen Osteoporose zu verhindern, beschleunigen die Festigung von Sehnen- und Bänder und können den Gelenkknorpel auffrischen:

✓ Der Mineralgehalt der Knochen erhöht sich, seine Bälkchenstruktur und seine Knochenvorsprünge (Muskel- und Sehnenansätze) passen sich einer dominierenden Belastung gezielt an. Nach Prof. Hollmann war beispielsweise der Mineralgehalt im Schlagarm von Profi-Tennisspielern um 30% und mehr erhöht, als im anderen Arm. – Dies lässt sich ebenfalls an außergewöhnlich belasteten Knochen anderer Sportarten (z.B. an den extrem starken Wirbelkörpern von Gewichthebern) nachweisen.

✓ Diese erstaunliche biologische Plastizität der Knochen, die den modellierenden Einflüssen regelmäßiger Beanspruchung weitgehend folgt, ist auch für das Krafttraining beachtenswert: Das bis ins hohe Alter aktive Knochengewebe könnte als Folge körperlicher Inaktivität zu „altersbedingten" Haltungsschäden geführt haben. Durch eine systematische Muskelkräftigung nach orthopädischen Gesichtspunkten lassen sich diese gesundheitlichen Beeinträchtigungen abschwächen oder teilweise sogar korrigieren. → *„Rückenschule und Pilates"*

✓ Für den Erhalt und die Funktion des elastischen (hyalinen) Gewebes des Gelenkknorpels ist der Wechsel von Druckbelastungen und druckfreien Perioden, d.h. ein regelmäßiges „Durchwalken", wie es das moderate Krafttraining bewirkt, von großer Bedeutung. Das Training veranlasst die Regeneration des bis zu 5 Millimeter starken Knorpels, der Stoßbelastungen mindert, Ungleichmäßigkeiten zwischen den Gelenkpartien ausgleicht und die Gelenkreibung reduziert.

Übungsauswahl – Übungszusammenstellung

Die Übungsauswahl bzw. Übungszusammenstellung sollte gewährleisten, dass Agonisten und Antagonisten z.B. Armbeuger (Übung: 9a) und Armstrecker (Übung: 8a) bzw. Druck- und Zugbewegungen z.B. Drücken von der Brust (Übung 1a) und Ziehen zur Brust (Übung: 2a) sowie die „Haltemuskulatur" der Wirbelsäule (Rumpfbeuger zu Rumpfstrecker) im Sinne des Erhalts des *muskulären Gleichgewichts* eingesetzt werden! Das heißt, der Einfachheit halber trainieren wir z.B. die *Armstrecker* nach den *Armbeugern* jeweils mit derselben Belastungsgestaltung. Das Gleiche gilt auch für das *Drücken von der Brust* im Verhältnis zum *Ziehen zur Brust* und weiteren Übungen, die „gegensätzlich" wirkende Muskeln oder Muskelgruppen beanspruchen.

Einschränkend sei bemerkt, das bei bereits bestehendem *muskulärem Ungleichgewicht* selbstverständlich die schwächeren „Gegenspieler" im Sinne des Ausgleichs besonders zu kräftigen sind!

Reihenfolge der Muskelbelastung

Für eine Übungsfolge, die alle wesentlichen Muskeln bzw. Muskelgruppen in einer Trainingseinheit kräftigt, hat sich folgende Reihenfolge bewährt:

Variante 1: Zu Beginn verwenden wir Übungen, mit denen wir alle größeren Muskelgruppen trainieren. Dabei sind wir bestrebt, Übungen, die die Wirbelsäule belasten, korrekt auszuführen bzw. an solchen Geräten zu trainieren, die durch ihre Konstruktion die Wirbelsäule entlasten, währenddessen Muskeln oder Muskelgruppen der *„Arbeitsmuskulatur"* (z.B. Schulter-, Hüft- und Beinmuskulatur) separat gekräftigt werden.

Darauf folgen Übungen, mit denen wir speziell die *„Haltemuskulatur"* der Wirbelsäule kräftigen: Durch diese Übungsfolge vermeiden wir, dass eine beim Training vorzeitig ermüdete *„Haltemuskulatur"* und damit die Wirbelsäule während stark belastender Übungen der *„Arbeitsmuskulatur"* überbeansprucht wird.

Zum Schluss könnten wir kleinere Muskelgruppen, wie z.B. die Armmuskulatur trainieren.

Variante 2: Zuerst die „ungeliebten" Übungen, um muskuläre Schwächen vorrangig auszubügeln – trotzdem sollte die Reihenfolge von Variante 1 nach Möglichkeit weitgehend beibehalten werden!

Vermeiden von Verletzungen im Krafttraining

Prinzipiell sollten wir beim Krafttraining folgende Hinweise beachten, um Verletzungen zu vermeiden:

✓ Jede einförmige Belastung, die zu muskulären Dysbalancen oder einseitiger Überbeanspruchung des passiven Bewegungsapparates führt, lässt sich vermeiden, wenn wir ein möglichst vielseitiges Übungsrepertoire nutzen und damit das Krafttraining abwechslungsreich gestalten. Auch hier gilt das Prinzip: *„Eine Kette ist nur so stark wie ihr schwächstes Glied!"* Wir sollten Muskeln,

Sehnen und Gelenke demgemäß belasten. → Kap. „Übertraining"
u. „Muskuläre Dysbalancen"!

✓ Gelenkschäden vermeiden wir, indem wir bei den jeweils beanspruchten Gelenken den für sie physiologisch vorgegebenen Bewegungsspielraum einhalten: Das erreichen wir durch die individuelle Einstellung der jeweiligen Kraftmaschine und durch eine
aus anatomischer Sicht zweckmäßigen Grifffassung, Fußstellung
bzw. Körperhaltung. – Voraussetzung sind außerdem stabile
Schuhe, die eine labile Stellung oder ein Umknicken des Fußes
mit sich daraus ergebenden Fehlbelastungen von Knie- und Hüftgelenk bis zur Fehlhaltung der Wirbelsäule verhindern.

✓ Der besondere Schutz gilt unserer Wirbelsäule, die wir nur soweit
belasten, wie es die Leistungsfähigkeit ihrer *„Haltemuskulatur"*
erlaubt! Unterstützen können wir dies durch eine vorrangige Kräftigung der genannten Muskeln. Außerdem nehmen wir während
der Belastung bewusst – die aus anatomischer Sicht – günstigste
Wirbelsäulen-Haltung ein: Vor allem sind extreme Überbiegen
nach vorne, nach hinten sowie zu starke Drehungen um die Längs-
achse zu vermeiden. Außerordentlich gefährdet sind bei den Über-
biegungen nach vorne (Hyperflexionstrauma) und hinten (Hyper-
extensionstrauma) die Bandscheiben zwischen dem 4. und 5. Lendenwirbel sowie zwischen dem 5. Lendenwirbel und 1. Kreuz-
beinwirbel!

✓ Innerhalb einer Trainingseinheit sollten wir ohnehin eine zu häufige Belastung der Wirbelsäule vermeiden: Zwischen Übungen,
die die Wirbelsäule stark belasten, sind Übungsvarianten im Liegen, angelehntem Sitzen oder Entspannungsübungen („Aushän-
gen", Klimmzügen, Dips o.ä. Übungen) einzufügen, um die Wirbelsäule zwischenzeitlich zu entlasten.

✓ Atemanhalten bzw. Pressatmen während der Kontraktionsphase
ist unbedingt zu vermeiden (hoher Blutdruck), bewährt hat sich
das mehr oder weniger intensive Ausatmen während der höchsten

Belastung. – Selbst Übungen, wie das → „Bankdrücken", „Überzüge", „Schulterheben", „Aufstemmen" usw., bei denen ein gewölbter Brustkorb vorteilhafter für die optimale Kraftentfaltung
der jeweiligen Muskulatur wäre, sollten nicht unter hohem Druck
innerhalb des Thorax ausgeführt werden! Nur Profis wölben den
Brustkorb bei Übungsbeginn, indem sie thoraxweitend einatmen,
muskulär diese Weite beibehalten, während sie bei der nun folgenden Übungsausführung den eventuellen Pressdruck über eine
kontrollierte Bauchatmung weitestgehend reduzieren.

✓ Freies Üben mit Hanteln sollte mit Partnerhilfe erfolgen, das Gleiche gilt für komplizierte Übungen, die ebenfalls eine Hilfeleistung
erfordern.

✓ Wenn wir trotz gewissenhaften → „Einarbeitens" Schmerzen in
der Muskulatur oder in den Gelenken verspüren, sollten wir die
jeweilige Übung sofort beenden, um ernsthafte Verletzungen zu
vermeiden: Beispielsweise deutet sich die Gefahr eines Muskel-
risses durch einen lokalen Schmerz bzw. Ziehen oder Spannungs-
gefühl an. Kam es zu einem Einriss oder Riss, dann ist sofortige
Kühlung des betroffenen Bereichs und ärztliche Hilfe angebracht.

✓ Die während des Krafttrainings belastete Muskulatur darf nicht
gedehnt (→ Dehngymnastik, „Stretching") werden, wenn ihr
Energiepotential durch die Trainingsbelastung bereits soweit aus-
geschöpft ist, dass eine hohe Rissanfälligkeit besteht! – Erinnert
sei an die „Weichmacherfunktion" des ATP.

Ausdauertraining im Fitnessstudio

Im Fitnessstudio können Sie Ihr *Ausdauertraining* auf Kardiogeräten (Laufband, Fahrradergometer, Stepper, Crosstrainer, Handkur-
belergometer, Trockenrudergerät o.a.) und – wie bereits unter „**Krafttraining**" beschrieben - Ihre Muskulatur an speziell dafür entwickelten Geräten, die ein gelenkschonendes und unfallfreies *Krafttraining*

ermöglichen, kräftigen. Sie erhalten Anleitung durch Trainer und bestenfalls sogar eine sportärztliche Betreuung. Vielfältige Kursangebote ermöglichen Ihnen weitere Fitnessaktivitäten.

Moderne Kardiogeräte, die während des Trainings Ihre körperliche Leistungsfähigkeit (in Watt) und Ihre Herzfrequenz (als Puls) messen, ermöglichen im Vergleich mit Ihren eingegebenen Daten (Alter, Geschlecht, Gewicht, Größe) relativ aussagekräftige Angaben zu Ihrem augenblicklichen Fitnesslevel. Auf dem „Leistungsmonitor" können Sie, übereinstimmend mit Ihrem derzeitigen Fitnesslevel, die Belastungsintensität anpassen oder deren automatische Anpassung programmieren, die ausgehend von Ihrer aktuellen Pulsfrequenz das Training steuert. – Ein Display informiert Sie über die jeweilige Herzfrequenz, die Leistung in Watt und die Geschwindigkeit in km/h sowie über den Kalorienverbrauch, die zurückgelegte Strecke u.v.m.

Wenn Sie generell im Fitnessstudio trainieren, dann wäre ab und zu ein Wechsel der Kardiogeräte empfehlenswert. Durch diese Maßnahme beanspruchen Sie unterschiedliche Muskelgruppen, verändern die Anforderungen an Ihre Ermüdungswiderstandsfähigkeit und vermeiden motivationshemmende Monotonie→ Kap. "Übertraining".

Bedenkenswert ist ohnehin, ob Sie bei all dem Komfort, der Ihnen Wetterunabhängigkeit sowie allerhand weitere Bequemlichkeit bietet, ausschließlich im Fitnessstudio trainieren sollten, oder ob Sie bei günstiger Gelegenheit ab und zu ein Training in freier Natur vorziehen (Naturerlebnis, UV-Strahlen, Stärkung des Immunsystems durch Abhärtung).

Lassen Sie sich an jedem, für Sie neuen Kardiogerät vor dem ersten Training einweisen! *Nur die individuelle Einstellung auf Ihre Körpermaße und Ihre derzeitige Leistungsfähigkeit sowie die richtige Technik des jeweiligen Bewegungsablaufes garantiert ein unbeschwertes Training sowie ein baldiges Erfolgserlebnis.*

Fahrradergometer

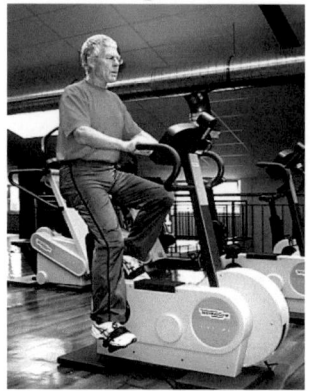

Wie bereits beim „Gesundheitstest" angedeutet, verwendet Ihr Arzt ein Fahrradergometer, um die Funktion Ihres Herz-Kreislaufsystems unter Belastung zu überprüfen und darüber hinaus, Ihre trainingswirksame Herzfrequenz für das Ausdauertraining zu bestimmen.

Überdies ist das Fahrradergometer ein anerkanntes Trainingsgerät im Bereich der medizinischen Rehabilitation; was dafürspricht, dass Sie mit diesem Gerät Ihr Kardiotraining relativ problemlos beginnen könnten.

Bevor Sie das Fahrradergometer benutzen, stellen Sie den Sitz und die Lenkerposition so ein, wie im → Kap. „Radeln" beschrieben: Ihr Kniegelenk wird geschont, wenn das Bein während des Tretens weder zu stark gestreckt oder gebeugt ist. Die Höhe des Sitzes ist richtig eingestellt, wenn bei gestrecktem Bein die Ferse in der „Sechs-Uhr-Stellung" die Pedale erreicht.

Wollen Sie vorrangig Ihre → „Grundlagenausdauer" verbessern, dann empfiehlt sich ein Tretwiderstand, bei dem Ihnen eine Trittfrequenz von 60 – 80 Umdrehungen pro Minute möglich ist. Denn nur beim relativ leichten, dafür aber schnellen *ausdauernden* Treten bleiben Sie im Bereich der aeroben Ausdauer → Kap. „Belastungsintensität im Ausdauertraining" und erzielen den höchstmöglichen Effekt für Ihr Herz-Kreislaufsystem. Jedes kraftbetonte „Bolzen" bei weit niedrigeren Trittfrequenzen ermüdet nur Ihre Muskulatur und endet im vorzeitigen Trainingsabbruch.

Übrigens: Bestmöglich trainieren Sie im Bereich des Sauerstoffüberschusses (aerob), wenn Sie beim „Radeln" bewusst tief atmen; das

wird oft „vergessen", weil man sich „nur" mit etwa 35% der Körper-
muskulatur belastet fühlt! – Sinngemäß trifft das fürs Training auf al-
len Kardiogeräten zu!

Handkurbel-Ergometer

Beim Handkurbel-Ergometer befindet sich der Kurbel-Mechanismus
in Brusthöhe vor dem Übenden, die Sitzhöhe ist demensprechend einzustellen. Die Kurbellänge lässt sich dem Aktionsradius Ihrer Arme
anpassen. Wie beim Treten am Fahrradergometer können Sie durch
das Kurbeln am Ergometer Ihre Ausdauer trainieren. (ohne Abb.)

Stepper

Mit dem Stepper können Sie das Treppensteigen bzw. das Bergwandern gelenkschonender – weil in gleichbleibender Bewegungsfolge – nachahmen. Über die Arbeit
der Bein- und Gesäßmuskulatur sind gut do-
sierbare Trainingsreize zur Entwicklung der
Ausdauer möglich, weil sich an diesem Gerät die Stufenhöhe individuell einstellen
lässt. Mit aufrechtem Oberkörper und si-
chernder Grifffassung „steppen" Sie rhyth-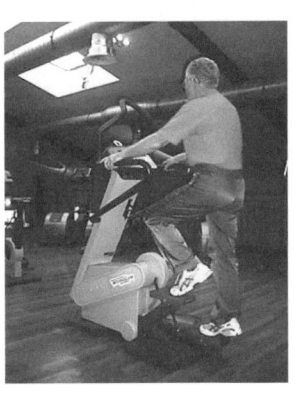
misch in die Pedale, wobei die Knie nicht nach außen oder innen aus-
weichen sollten.

Laufband (Abb. Seite 143)

Beim Laufen oder Walken auf dem Laufband können Sie ein praxis-
nahes Ausdauertraining absolvieren, das sich über die Geschwindig-
keits- und Neigungsregulierung gut dosieren lässt. Nach kurzem Eingewöhnen erhöhen Sie das Tempo und gehen zum freien Armschwung
über. Vergewissern Sie sich vorsichtshalber, ob ein Stopper vorhanden

ist, den Sie beim Straucheln oder bei Unwohlsein bedienen könnten, um notfalls das Laufband zu stoppen!

Bei der Belastungsgestaltung sollten Sie berücksichtigen, dass der fehlende Luftwiderstand und die motorgetriebene Lauffläche das gewohnte Laufen bzw. Walken nur nachahmt, den Unterschied zum üblichen Laufen werden Sie erst feststellen, wenn Sie wieder in Wald und Flur unterwegs sind. Obwohl das Laufband federnd gelagert ist, empfiehlt es sich, Laufschuhe zu benutzen.

Ellipsen/Crosstrainer

Der an diesem Gerät mögliche Bewegungsablauf kommt dem Skilanglauf sehr nahe, ein Großteil unserer 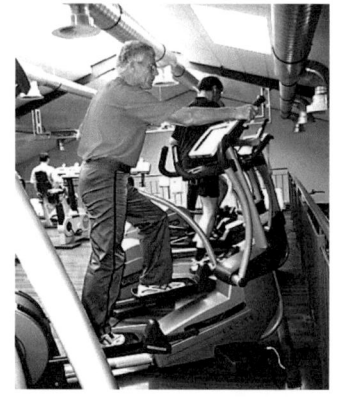 Muskulatur wird durch ein gelenkschonendes Ausdauertraining aktiviert: Für die konditionelle Vorbereitung auf den winterlichen Skilanglauf oder als Schlechtwettervariante für das Nordic Walking empfehlenswert!

Der Bewegungsablauf ist (im Vergleich zum Skilanglauf) leicht erlernbar: Zu Beginn konzentrieren Sie sich nur auf die Beinbewegung; beim Vorwärtslaufen sollten die Füße ständig mit der ganzen Sohle auf den Trittflächen bleiben. Sie erleichtern sich das Einüben, wenn Sie sich zu Beginn an den Griffen des „Armaturenbretts" festhalten – das reduziert vorerst die Trainingsintensität, die erst ihren Höchstwert erreicht, wenn Sie das Miteinander von Arm- und Beinbewegung beherrschen.

Die Armbewegung an den Griffstangen ähnelt dem Skilanglauf bzw. dem Nordic Walking. Bei aufgerichteter Körperhaltung und ohne seitliche Ausweichbewegungen sollten sich Ihre Beine der ellipsenförmigen Vorwärtsbewegung anpassen.

Skitrainer

Auf diesem Gerät (ohne Abb.) lassen sich fast alle Körperfunktionen, für deren Leistungssteigerung der Skilanglauf als effektivste Ausdauersportart gilt, unter „Trockenbedingungen" trainieren. Sollten Sie mit der Technik des Skilanglaufs nicht vertraut sein, dann wäre eine Anleitung durch einen Trainer empfehlenswert: Noch intensiver als beim Nordic Walking schwingen die Arme gegengleich von vorne nach hinten. Wie beim Skilanglauf üblich, bleiben die Beine im Laufschritt leicht gebeugt und die Schultern werden nicht nach oben gezogen.

Rudergerät

Das Rudergerät, mit dem Sie sowohl das Herz-Kreislaufsystem als

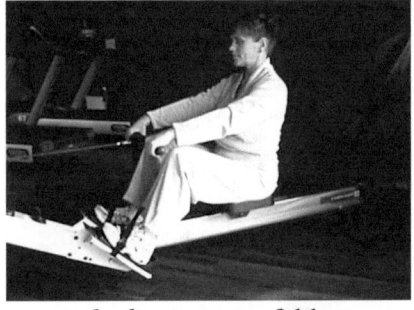

auch die Rumpf-, Schulter-, Arm- und Beinmuskulatur intensiv trainieren können, sei der Vollständigkeit halber erwähnt; denn wegen der *überdurchschnittlichen* Belastung der Wirbelsäule und der Kniegelenke ist die damit mögliche Nachahmung der Ruderbewegung für unsere Altersgruppe nur *bedingt* zu empfehlen.

Voraussetzungen für ein komplikationsloses Training wären:
Ein funktionstüchtiger Bewegungsapparat und das Beherrschen der richtigen Technik, die einer sachkundigen Einweisung bedarf. Die

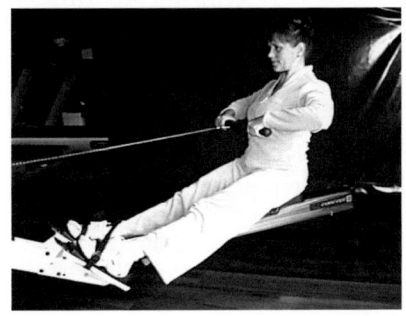

Bewegung besteht aus einer kräftigen Zugphase, eingeleitet durch die Beinstreckung, fortgesetzt über den sich zurücklehnenden Rumpf (der Rücken sollte während der gesamten Bewegung gerade bleiben!) und wird mit dem Anziehen der Arme beendet. Die

„Ausholbewegung" für die erneute Zugphase ist ein entspanntes Zurückrollen in die Startposition, bei der die Knie nicht zu stark gebeugt werden.

Kombination: Kraft- und Ausdauertraining

Das → Kap. „Krafttraining" beinhaltete bereits alles Wesentliche zum Muskelkraft-Training im Fitnessstudio; ausgeklammert blieb, wie das Kraft- mit dem Ausdauertraining *innerhalb einer Trainingseinheit* bestmöglich zu kombinieren sei. Fraglich dabei die Reihenfolge: Sollten wir zuerst mit dem Krafttraining beginnen und danach mit dem Ausdauertraining fortfahren oder umgekehrt?

Beginnen wir mit dem Krafttraining, dann summiert sich durch die vorherrschend in Anspruch genommene anaerobe Energiebereitstellung das „Abfallprodukt" Laktat, dadurch würde das nachfolgende Training der Grundlagenausdauer (aerobe Energiebereitstellung, optimaler Fettverbrennung) behindert. In diesem Falle beginnen wir zuerst mit dem Ausdauertraining, dem sich das Krafttraining anschließt.

Geht es uns aber mehr um die Entwicklung der Kraft, dann sollten wir auch mit dem Krafttraining beginnen, zu dem wir nach einem ermüdenden Ausdauertraining kaum in der Lage wären. – Das sich anschließende Ausdauertraining – dosiert als *Regenerationstraining* innerhalb der Herzfrequenz-Zone 1 (50 bis 60 % der maximalen Herzfrequenz) – kompensiert weitgehend die beim Krafttraining entstandenen „Ermüdungsreste". Dieses Vorgehen bietet – bei gut entwickelter *Regenerationsfähigkeit* (erkennbar an der sich während der Regenerationsphase verringernden Pulsfrequenz) – sogar die Möglichkeit, im weiteren Trainingsverlauf die Belastungsintensität auf das Niveau der → Herzfrequenz-Zone 2 anzuheben („Ausdauertraining nach Vorermüdung").

Nach dem gleichen Prinzip funktioniert auch diese Variante: Zuerst ein auf einige „Teilkörperübungen" reduziertes Krafttraining, dem sich ein moderates Ausdauertraining anschließt. Mit diesem Vorgehen kann, nach der „Vorermüdung" durch die Kraftübungen, sowohl die Ermüdungswiderstandsfähigkeit im Sinne umfangreicher Trainingsbelastung („Training der Trainierbarkeit") erhöht, als auch die Regeneration nach der Kraftbelastung beschleunigt werden.

Training der Trainierbarkeit: Die Ermüdungswiderstandsfähigkeit bei unterschiedlichen Trainingsbelastungen lässt sich nicht nur durch das Grundlagenausdauertraining positiv beeinflussen. *Nach, zwischen* oder *innerhalb* intensiver Trainingsbelastungen könnten moderate Ausdauerbelastungen als Training einer spezifischen Trainierbarkeit (Toleranztraining) ihren Sinn haben. Wie im Leistungssport z.B. Ringen, Boxen aber auch Rudern, Kanu u.a. gehandhabt, ermöglicht uns der abwechslungsreiche „Mix" verschiedener Belastungsvarianten eine vielseitige sowie umfangreichere Belastbarkeit.

Kursangebote

Spezielle Kurse erweitern die Übungsmöglichkeiten eines Fitnessstudios; einige dieser Angebote könnten auch für unsere Altersgruppe geeignet sein. Vor dem Abschluss eines entsprechenden Zusatzvertrages sollten Sie sich über den Kursinhalt informieren und erkunden, welche Altersgruppe mit welchem Fitnesslevel daran teilnimmt. Letzteres ist besonders zu beachten, denn die Art der Übungen und die im Kurs angestrebte Trainingsbelastung darf Ihre Belastungsfähigkeit nicht allzu sehr überfordern.

Bei der für Kurse typischen Gruppendynamik, die ausgehend von den leistungsstärkeren Teilnehmern zum ungezügelten Mitmachen animiert, könnten Sie „übersehen", dass Sie sich total überfordern!

Body-Balance

Die von Jane Fonda als ihr Gymnastikprinzip vermarktete Aerobic (auch als Popgymnastik bekannt), ist für unsere Altersgruppe durchaus geeignet, *wenn* sie relativ einfache Gymnastikübungen im Sinne eines Konditionstrainings nutzt, um zu kräftigen, zu dehnen, das Herz-Kreislaufsystem zu belasten und nicht zu vergessen, unsere Bewegungskoordination aufzufrischen. Rhythmische Musiktitel aus „unserer Zeit", den Übungselementen angepasst, ermuntern zum freudvollen Mitmachen.

Low-Impact-Aerobic

Reine Low-Impact-Kurse, die gelenkschonende Schrittfolgen der Step-Aerobic mit Gymnastikkombinationen für den Rumpf, den Schultergürtel und die Arme verbinden, könnten ebenfalls unsere Kraft, Ausdauer und Bewegungskoordination verbessern. Die abstufbaren Stepp-Plattformen (je nach Leistungsfähigkeit 10, 15 oder 20 cm hoch) ermöglichen Schrittfolgen, die ähnlich dem Walken die Belastung relativ gering halten. Der rhythmische Belastungs- und Entlastungseffekt des Stepp-Schritts dürfte dem passiven Bewegungsapparat genügend Anpassungsreize vermitteln, um der Osteoporose und dem Gelenkverschleiß entgegenzuwirken. Damit scheint diese Variante der Aerobic – *mit Einschränkungen* – auch für Senioren, Übergewichtige, Personen mit Rückenproblemen und als Osteoporose-Prophylaxe geeignet.

Bodyforming (Bodystyling)

Wie bereits die Bezeichnung des Kurses erahnen lässt, geht es hier um eine gezielte Körperformung nach ästhetischen Gesichtspunkten. Das Ganzkörpertraining verspricht straffe Schenkel, einen flachen Bauch, den knackigen Apfelpo, eine schlanke Taille und muskulöse Arme. Nach dem üblichen Warm-up geht es mit Gummibändern (Tubes) und Hanteln zur Sache – wobei der Grad der Belastung im Kraftausdauerbereich liegt → „Methode: moderate Kraftausdauer". Auch beim Bodyforming lässt fetzige Musik die Anstrengung vergessen.

Indoorcycling (Spinning)

Radsportler benutzen als „Schlechtwettervariante" oder für spezielle Trainingsabsichten gewöhnlich ihr Rad auf einem Rollentrainer. Um das Indoor-Radtraining abwechslungsreicher zu gestalten, entwickelte der Radsportprofi „Jonny G." ein spezielles „Spin-Bike", mit dem in der Gemeinschaft und bei mitreißender Musik das herzfrequenzgesteuertes „Indoorcycling" interessanter ist.

Trainiert wird zumeist in der Gruppe unter Anleitung eines Instrukteurs, der den Verlauf der Belastung über die Trittfrequenz (im Einklang mit der Musik) sowie über unterschiedliche Fahrtechniken (bergauf, bergab, sitzend, stehend u.a.) steuert.

Diese temporeiche, mit Belastungsspitzen angereicherte Variante des Ausdauertrainings *wird von jüngeren Altersgruppen* bevorzugt! Der individuell einzustellende Tretwiderstand ermöglicht einen Spielraum von 60 bis 85% der MHF (maximalen Herzfrequenz), die Trittfrequenzen variieren zwischen 60 bis 120 rpm (Umdrehungen/Minute).

Eine Abwandlung wäre das *„Plauder-Cycling"*: Die „Spin-Bikes" oder Fahrradergometer sind so zueinander aufgestellt, dass uns Älteren ein geselliges Ausdauertraining möglich wird, bei dem Quasseln durchaus erlaubt ist.

Wirbelsäulengymnastik

Die Wirbelsäulengymnastik dient der Gesunderhaltung Ihrer Wirbelsäule und hilft, typische Rückenschäden zu vermeiden. Angewandt werden Kräftigungs-, Dehn- und Entspannungsübungen für die Rumpf- und Hüftmuskulatur. Zweimal wöchentlich durchgeführt, verbessert sich die Körperspannung. Das durch die Gymnastik erworbene

Gefühl für eine wirbelsäulengerechte Körperhaltung ermöglicht es Ihnen, Ihre „Haltemuskulatur" im Alltag entspannter zu gebrauchen!

„Rückenschule"

Im Unterschied zur Wirbelsäulengymnastik wird bei der Rückenschule ein bereits geschädigter Rücken trainiert, aufgebaut und vor allem ein rückengerechtes Verhalten erlernt. Denn außer der Kräftigung der „Haltemuskulatur" gibt es Hinweise zum rückenschonenden Verhalten im Alltag: Rückengerechtes Sitzen, behutsames Aufstehen aus der Rückenlage, gerades, unverkrampftes Stehen beim Zähneputzen, Frisieren, u.a. Verrichtungen, rückenschonendes Aufheben von Gegenständen, bis hin zum Vermeiden von einseitiger Haltung und rückenbelastenden Routinebewegungen.

Pilates

Zu den für unsere Altersgruppe empfehlenswerten Trendsportarten zählt Pilates. Als ganzheitliches Körpertraining spricht Pilates besonders die tiefer liegenden, wenig beachteten Muskelgruppen an, die wir bewusst für eine korrekte und gesunde Körperhaltung einsetzen sollten. Typisch dafür ist das „Powerhouse", auch als *„Kraftzentrum"* bezeichnet; es umfasst hauptsächlich jene Bauch-, Hüft- und Rückenmuskel, die als *„Haltemuskeln"* die Wirbelsäule in der für uns charakteristischen Körperhaltung fixieren. Bei den Pilates-Übungen wird dieses *„Kraftzentrum"* überwiegend mit einer Muskelarbeit konfrontiert, die seiner eigentlichen Funktion entspricht.

Das Pilates-Training beinhaltet außer Kraftübungen auch Dehngymnastik, betont das bewusste Atmen und ist zur Rehabilitation nach Unfällen geeignet. Um beim Training Bewegungs- und Haltungsfehler zu vermeiden, sollte eine fachliche Anleitung bevorzugt werden.

Die wesentlichen Prinzipien der Pilates-Methode sind die Kontrolle des Bewegungsflusses bzw. der Körperhaltung, bewusstes Atmen,

Zentrierung (das „*Kraftzentrum*" ist Ausgangspunkt oder Ziel körperlicher Aktivität), Entspannung und Konzentration. Beabsichtigt sind die Stärkung der Muskulatur, die Verbesserung von Kondition und Bewegungskoordination, eine physiologisch korrekte Körperhaltung, eine erhöhte Körperwahrnehmung, sowie die Anregung des Kreislaufes. – Um das Herz-Kreislaufsystem optimal zu trainieren, sind jedoch zusätzliche Möglichkeiten des Ausdauertrainings, wie Walken, Radfahren, Schwimmen etc., anzuraten; das gleiche gilt für eine bestmögliche Kräftigung der Muskulatur an dafür entwickelten Trainingsgeräten!

Sauna: Regeneration, Abhärten

Als Mitglied eines Fitnessstudios haben Sie in der Regel die Möglichkeit zu einem **Saunabesuch**, den Sie als regenerationsfördernde Maßnahme nach dem Training nutzen sollten. Das Nacheinander von Hitze mit anschließendem Kaltbad entspannt die Muskulatur, senkt den Blutdruck und regt den Kreislauf, die Atmung sowie den Stoffwechsel zum beschleunigten Abbau von „Ermüdungsresten" an.

„Die bei jedem sportlichen Training erwünschte „vagotone Nachschwankung" im vegetativen System wird durch die in gleicher Richtung wirkenden Saunareize verstärkt. So stellt auch kein Sportler den Wert einer umfassenden Erholung durch das Saunabad, wie muskuläre und psychische Entspannung, Durchblutungssteigerung weiterer Körperbezirke und die vegetative Umstimmung in Frage." (FRITZSCHE)

Zugleich härten Sie sich ab, sind dadurch weniger anfällig für Erkältungskrankheiten, stärken das Immunsystem und verzögern die Hautalterung. Letzteres, weil die Haut verhornte Zellen abstößt, ihr Feuchtegehalt sich reguliert und außerdem die Durchblutung und die Schweißdrüsenfunktion aktiviert wird.

Aber auch *Wechselduschen* bewirken durch den Wechsel von warm und kalt das Eng- und Weitstellen der Blutgefäße. Dafür sind die glatten Muskeln in den Gefäßwänden verantwortlich, die, gesteuert durch Impulse des vegetativen Nervensystems, die Blutzirkulation optimieren. Diese Muskeln benötigen das Training ebenso wie die Skelettmuskulatur und der Herzmuskel!

Beweglichkeit & Bewegungskoordination

Um unsere Selbständigkeit und Mobilität bis ins hohe Alter zu erhalten, gilt es, den im Altersgang typischen Rückgang von Beweglichkeit und Koordinationsvermögen weitgehend zu verhindern.

Beweglichkeit

Denken wir nur daran, welche Schwierigkeiten das Rückwärts-Einparken eines Autos bereitet, wenn wir im Hals- und Rumpfbereich bereits so unbeweglich sind, dass der Blick über die Schulter nahezu unmöglich ist oder uns bei so üblichen Tätigkeiten – wie das Schnüren der Schuhe – das Bücken immer schwerer fällt.

Betrachten wir die Beweglichkeit als eine motorische Fähigkeit, die es uns erlaubt, Bewegungen uneingeschränkt mit der erforderlichen Schwingungsweite (Bewegungsamplitude) auszuführen. Voraussetzungen dafür sind:

✓ Die *Gelenkigkeit*, d.h. die anatomisch-strukturell bedingte Schwingungsweite der Gelenke, die von Gelenk zu Gelenk variiert und individuell unterschiedlich ausgeprägt sein kann sowie
✓ die *Dehnfähigkeit* der Muskulatur, Sehnen und Bänder.

Nach Prof. Schnabel „sind die Trainierbarkeit der Beweglichkeit wie auch ihr vom systematischen Training unabhängiges Niveau wesentlich mitbestimmt vom Lebensalter und auch vom Geschlecht. Beweglichkeit und ihre Trainierbarkeit sind bis zur Pubeszenz am größten, gehen im Erwachsenenalter langsam zurück und erfahren im späteren Alter zum Teil beträchtliche Einschränkungen. – Letzteres resultiert aus der Abnahme der elastischen Eigenschaften des Körpergewebes (Anstieg des Kollagen- und Abnahme des Elastingehaltes besonders in Sehnen und Bändern) und einer Verschlechterung des Gelenkstoffwechsels."

Diese „altersabhängige" Einschränkung der Beweglichkeit ist aber, wie so oft, auch z.T. „selbstgemacht", nämlich durch Bequemlichkeit, der „Einsicht", es ginge in unserem Alter nicht anders oder durch „halbherzige" Bewegungsvollzüge im Alltag bzw. beim Fitnesstraining.

Nach dem Prinzip, *„Funktionserhalt durch sinnvollen Gebrauch"*. können wir unsere Beweglichkeit erhalten bzw. verbessern, indem wir u.a. beim Kraft- und Ausdauerfitnesstraining, die uns möglichen Bewegungsamplituden soweit ausnutzen, wie es die Übungsausführung oder die Technik der jeweiligen Sportart erlaubt. Dies mit der Einschränkung, dass wir dabei die Schmerzgrenze als untrügliches Körpersignal für ein „Zuviel des Guten" beachten.

Außerdem ist das Dehnen (Stretching) der Muskulatur – bei behutsamem Vorgehen – bis ins hohe Alter möglich. Behutsam bedeutet: Sanfte Dehnung, bei der ein Dehnungsreiz für die Muskulatur schmerzfrei sein sollte. → Kap. „Dehngymnastik"

Bewegungskoordination

Vor Unfällen im Straßenverkehr, Stürzen im häuslichen Umfeld oder beim Gehen, Laufen, Radfahren unter normalen wie erschwerten Bedingungen (unebenes Gelände, Glatteis, schlechte Sichtverhältnisse, starkem Wind u.a.) kann eine vielseitig entwickelte Bewegungskoordination uns bewahren.

Voraussetzung ist:

✓ Dass wir unsere Umwelt bestmöglich *wahrnehmen* und *reaktionsschnell* auf sich ändernde Situationen *reagieren*,

✓ über eine dementsprechende körperliche Fitness (*Kraft, Ausdauer, Beweglichkeit*) verfügen und
✓ auf einen möglichst großen Schatz an *Bewegungserfahrungen* zugreifen können.

Fakt ist aber auch, wie bereits im Kap. „Skilanglauf" angedeutet, dass sich beispielsweise unsere Fähigkeit, den Körper im Gleichgewicht zu halten, selbst bei vormals gekonnten Bewegungsabläufen verliert, falls solche speziellen Fähigkeiten nicht *kontinuierlich* trainiert oder – konkret bei Saisonsportarten – Jahr für Jahr erneut aufgefrischt werden!

Über ein beachtliches Repertoire an jederzeit abrufbaren Bewegungskoordinationen verfügen Alterssportlern, die *weiterhin* ihrem Lieblingssport (Turnen, Gymnastik, Tennis, Golf, Skilaufen u.a.) treu blieben. Das widerspricht der Auffassung, dass die Fähigkeit zu optimal koordinierten Bewegungen sich im Altersgang verliert bzw. nicht mehr trainierbar ist.

Übung macht den Meister! Um z.B. beim Tennis den Ball zielgenau zu spielen, braucht es ein höchst komplexes Zusammenspiel von Wahrnehmung (Ziel-Auge-Ballflug), kognitiver Leistung (Bewegungsmuster, Technik) und Motorik (konkrete Bewegungsausführung) – alles situativ abgestimmt auf Ballflug, Gegner, Technik, Umwelt etc. Dabei müssen erlernte Bewegungsmuster (z.B. Tennisvorhand) exakt abgerufen und anderseits die Ausführung den jeweiligen Bedingungen angepasst werden.

Positive Effekte für die Bewegungskoordination und den Erhalt der Beweglichkeit vermitteln Gymnastik, Aerobic, Pilates, Tennis, Federball, Tischtennis, Golf, unterstützt von dem großen Repertoire an motorischen Steuerprogrammen (Bewegungserfahrungen), die wir uns im vielseitigen Kraft- und Ausdauerfitnesstraining aneignen. → „Körperliche Aktivität belebt die geistige Frische"

Übertraining

Besonders Ehrgeizige leiden ab und zu an den Symptomen des Übertrainings: Die vormals so geliebte sportliche Betätigung macht keinen Spaß mehr, die Leistungsfähigkeit sinkt spürbar; schlimmstenfalls steigt die Verletzungsgefahr, das Immunsystem ist geschwächt, Motivationsschwächen bis zu Depressionen können auftreten, die mentale Verfassung „ist auf dem Nullpunkt". – In dieser Phase „auf Teufel komm raus" weiter nach dem „üblichen Schema" zu trainieren, dürfte das Falscheste sein, was uns einfällt.

Offenbar vergaßen diese „Ehrgeizlinge", dass wir nicht mehr zu den Jüngsten zählen. Im jugendlichen Alter vermochten wir einiges „wegzustecken", unser Körper nahm uns kleinere Überlastungsfehler weniger übel, reagierte erst mit Übertrainingserscheinungen, wenn es allzu viel wurde.

Einheit von Belastung und Wiederherstellung

Mehr denn je gilt es zu beachten, dass nach einer wirkungsvollen Trainingsbelastung eine individuell angemessene Zeit zur Wiederherstellung (Regeneration) notwendig ist, bevor eine erneute gleichgeartete Belastung erfolgt: Das ist die Voraussetzung für eine dauerhafte Anpassung!

Während der Belastung wird Energie verausgabt (Phosphate, Glykogen, Fettsäuren), Stoffwechselrückstände sammeln sich an und die beanspruchten Organsysteme verändern sich. Diese trainingsbedingte „Ermüdung" löst nur dann entsprechende Anpassungen aus, wenn in der Regenerationsphase gesichert ist, dass

1. Die Leistungsfähigkeit wiederhergestellt wurde und darüber hinaus

2. eine Anpassung erfolgte.

Denn eine vorzeitige Neubelastung kann den Anpassungsprozess abschwächen oder sogar ins Gegenteil verkehren!

Ein zu häufiges Belasten im Grenzbereich der Leistungsfähigkeit und eine zu rasche Belastungssteigerung überfordert unsere Anpassungsfähigkeit derart, dass die erwartete Leistungssteigerung nicht nur ausbleibt, sondern sogar Rückbildungseffekte in den biologischen Systemen auftreten. Vermutlich reagiert unser Körper mit einer Schutzhemmung, die einer organschädigenden Überbeanspruchung vorbeugt.

Optimaler Trainings-Stress

Im allgemeinen Sprachgebrauch trägt der Begriff Stress eine negative Bedeutung, wir fühlen uns gestresst, weil wir irgendwelchen physischen, psychischen oder emotionalen Belastungen nicht gewachsen sind, was bei längerem Einwirken zu Gesundheitsschäden führen kann. – Aber eigentlich verhalf und verhilft Stress bzw. seine Bewältigung uns zu überleben, indem es die Anpassung an Belastungen in Gang setzt. Nach dem Stressforscher Hans Selve gibt es drei Phasen einer Stresssituation; *auf unser Training bezogen bedeutet das*:

In der *ersten Phase*, der Alarmphase, erkennt unser Körper die Stresssituation (in unserem Falle die Trainingsbelastung!) und bereitet sich darauf vor, entweder zu „kämpfen" oder zu „fliehen", d.h. physisch auf eine erhöhte Belastung vorbereitet zu sein: Stresshormone beschleunigen Herzfrequenz und Atmung, erhöhen den Blutzuckerspiegel und die Körpertemperatur, erweitern die Pupillen und verlangsamen die Verdauung. – Auf eine weitere positive Seite dieser Vorbereitungsphase, das Aktivieren unseres Nerv-Muskel-Systems, das durch Gewebestress das Immunsystem in Alarmbereitschaft versetzt, verwiesen wir bereits im Kap. „Immunsystem".

In der *zweiten Phase*, der Widerstandsphase – in der wir alle uns zur Verfügung stehenden physischen und psychischen Möglichkeiten aktivieren, um einer unserem derzeitigen Leistungsvermögen angemessenen Trainingsbelastung erfolgreich zu begegnen – bleibt der Stress eine normale physiologische Reaktion, führt zur trainingsbedingten Anpassung.

Zur *dritten Phase* kommt es nur dann, wenn unser Körper der Stresssituation nicht gewachsen ist, wir uns, im Beispiel des Übertrainings,
nicht ausreichend erholen konnten:

✓ Die Trainingsbelastung könnte extrem hoch, d.h. bei unserem derzeitigen Trainingszustand überfordernd sein → Kap. „Homöostase (Belastungsgestaltung)" oder wir begegneten den Faktoren,
   die den Stress auslösen, nicht mit den entsprechenden Regenerationsmaßnahmen. – Bezogen auf unsere Trainingsgestaltung bedeutet das, wehre den ersten Anzeichen des Übertrainings!

✓ Speziell auf unbewältigte physische, psychische oder emotionale
   Belastungen bezogen, kommt es zum gesundheitsschädlichen
   Stress, wenn wir die den Stress auslösenden Faktoren nicht durch
   „Kampf oder Flucht", *sprich*: mit angebrachten körperlichen Be-
   lastungen abreagieren → Kap. *„Runner's High" (Endorphine,
   Stressabbau)*, am Beispiel des „entspannten Laufens" (Joggens).

*Übrigens: Selbstbewusste, trainingserfahrene Persönlichkeiten sind
zumeist stressresistenter, weil sie in stressigen Situationen in der Lage
sind, auf Grund ihrer stabileren psychischen und physischen Voraussetzungen „cool" zu reagieren, d.h. die für ihren Trainingszustand optimale Trainingsbelastung sowie adäquate Regenerationsmaßnahmen
einzusetzen.*

Monotonie-Effekt

Wenn wir über längere Zeit zu einseitig trainieren, z.B. im Krafttraining mit immer den gleichen Übungs- und Belastungsvarianten oder
im Ausdauertraining mit unverändert bleibender Belastungsgestaltung, dann geht der Anpassungsreiz für den Körper verloren und es
bilden sich schwer überwindbare Leistungsbarrieren aus.

Hierbei handelt es sich offenbar um einen Gewöhnungseffekt (Stere-
otyp), der den Anpassungsmechanismus blockiert. Es ist davon aus-
zugehen, dass ein im Übermaß standardisiertes Training einen Mono-

tonie-Effekt erzeugt, der den Sympathikus beeinflusst und dessen Erregungszustand herabsetzt. Damit wird das Gleichgewicht zwischen Sympathikus und Parasympathikus gestört. – Der auf leistungsbestimmende Organfunktionen, wie Herztätigkeit, Sauerstoffaufnahme und Stoffwechsel wirkende Sympathikus schwächt sich in seiner leistungsfördernden Funktion ebenso ab wie das positive Reagieren der Organsysteme auf Belastungsreize.

Eine abwechslungsreiche Trainingsgestaltung bewahrt uns vor dem Monotonie-Effekt → Kap. „Kombination von Kraft- und Ausdauertraining", „Kraft- und Ausdauertraining in einer Trainingseinheit" sowie Hinweise zur abwechslungsreichen Trainingsgestaltung in den Beispielsportarten.

Außerdem bietet das in diesem Ratgeber umrissene vielseitige Angebot an sportlichen Trainingsmöglichkeiten ausreichend Gelegenheit, sich abwechslungsreich zu betätigen!

Quellennachweis

Bartmann: Laufen und Laufen für die Psyche, dgvt-Verlag 2005

Blech, Jörg: Bewegung; S. Fischer Verlag GmbH, Frankfurt a.M.,2007

Bloss, H./Wolff/ Bloss, C.: Gesund mit Pilates; Knaur Ratgeber Verlage, München 2006

Burger: Nordic Walking; Rowohlt Taschenbuch Verlag, Hamburg 2005

Cooper, R.K./Cooper, L.L.: Fettarm leben; Mosaik Verlag, München 1999

Fritzsche, IlseFritsche, Werner: Saunabaden; Georg Thieme Verlag, Stuttgart 1990

Grosser,M. /Starischka/Zimmermann: Das neue Konditionstraining; Südwest Verlag, München 2001

Hartmann/Tünnemann: Modernes Krafttraning; Sportverlag, Berlin 1988

Harre, Dietrich: Trainingslehre; Sportverlag, Berlin 1986

Hatje,T./Ebmeyer, G.: Perfektes Ausdauertraining; Südwest Verlag, München 2002

Herschkowitz, N./Herschkowitz, E.: Lebensklug und kreativ; Herder Verlag, Freiburg im Breisgau 2006

Hollmann, W.: Körperliches Training als Prävention von Herz-Kreislaufkrankheiten; Hippokrates-Verlag, Stuttgart 1965

Hollmann, W.: Gesund und leistungsfähig bis ins hohe Alter; Kaufmann Verlag 2006

Hollmann, W./Hettinger, Th.: Sportmedizin; Schattauer Verlag, Stuttgart 2000

Hottenrott, Kuno/Zülch, Martin: Ausdauertrainer-Fitness und Gesundheit; Rowohlt Taschenbuch Verlag, Reinbek bei Hamburg 2004

Jeukendrup, A.E.: Fettverbrennung und körperliche Aktivität; Deutsche Zeitschrift für Sportmedizin, 9, 2005

Milz: Gymnastik im Wasser; Bad Wörishofen 1977

Mühlbauer: So einfach ist Laufen; Rowohlt Taschenbuch Verlag, Reinbek bei Hamburg 2004

Müller-Wohlfahrt: Mensch, beweg dich!; Deutscher Taschenbuch Verlag 2004

Paffenbarger: Beeinflussung der Lebenserwartung durch Änderung der körperlichen Aktivität und anderen Lebensstilfaktoren, 1996

Pantel, J.: Geistig fit in jedem Alter; Belz Verlag, Weinheim und Basel 2009

Pape/Schwarz/Gillessen: gesund, vital, schlank; Deutscher Ärzte-Verlag, Köln 2001

Schmidt: Gesund leben – eigentlich einfach; Verlag C.H. Beck, München 2007

Schnabel/Harre/Borde: Trainingswissenschaft, Leistung, Training, Wettkampf; Südwest Verlag, München 2005

Steffens, T./Grüning, M.: Runner's World: Lauftrainer; Rowohlt Taschenbuch, Hamburg 2002

Steffny, H.: Walking; Südwest Verlag, München 2003

Steffny, H./Pramann, U.: Perfektes Lauftraining; Südwest Verlag, Stuttgart 1999

Schwarz/Schweppe: Gesund und fit mit Walking; mvgverl. 1994

Tenzer: Älter werden wir jetzt; Fischer Verlag, Frankfurt a.M. 2005

Tittel, K.: Beschreibende und funktionelle Anatomie des Menschen (9); Gustav Fischer Verlag, Jena 1981

Uhlenbruck, G. in: Pape, Schwarz, Gillessen: gesund, vital, schlank; Deutscher Ärzte-Verlag, Köln 2001

Wenzel: Nordic Walking; Wilhelm Goldmann Verlag, München 2003

Wessinghage/Ryffel/Belz: Marathon leichtgemacht; Heinrich Hugendubel Verlag 2006

Zintl, F.: Ausdauertraining; BLV, München 1999

Weitere Buchtitel des Autors

»Die Olympischen Spiele in der Antike«

©Wolfram Schröder
1. Auflage: Paperback ISBN 978-3-7412-2503-1
E-Book ISBN 978-3-7412-4486-8

Was wir über die Olympischen Spiele der Antike wissen und wie die Griechen damals lebten, erfahren wir durch Milo von Kroton, dem erfolgreichsten Olympioniken seiner Zeit. Begleiten wir ihn in seiner 30jährigen sportlichen Karriere, in der er 7mal bei Olympia sowie 26mal bei weiteren panhellenischen Spielen siegte und uns Einblicke in die Höhen und Tiefen der Spiele gewährt. Bereits nach dem ersten Sieg bei Olympia, so war es damals üblich, zählte er zu den privilegierten Bürgern seines Stadtstaates: Siegte als Heerführer in der Schlacht gegen Sybaris, war freundschaftlich verbunden mit Pythagoras und verkörperte in seiner Lebensführung das altgriechische Ideal, der Harmonie von Körper und Geist. Als Buchautor hinterließ er Hinweise zum Training der Athleten und äußerte sich zu gesellschaftlichen Problemen seiner Zeit.

Allein die Tatsache, dass es den alten Griechen über 750 Jahre gelang, die Spiele trotz aller Streitigkeiten und Kriege durchzuführen, sollte uns heute zu denken geben!

Als an der Antike interessierter Sportwissenschaftler und Germanist, der sich bereits in zwei Buchtiteln dem Olympioniken »Milon von Kroton« näherte, legt der Autor hiermit dessen fiktive Biografie mit der Absicht vor, an die Olympischen Spiele in der Antike zu erinnern. Dabei hielt er sich weitgehend an historische Fakten, wobei Atlante, Hella, Milante, Hadubalt und der Schäfer keine historisch verbürgten Gestalten sind.

»Als Geheimnisträger im Visier der Stasi«

©*Wolfram Schröder-Taborka*
2. überarbeitete Auflage: ISBN: 978-3-8423-8017-2

Mit weiblicher Logik brachte Frau Studienrätin es auf den Punkt, ihr geliebter Patensohn habe seine wissenschaftliche Karriere nur aufgegeben, um ohne Risiko in den Schoß der Familie zurückkehren zu können. Handelte ich wirklich mit dem Vorsatz, durch Karriereverzicht aus meiner bisherigen Welt in die Welt meiner Patentante zu gelangen? Einem Wechsel zwischen Welten, die sich – welch Novum – sogar innerhalb einer Stadt unversöhnlich gegenüberstanden; die meine im östlichen, die ihre im westlichen Teil Berlins. Ich wohnte in Kaulsdorf, sie in Steglitz; heute trennt uns lediglich eine knappe Autostunde, damals eine scharf bewachte Mauer. Den „Antifaschistischen Schutzwall" zu überwinden glich reinstem Selbstmord; das wusste auch Frau Studienrätin, die tantenhaft interessiert den Werdegang ihres Patensohns verfolgte.

»So verstehen sich Mensch und Hund«

©*Wolfram Schröder*
2.Auflage, ISBN: Paperback 978-3-8334-8541-1
E-Book   978-3-8423-8017-2

Missverständnisse zwischen andersartigen Partnern

Angesichts meines teuflischen Aussehens erhielt ich den Namen »Düwel«, wie im Niederdeutschen der Teufel genannt wird. Und zum Teufel könnt ich werden, wenn ich mit ansehen muss, wie schlecht sich Mensch und Hund bisweilen verstehen:

Da ruft Herr Meier seinen Hund. Er pfeift, benutzt dessen Namen, wütend schreit er sogar: Sein Hund kommt nicht, jedenfalls nicht jetzt, wenn Herr Meier es will. Nach einer Weile kommt er doch. Er schleicht, Schwanz eingeklemmt, Ohren angelegt, fast auf dem Bauche kriechend reumütig zu seinem Herrchen. Dessen Reaktion kennt er bereits: Es sind dies harte Worte, oft sogar Schläge. Die reumütigen Gebärden seines endlich näherkommenden Hundes missversteht Herr Meier als schlechtes Gewissen.» Ja, Herr Meier, wissen Sie denn nicht, dass wir Hunde gar kein Gewissen haben, jedenfalls keins in

Ihrem, dem menschlichen Sinne? Wir handeln nicht im Sinne von Gut oder Böse, sondern sind um des lieben Friedens willen bemüht, alles richtig zu machen. Es entspricht vielmehr unserer Überlebensstrategie, das Wohlgefallen unseres Partners zu bewahren.«

Der Hund unserer Nachbarin, Frau Krause, ist sehr wachsam. Er bellt, sobald jemand an der Haustür klingelt. So weit, so gut. Bittet Frau Krause den Gast herein, bellt er beharrlich weiter, lässt sich keinesfalls durch ihr lautes, verärgertes Aus! Bist du still! o.a. beruhigen. »Frau Krause, der Ton macht die Musik! – Je lauter und drohender Sie in dieser Situation selbst die nettesten Dinge zu Ihrem Hund sagen, desto mehr empfindet er den Besuch als Gefahr. Wie soll mein Artgenosse wissen, dass Ihr aggressives Getue ihm und nicht dem Gast gilt. Im Gegenteil, Ihr Hund bellt umso mehr, weil er Sie beschützen will.«

Herr Wilhelm möchte seinen Hund apportieren lassen. Deutlich sichtbar wirft er einen Stock, freut sich, weil Nero den Stock holt, sogar damit in seine Nähe kommt. Doch mehr passiert nicht. Nero kommt zwar näher, aber sobald Herr Wilhelm den Stock ergreifen will, läuft sein Hund wieder davon. Beide missverstehen sich: Herr Wilhelm denkt, sein junger Hund kann bereits von Geburt an apportieren. – Stattdessen hat Nero das für uns Hunde typische Spiel: „Fang mich, ich hab' eine Beute!" im Sinn.

Frau Lehmann kaufte sich einen großen, kräftigen Hund, der Haus und Hof bewachen soll. Um alles richtig zu machen, betraut sie einen Hundetrainer mit dessen Erziehung. Der Hund pariert bestens, jedenfalls bei seinem Trainer – nicht aber bei Frau Lehmann. Sofort erkennt der Hund in ihr die schwache Frau. »Eingestellt auf das konsequente, energische Einwirken seines Trainers, entwickelt er bei ihr eine Dominanz, deren sie nicht Herr wird.«

Herr Müller ist fest davon überzeugt, sein Hund könne genauso denken wie er. Äußert sich dieser doch mit anhaltendem Winseln, Trampeln oder Bellen, bis ihm sein jeweiliger Wunsch erfüllt wird. Das kann die Aufforderung zum Spaziergang, das Erbetteln von Futter oder anderes von ihm Gewolltes sein. »Dieser Hund weiß genau, wann er mit seinen Allüren Erfolg hat. Einmal ausprobiert: Herrchen reagiert in seinem Sinne! – So etwas lernen wir am schnellsten.«

Herr Jähzorn ist stolz auf seinen disziplinierten Hund. Auf Pfiff kommt dieser sofort, folgt auf Sitz! Platz! u.a. Unterwerfung fordernde Kommandos. Allerdings spürt sogar jemand, der wenig mit unserer

Wesensart vertraut ist, die totale Unterwürfigkeit dieses Hundes, der alle Zwangsmaßnahmen der Hundeerziehung kennen lernen musste. Er kommt und sitzt wie ein Jammerlappen, bei Platz! liegt er in Demutshaltung auf dem Rücken. »Dieser Hund wurde zum absoluten Untertan, wünschen Sie einen solchen, dann habe ich Ihnen nichts zu sagen!«

Statement

Mögen Sie es mir vorlautem Hund verübeln, trotzdem mache ich die Herrschaften Meier, Krause, Wilhelm, Lehmann und Müller darauf aufmerksam, selbst an den geschilderten Missverständnissen schuld zu sein. Schließlich zählen sie zu den vernunftbegabten Wesen dieser Erde und sollten wissen, dass wir nicht von ihrer, sondern von anderer Art sind und gemäß diesem Unterschied, möchten wir behandelt werden.

Andererseits können Sie nicht von uns verlangen, dass wir Sie als von anderer Art wahrnehmen, bleibt uns doch die vom Menschen benutzte Unterteilung nach Arten fremd. Wir betrachten die Menschen eher als Gleichartige, bieten Ihnen jedoch die Möglichkeit, sich als ranghöher zu etablieren, uns in Ihrem Sinne zu beeinflussen. Dies umso müheloser, je mehr Sie unser Naturell beachten oder versuchen, unser Handeln aus der Perspektive unserer Wesensart zu verstehen. Denn nur so wird es Ihnen möglich sein, uns artgerecht zu behandeln!

Das Zusammenleben von Mensch und menschenfreundlichen Wölfen mag vor vielen tausend Jahren weniger Probleme bereitet haben. Beide Arten besaßen in dieser Zeit natürlichere Gemeinsamkeiten: Als Fleischfresser verbanden Wolf und Mensch gleiche Interessen, nämlich erfolgreich zu jagen sowie sich und ihre Beute zu verteidigen. Inzwischen veränderten sich die Menschen, machten große Teile der Natur inklusive des einstigen Partners Wolf für sich nutzbar. Das Ergebnis sind unter anderem wir, die Hunde, denen sie jedoch grundsätzliche Verhaltensweisen des Wolfes nicht restlos wegzüchten konnten: Letzteres eint alle Hunde, ob groß oder klein, gleich welcher Rasse. Ihr heutiger Partner ist keineswegs nur Kuscheltier, sondern ein mehr oder weniger soziales Raubtier. In uns wirken vom Wolf überkommene Anlagen. »Ein ausgeprägtes Sozialverhalten sowie die Tendenz zum Jagen.«

Das für uns charakteristische Sozialverhalten ist Ihnen sicher ohne Abstriche willkommen. Relativ komplikationslos können Sie uns in Ihre Familie einbeziehen sowie mit Sachverstand einen Großteil der uns überkommenen Fähigkeiten nutzen. Kritischer sind die uns verbliebenen Raubtiereigenschaften, wie beispielsweise einzelne Abfolgen wölfischen Jagdverhaltens, die Ihnen in der heutigen Zeit Ärger bereiten könnten. Je nach Rasse und Temperament neigen wir dazu, Beutetiere zu suchen, uns an sie heranzupirschen, sie aufzuscheuchen, ihnen nachzusetzen. Damit geben wir uns für gewöhnlich zufrieden. Schlimmer wird es, sollten wir wirklich Beute machen, indem wir ein Tier töten, es sogar fressen. Im Grunde eine Handlung, die gar nicht nötig ist, bekommen wir doch unser Fressen von Ihnen.

Was ich hier so eindringlich nenne, soll Sie keineswegs von einer Partnerschaft mit unsresgleichen abhalten. Vielmehr weist es darauf hin, worauf Sie sich mit uns einlassen, wann Sie erzieherisch eingreifen sollten. – Ihren Familienhund seine Raubtiereigenschaften nicht ausleben zu lassen, ist durchaus möglich, jedoch auf das »Wie« der Einflussnahme kommt es an!

Kraft Ihrer Überlegenheit könnten Sie uns mittels unzeitgemäßer Methoden alles verleiden: Endergebnis, ein völlig unterdrücktes und frustriertes Wesen, aber kein richtiger Hund.

Gehen Sie stattdessen davon aus, dass wir im Sinne unseres Wohlbefindens die uns angeborenen Fähigkeiten ebenso ausleben möchten, wie Sie die Ihren, dann könnten wir auf einen gemeinsamen Nenner kommen: Wie auch Sie, erwachen wir morgens tatendurstig. Möchten unser aufgestautes Aktivitäts-Quantum abreagieren was ursprünglich bedeuten konnte, zur Beschaffung von Nahrung zu jagen. Denn eben das taten Ihre prähistorischen Vorfahren mit uns. Anstelle dessen bestreiten Sie heute Ihren Lebensunterhalt mit ganz anderen Tätigkeiten. Ebenso erlernten wir, die domestizierten Wölfe, uns mit vergleichbaren Ersatzhandlungen zufrieden zu geben.